Surgical Resolution of Typical Spine and Spinal Cord Diseases

脊髓脊柱外科
典型病例诊治解析

主 编 范 涛

编 者 范 涛 李 鑫 赵新岗
梁 聪 王寅千 赵海军

人民卫生出版社

图书在版编目（CIP）数据

脊髓脊柱外科典型病例诊治解析 / 范涛主编 . —北京：人民卫生出版社，2017

ISBN 978-7-117-25445-8

Ⅰ. ①脊…　Ⅱ. ①范…　Ⅲ. ①脊髓疾病–外科手术–诊疗②脊柱病–外科手术–诊疗　Ⅳ. ①R651.2②R681.5

中国版本图书馆 CIP 数据核字（2017）第 258806 号

人卫智网	www.ipmph.com	医学教育、学术、考试、健康，购书智慧智能综合服务平台
人卫官网	www.pmph.com	人卫官方资讯发布平台

脊髓脊柱外科典型病例诊治解析

主　　编：范　涛
出版发行：人民卫生出版社（中继线 010-59780011）
地　　址：北京市朝阳区潘家园南里 19 号
邮　　编：100021
E - mail：pmph @ pmph.com
购书热线：010-59787592　010-59787584　010-65264830
印　　刷：北京汇林印务有限公司
经　　销：新华书店
开　　本：787 × 1092　1/16　印张：22
字　　数：535 千字
版　　次：2018 年 1 月第 1 版　2019 年 1 月第 1 版第 2 次印刷
标准书号：ISBN 978-7-117-25445-8/R · 25446
定　　价：198.00 元

打击盗版举报电话：010-59787491　E-mail：WQ @ pmph.com
（凡属印装质量问题请与本社市场营销中心联系退换）

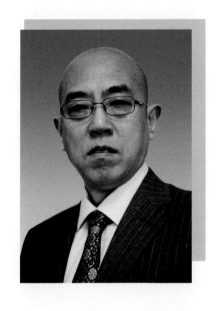

范　涛,首都医科大学三博脑科医院脊髓脊柱外科中心主任、教授、主任医师、博士生导师。首都医科大学神经外科三系委员;中国医师协会神经外科医师分会脊髓脊柱专家委员会副主任委员;北京医学会神经外科分会脊髓脊柱专家委员会委员;亚太颈椎学会国际执委;世界华人精准微创脊柱外科协会副主任委员;中华中青年神经外科交流协会常务委员。2012年北京优秀中青年医师。曾获国家科学技术进步二等奖:脊髓内肿瘤显微外科治疗的基础与临床研究;北京市科学技术进步一等奖:脊髓内肿瘤显微外科治疗的基础与临床研究;北京市科学技术进步三等奖:神经外科脊髓缺血预防和治疗的基础与临床研究。以神经显微外科技术、脊柱内固定技术、术中神经电生理技术、微创脊柱手术技术相结合的理念,全方位开展各种脊髓脊柱外科手术累计4000台。主要有以下专业特长:

● 在神经外科脊髓脊柱肿瘤显微切除技术的基础上,注重了脊柱稳定功能的维护和脊柱畸形的预防与矫正;在显微手术治疗椎管内、脊髓内肿瘤及椎旁、脊柱原发和转移肿瘤的同时,可采用脊柱内固定技术矫正脊髓肿瘤合并的脊柱侧弯、脊柱后凸等严重脊柱畸形。

● 在原神经外科显微手术治疗Chiari畸形脊髓空洞的基础之上,进一步完善规范了该类疾病的显微手术治疗策略,首次提出Chiari畸形颅颈交界区脑脊液动力学分型及手术治疗策略,发表在Neurosurgical Review(2017)。

● 根据颅底凹陷合并与不合并寰枢椎脱位及脊髓空洞的分类特点,采用减压结合枕颈固定或C_{1-2}固定融合技术治疗先天性颅底凹陷。

● 采用神经显微外科技术治疗颈椎病、椎管狭窄及脊柱退变性疾病;采用通道微创脊柱技术治疗腰椎间盘突出和椎管内病变。

脊髓脊柱外科
典型病例诊治解析

序 一

脊髓脊柱外科目前仍然是个由神经外科、骨科、疼痛科、创伤科和康复科共同参与的交叉学科。在欧美发达国家，脊髓脊柱手术 66% 是由神经外科医生来完成的。神经外科的脊柱手术创伤小、出血少、疗效好。许多神经外科大师都对脊髓脊柱外科的发展做出了杰出贡献，其中包括 Cushing、Yasargil 等神经显微外科技术的创始人。神经外科医生在神经功能认知与保护，以及显微神经外科技术的应用方面有着得天独厚的优势。然而，在我国，早期神经外科只从事脊髓手术，较大范围开始涉足脊柱手术也只是近十几年的事情，神经外科医生发挥其神经外科优势，进一步推进和发展脊髓脊柱外科势在必行。

我国传统的疾病治疗模式中，脊柱疾病多就诊于骨科。我们的骨科同行，在脊柱生物力学、各种脊柱融合、非融合技术以及微创脊柱技术方面，都有着深刻的认识并有其发明创造，他们对中国脊柱外科的发展有着巨大的贡献。从新中国建立以来，我们三代中国神经外科医生在王忠诚院士、赵继宗院士、周良辅院士的指引和带领下，秉着承前启后、既往开来的开拓和进取精神，在神经外科各亚专业领域飞速发展，并取得了很大进步，比如脑血管病的外科与介入治疗、神经肿瘤的外科与综合治疗、颅底外科技术、功能神经外科、神经内镜技术等方面的某些基础与临床研究、技术进步和治疗效果可以达到甚至引领国际水平。多年来，我们在脊髓疾病的治疗中，将显微神经外科技术和术中神经电生理监测技术发挥到极致，但对脊柱生物力学认识的欠缺和对各种脊柱外科技术的掌握不足，使我们神经外科脊髓脊柱亚专业的发展受到了一定的限制。在这方面，我们一定要向骨科、疼痛科等兄弟专业的医生学习，取长补短、互通有无。本着多学科密切协作的精神，共同推进我国脊髓脊柱外科的发展。

由范涛教授主编，人民卫生出版社出版的《脊髓脊柱外科典型病例诊治解析》一书，正是本着以神经显微外科技术、脊柱内固定技术、术中神经电生理监测、微创脊柱手术技术相结合的理念，全方位展现各种脊髓脊柱外科手术技术，并对典型病例进行了经验总结和体会分享。范涛教授也是国内在脊髓手术基础上最早开展神经脊柱手术的中青年专家之一。衷心希望这本书能给更多的神经脊柱外科医生、骨科脊柱外科医生和其他从事脊髓脊柱疾病治疗的医生有所帮助和启发,并带来更多的经验分享和共鸣。

中华医学会神经外科学分会主任委员

2017 年 10 月

序 二

　　医学的进步和变革非常迅速,如今在医学领域中最具有创造力、和发展前景,或者说与时代密切相关的就是脊髓脊柱外科,尤其是脊柱外科。现在还有许多人在纠结,脊髓脊柱外科手术到底是骨科医生做,还是神经外科医生做? 或者是疼痛科医生做? 我认为脊髓脊柱外科是新兴发展起来的一个学科,在不断创新发展,应该打破传统医疗界限。颅底外科为例也同样面临这个问题,是由神经外科做、耳鼻喉科做,还是颌面头颈外科做? 我们组织成立了中国第一个颅底外科协会,大家在一起交流,互通有无,取长补短,这样的宽广胸怀和团结协作,才能顺应当今医学发展的趋势,造就更多新兴学科的创立和发展。

　　目前在多学科融合与协作的背景下,3D 打印、人工智能、VR 虚拟等技术都跟脊髓脊柱外科息息相关。我们外科医生不能因为实践能力的匮乏、新技术掌握的不够或手术做不到位而把困难和疑问推给别的学科,也给病人的治疗带来极大的困难。我们完全有条件把脊髓手术和脊柱手术技术联合起来,将脊柱脊柱手术做到位、做到极致。中国脊髓脊柱外科的发展和繁荣,需要有更多的学科参与进来,应该得到更多的关注和重视。大家一起来做,发挥各自学科、各亚专业的优势,就一定能开辟脊髓脊柱外科发展的美好前景。

　　我很高兴看到由范涛教授和他的团队完成的这本书:《脊髓脊柱外科典型病例诊治解析》。全书以各种脊髓脊柱疾病为提纲,详细分析了作者的手术策略和方法。从疾病的种类上看,既包括了肿瘤、Chiari 畸形、脊髓空洞等传统的神经外科疾病,也包括了颅底凹陷、脊柱侧弯、颈椎病、胸椎管狭窄、腰椎间盘突出等传统的骨科疾病。这些病例的治疗过程中应用了神经显微外科技术、术中神经电生理检测技术、脊柱内固定技术、3D 打印技术和微创脊柱外科技术。他们学习和掌握了多学科各个亚专业的优势技术并将其应用到实践中去,把最好的技术和治疗效果带给患者。

　　祝贺《脊髓脊柱外科典型病例诊治解析》的成功出版！也衷心希望中国的脊髓脊柱外科在多学科协作的模式下,迅猛发展,更上层楼!

中国医师协会神经外科医师分会会长

2017 年 10 月

前　言

从我上大学走进医学殿堂的第一天起,人民卫生出版社就是我心目中权威医学教科书和参考书的唯一出处。1996年我在首都医科大学附属北京天坛医院师从王忠诚院士时,无意中发现著名的人民卫生出版社竟然近在咫尺。彷徨中走进人民卫生出版社的图书展厅,在一间不足十平方米的小厅里,看到了许多我崇拜之至的著名医学专家出版的图书,当时激动的心情久久无法平静。20年后,读着人民卫生出版社图书成长的我,也已经成为一名脊髓脊柱的高级专科医生。在人体禁区手术的多年摸爬滚打,让我积累了一些临床经验,在将其整理集结成册后,唯一一想到就是要在人民卫生出版社出版。

编写这本图书的目的和宗旨非常明确,避免长篇赘述,通过一个个实实在在的病例分析,讲述手术策略的制订和手术处理的关键步骤,然后进行经验分析总结,实打实地讲出我们脊髓脊柱外科团队的经验和体会,让更多的脊髓脊柱外科同行了解和掌握其中的精髓。

本书选择和收集了我们团队近8年来收治的各种典型、疑难脊髓脊柱外科手术病例,包括各种脊髓脊柱肿瘤、脊髓脊柱肿瘤合并脊柱侧弯或后凸畸形的手术治疗,Chiari畸形、脊髓空洞和颅底凹陷的手术治疗,以及颈椎病、胸腰椎管狭窄、腰椎间盘突出等脊柱退行性疾病的显微手术治疗。资料完整,附图800幅,其中渗透了我和我们团队近十年来对各种脊髓脊柱疾病的手术治疗的经验和心血。我们力图做到简明扼要,知无不言、言无不尽。衷心希望通过这本书使各位同仁进一步了解脊髓脊柱外科的手术精华和技术进步。同时诚望得到各位脊髓脊柱同仁的批评指正。

神经脊髓脊柱外科一路走来,我缅怀恩师王忠诚院士的教诲和指引;感恩我的神经外科启蒙恩师赵仰胜教授及每一位前辈、师兄弟和同道朋友的支持与帮助。12年来,我和我们脊髓脊柱外科医护团队在北京三博脑科医院的孕育和历练下,尽心尽力,坚持把最好的技术和治疗效果带给每一位脊髓脊柱疾病患者。来自院内外和朋友圈的每一张笑脸和鼓励都给了我和我们团队无尽的力量。一如既往,唯有坚持。

衷心感谢本书每一位作者的辛勤付出和努力!

深夜视频中来自父母亲的关心和嘱咐,家中写作时妻子轻轻放一杯清茶在桌上的体贴和儿子突然冲过来兄弟般的拥抱,都是我生命的源泉。

范涛

2017 年 10 月

目　录

网络增值服务

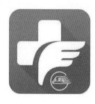

人卫临床助手
中国临床决策辅助系统
Chinese Clinical Decision Assistant System

扫描二维码，
免费下载

第一章

脊髓脊柱肿瘤

第一节　脊髓内肿瘤

一、脊髓内室管膜瘤（C_3-T_2）

【病例 1-1-1 摘要 】

患者男性，39 岁，2 个月前无明显诱因出现颈部疼痛不适，休息时加重，活动后可缓解，间断口服镇痛药物治疗后症状可缓解，无头痛、头晕、恶心、呕吐，无行走不稳，无四肢运动障碍。1 个月前，患者逐渐感颈部疼痛较前略加重，伴左侧指尖及脚尖麻木，遂就诊于当地医院，行颈部磁共振（MRI）检查示：自脑干至 C_3 椎体水平及 T_{2-4} 椎体水平椎管内异常信号影，考虑脊髓空洞可能性大，C_3 椎体下缘至 T_2 椎体水平椎管内脊髓膨大，信号欠均匀。患者为行进一步治疗就诊于我院，门诊以"椎管内占位性病变"收入院。

【病例 1-1-1 资料 】

（一）病史

患者中年男性，主因"颈部疼痛不适 2 个月，加重伴左侧肢体麻木 1 个月"入院。

（二）查体

神清，双瞳孔等大等圆，对光反射灵敏，颈软，双肺呼吸音清，深浅感觉未见明显异常，四肢肌力及肌张力正常，双膝、踝反射正常，病理征未引出。

（三）辅助检查

磁共振（MRI）检查：C_3 椎体下缘至 T_2 椎体水平椎管内脊髓膨大，内可见条片状稍长 T_1、不均匀长 T_2 信号影，肿瘤上端可见低信号，增强后可见片状不均匀强化影；脑干至 C_3 椎体

水平及 T_{2-4} 椎体水平脊髓空洞；胸椎生理曲度存在，胸椎椎间隙宽窄一致，胸椎管有效前后径在正常范围。（图 1-1-1-1~ 图 1-1-1-4）

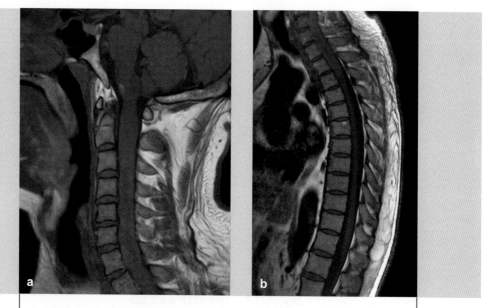

图 1-1-1-1　术前磁共振（MRI）T_1 像肿瘤呈等信号

a. 颈段；b. 胸段

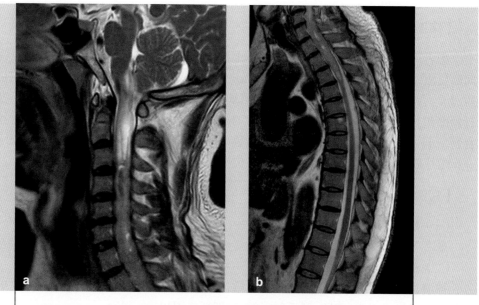

图 1-1-1-2　术前磁共振（MRI）T_2 像肿瘤呈不均匀稍高信号，肿瘤上端可见低信号，肿瘤上端可见低信号

a. 颈段；b. 胸段

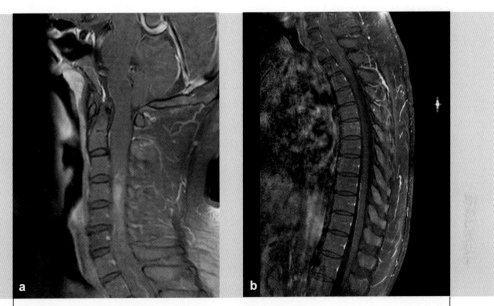

图 1-1-1-3 术前磁共振(MRI)强化像 肿瘤不均匀强化

a. 颈段；b. 胸段

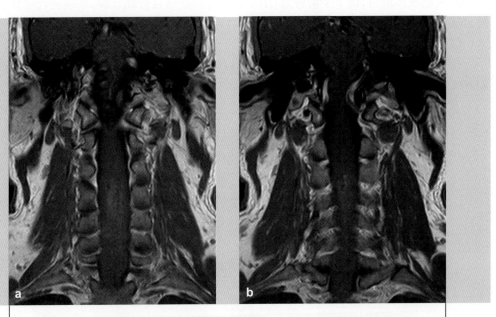

图 1-1-1-4 术前磁共振(MRI)冠状位强化像

（四）术前诊断

椎管占位性病变（C$_3$-T$_2$）、脊髓空洞。

【术前讨论及临床决策】

（一）手术指征

1. 患者近3个月前出现颈肩部疼痛伴左上肢麻木，并呈进行性加重。

2. 磁共振（MRI）示肿瘤实体部分位于C$_3$-T$_2$节段，占位效应明显，存在手术指征。

3. 结合肿瘤影像学特点，考虑良性肿瘤可能性较大。

4. 肿瘤呈髓内中央生长，术中需切除肿瘤并打通中央管，脊髓空洞暂不予特殊处理。

5. 鉴于肿瘤节段较长，可行椎板复位，以保留脊柱后柱稳定性。

（二）临床决策

拟行颈后正中入路脊髓内肿瘤切除术。

【治疗过程】

（一）手术过程

全麻成功后，安置神经监测电极，体位采取左侧卧位，选择颈后正中直切口，依次切开皮肤、皮下，分离两侧肌肉，显露C$_3$-T$_2$棘突及两侧椎板，铣刀铣下C$_4$-T$_2$两侧椎板，显露局部硬脊膜，见硬膜囊张力较高，给予激素静脉点滴，两侧悬吊硬膜，正中剪开，见脊髓增粗明显，表面静脉迂曲，周围棉片保护，沿后正中沟切开脊髓，见肿瘤位于脊髓内，暗红色，质地软，血供中等，边界尚清，在C$_{6-7}$节段，肿瘤与脊髓腹侧粘连紧密，在肿瘤上下两端，可见空洞，打开后可见淡黄色液体流出，镜下全切肿瘤（图1-1-1-5），间断缝合脊髓软膜，连续缝合硬脊膜，逐层缝合肌肉、筋膜、皮下及皮肤（图1-1-1-6）。

（二）免疫组织化学标记

GFAP（+）；Olig-2（−）；S-100（+）；Vimentin（+）；EMA（−）；NeuN（−）；NF（−）；Syn（−）；NSE（−）；Ki-67（+1-5%）；P53（个别+）；MGMT（−）；P21（−）；TOPOII（个别+）；EGFR（++）；VEGF（−）；GST（+）；

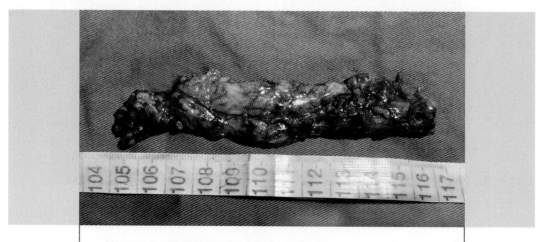

图1-1-1-5　肿瘤呈暗红色，质地软，血供中等

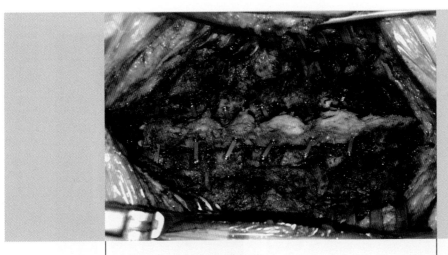

图 1-1-1-6　术后椎板复位

Bcl-2(+);Bax(+);IDH-1(-);INI-1(+);P170-MDR(+);MMP-9(-);nm23(+);D2-40(-);MAP-2(+);CK(-);CD34(-);TTF1-8G7G3/1(-);TTF1-SPT24(-)。

（三）病理诊断

（C_3-T_3脊髓内）室管膜瘤，WHOⅡ级。

（四）术后恢复情况

患者病情恢复顺利，术后颈部疼痛减轻，左侧肢体麻木感明显减轻。术后 1 周复查磁共振（MRI）示肿瘤切除彻底。（图 1-1-1-7~ 图 1-1-1-12）

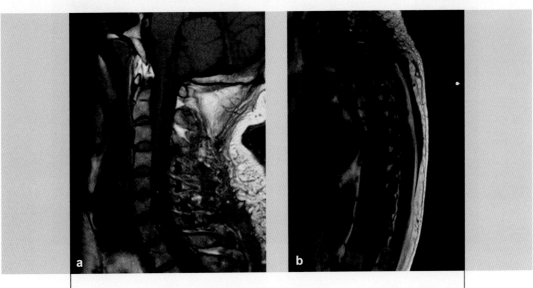

图 1-1-1-7　术后 1 周复查磁共振（MRI）T_1 像

a. 颈段；b. 胸段

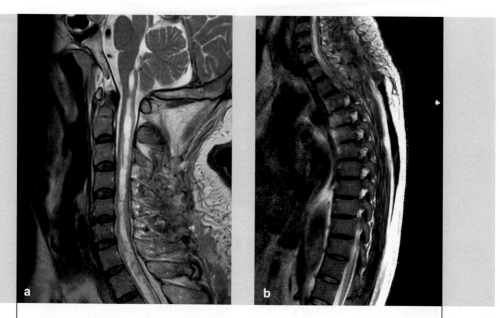

图 1-1-1-8　术后 1 周复查磁共振（MRI）T$_2$像

a. 颈段；b. 胸段

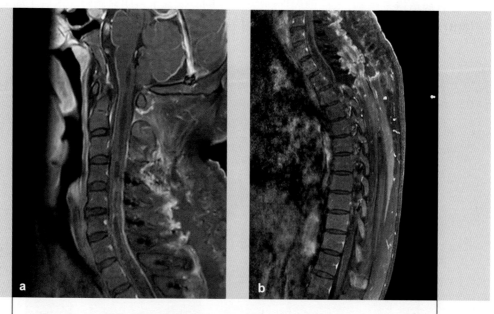

图 1-1-1-9　术后 1 周复查磁共振（MRI）强化

a. 颈段；b. 胸段

患者 6 个月后再次复查,四肢活动良好,肢体麻木感基本消失,复查磁共振(MRI)及强化,未见肿瘤复发,脊髓空洞较前明显缩小。

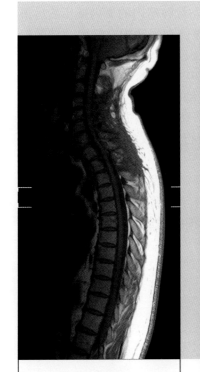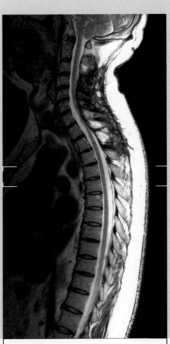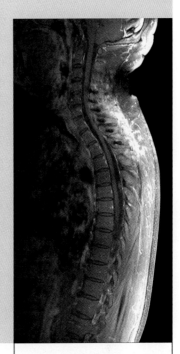

图 1-1-1-10　术后 6 个月复查磁共振(MRI)T$_1$ 像

图 1-1-1-11　术后 6 个月复查磁共振(MRI)T$_2$ 像

图 1-1-1-12　术后 6 个月复查磁共振(MRI)强化

【经验与体会】

脊髓内室管膜瘤起源于脊髓中央管表面或终丝的室管膜细胞,是成年人最常见的髓内肿瘤,约占髓内肿瘤的 60%,儿童少见,发病高峰为 40~50 岁,平均年龄约 43.6 岁。脊髓内室管膜瘤可发生于任何脊髓节段,易发于颈髓,其次为胸髓。肿瘤常位于脊髓中央,呈膨胀性生长,与室管膜瘤起源于脊髓中央管室管膜细胞有关。肿瘤 T$_1$WI 上以低或等低信号为主,T$_2$WI 上以稍高或高信号为主,缺乏特异性。当瘤体内部出血时,肿瘤于 T$_1$WI 上呈稍高信号,部分肿瘤两端或下端在 T$_2$WI 上可见含铁血黄素沉积,呈低信号,成为髓内室管膜瘤的特征性表现"帽征"。脊髓室管膜瘤内部易发囊变,以长 T$_1$ 长 T$_2$ 信号为主,但由于囊内可有出血、蛋白质及坏死组织,也常表现为信号不均,增强后囊壁有强化。绝大多数脊髓内室管膜瘤属于血供丰富肿瘤,增强后明显强化。无论是颅内室管膜瘤还是脊髓室管膜瘤都首选手术治疗,患者预后与肿瘤是否全切密切相关。手术可以提供病理诊断所需的组织标本、解除肿瘤的占位效应、打通脑脊液循环通路。

髓内室管膜瘤多恶性程度较低,一般不呈浸润性生长,多边界清楚,手术全切的可能性较高。通常在准确定位后取正中入路,切口范围应包括肿瘤上下各一个节段,在脊髓背侧后正中沟切开脊髓,暴露肿瘤。肿瘤的背侧以及两侧与脊髓分界清晰,粘连多不明显。分离肿瘤应从有囊腔的一端开始,肿瘤较大时,应从中部开始,在该部位操作对脊髓的损伤最少。一般肿瘤不大时可整块切除,肿瘤较大时可先行肿瘤内的囊内减压然后再逐步分离肿瘤,分块切除。分离肿瘤的腹侧应特别注意,腹侧有来源于脊髓前动脉的一些细小分支供应肿瘤,这些纤细的血管及其周围的纤维组织与肿瘤有明显的粘连,如损伤脊髓前动脉,后果非常严重。术中进行感觉及运动诱发电位检测,当运动诱发电位波动幅度下降 50% 以上,常提示术后会出现新的永久性的运动障碍。术中、术后可使用激素以缓解脊髓水肿,并应当早期进行功能锻炼以改善预后,防止术后并发症的出现。通常肿瘤全切后不需要术后放化疗,但如果肿瘤残留,术后可行辅助放疗,以减少肿瘤复发几率。

手术全切除脊髓内室管膜瘤是保证手术疗效和防止肿瘤复发的唯一方法。患者的预后与肿瘤的横径、术前神经功能状态和手术切除程度及术者的经验密切相关。也就是说横径越粗的脊髓内室管膜瘤,手术风险越大。术前患者神经功能状态越好,患者恢复得越好,所以脊髓内室管膜瘤强调早期诊断、及早手术。另外,手术中神经电生理监测,脊髓体感诱发电位(SCEPs)和脊髓运动诱发电位(MEPs)监测以及手术医生的经验也非常重要。

二、脊髓内室管膜瘤(C_{4-6})

【病例 1-1-2 摘要】

患者女性,49 岁,3 个月前无明显诱因出现颈肩部疼痛伴双手麻木,到当地医院行颈椎 X 线检查,考虑颈椎病,给予理疗 1 周无好转,颈部疼痛有所加重,行颈椎 MRI 及增强扫描示 C_{4-7} 椎体平面脊髓内占位病变。患者 1 周前出现左下肢疼痛,为求进一步治疗就诊于我院,门诊以"颈椎管占位性病变"收入院。

【病例 1-1-2 资料】

(一)病史
患者中年女性,主要颈肩部疼痛伴双手麻木 3 个月入院。

(二)查体
神清,双瞳孔等大等圆,对光反射灵敏,颈软,双肺呼吸音清,四肢活动正常,肌力及肌张力正常,双手麻木,精细操作差,余感觉无明显异常,双膝踝反射正常,病理征未引出。

(三)辅助检查
磁共振(MRI)检查:C_{4-6} 节段可见椎管内占位,T_1WI 呈等信号,T_2WI 上呈稍高信号,肿瘤两端可见低信号。(图 1-1-2-1~ 图 1-1-2-3)

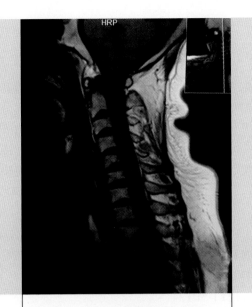

图 1-1-2-1 术前磁共振(MRI)
T₁ 像肿瘤呈等信号

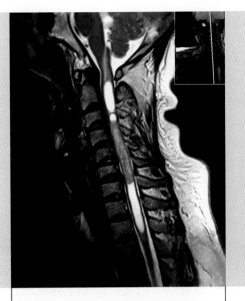

图 1-1-2-2 术前磁共振(MRI)
T₂ 像 肿瘤呈不均匀稍高信号,肿瘤上下两端可见"帽征"

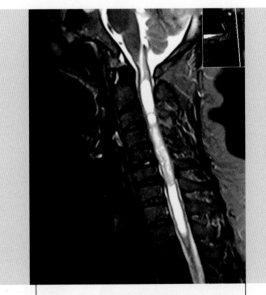

图 1-1-2-3 术前磁共振(MRI)
强化像 肿瘤不均匀强化

(四)术前诊断

椎管占位性病变(C_{4-6})、脊髓空洞。

【术前讨论及临床决策】

(一)手术指征

1. 患者发病过程较快,近3个月出现颈肩部疼痛伴双手麻木,并呈进行性加重。

2. 磁共振(MRI)示颈髓存在多发空洞,肿瘤实体部分位于 C_{4-6} 节段,占位效应明显,存在手术指征。

3. 肿瘤呈髓内中央生长,切除肿瘤并打通中央孔,脊髓空洞可自行缩小,故脊髓空洞暂不予特殊处理。

4. 术中结合病理结果,如为良性肿瘤,可行椎板复位,从而更好地保证脊柱的稳定性。

(二)临床决策

拟行颈后正中入路脊髓内肿瘤切除术。

【治疗过程】

（一）手术过程

全麻成功后,安置神经监测电极,体位采取左侧卧位,选择颈后正中切口,依次切开皮肤、皮下,分离两侧肌肉,沿棘突将颈旁肌肉向两侧分离并牵开,将 C_{4-6} 棘突及双侧部分椎板用铣刀铣下,可见硬膜膨隆,悬吊并正中切开硬膜,见脊髓肿胀,沿脊髓后正中沟切开脊髓,肿瘤位于髓内,灰红色,质地软,血供中等,边界尚清,与周围脊髓组织粘连,显微镜下全切肿瘤,缝合脊髓软膜并严密缝合硬膜,棘突、椎板复位、固定,后逐层缝合肌肉、筋膜及皮肤。

（二）免疫组织化学标记

GFAP(+);Olig-2(-);S-100(+);Vimentin(+);EMA(少数+);NeuN(-);NF(-);Syn(部分+);NSE(灶状+);Ki-67(+1-3%);P53(个别+);MGMT(+);TOPOII(个别+);EGFR(+);VEGF(-);GST(+);P21(-);Bcl-2(+);Bax(±);IDH-1(-);INI-1(+);P170-MDR(+);MMP-9(-);nm23(+);D2-40(+);MAP-2(+);CK(-);TTF1-8G7G3/1(-);TTF1-SPT24(-)。

（三）病理诊断

(C_{4-7} 髓内)室管膜瘤,部分细胞生长活跃,WHOII-III级。

（四）术后恢复情况

患者病情恢复顺利,术后肢体麻木感明显减轻。术后1周复查磁共振(MRI)示肿瘤切除彻底。

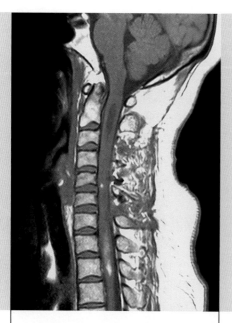

图 1-1-2-4　术后 1 周复查磁共振(MRI)T$_1$ 像

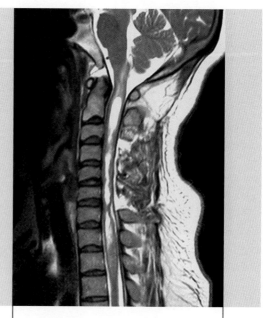

图 1-1-2-5　术后 1 周复查磁共振(MRI)T$_2$ 像

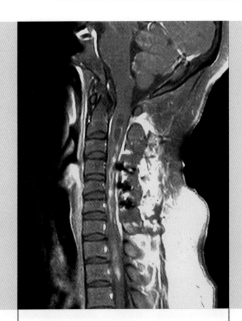

图 1-1-2-6　术后 1 周复查磁共振(MRI)强化

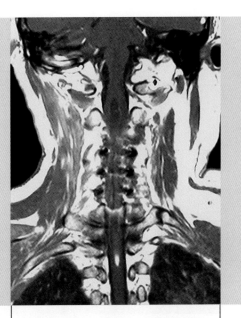

图 1-1-2-7　术后 1 周复查磁共振(MRI)冠状位

患者 6 个月后再次复查,四肢活动良好,感左上肢轻度麻木,复查磁共振(MRI)及强化,未见肿瘤复发,脊髓空洞较前明显缩小。

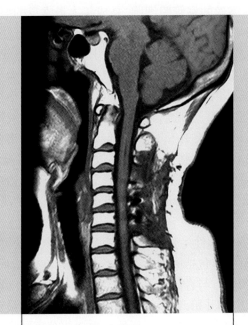

图 1-1-2-8　术后 6 个月复查磁共振(MRI)T$_1$像

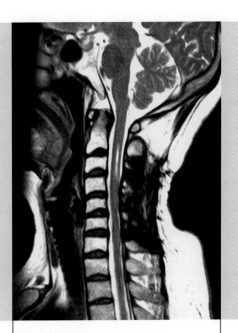

图 1-1-2-9　术后 6 个月复查磁共振(MRI)T$_2$像

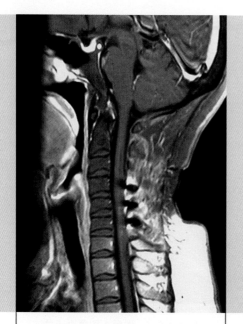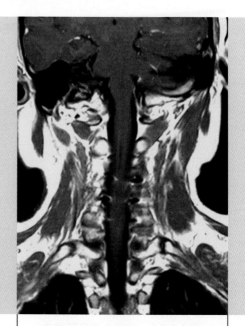

图 1-1-2-10　术后 6 个月复查　　　　图 1-1-2-11　术后 6 个月复查
磁共振（MRI）强化　　　　　　　　　磁共振（MRI）冠状位

【经验与体会】

　　脊髓内室管膜瘤起源于脊髓中央管表面或终丝的室管膜细胞,是成年人最常见的髓内肿瘤,约占髓内肿瘤的 60%,儿童少见,发病高峰为 40~50 岁,平均年龄约 43.6 岁。脊髓内室管膜瘤可发生于任何脊髓节段,易发于颈髓,其次为胸髓。肿瘤常位于脊髓中央,呈膨胀性生长,与室管膜瘤起源于脊髓中央管室管膜细胞有关。肿瘤 T_1WI 上以低或等低信号为主,T_2WI 上以稍高或高信号为主,缺乏特异性。当瘤体内部出血时,肿瘤于 T_1WI 上呈稍高信号,部分肿瘤两端或下端在 T_2WI 上可见含铁血黄素沉积,呈低信号,成为髓内室管膜瘤的特征性表现"帽征"。脊髓室管膜瘤内部易发囊变,以长 T_1 长 T_2 信号为主,但由于囊内可有出血、蛋白质及坏死组织,也常表现为信号不均,增强后囊壁有强化。绝大多数脊髓内室管膜瘤属于富血供肿瘤,增强后明显强化。无论是颅内室管膜瘤还是脊髓室管膜瘤都首选手术治疗,患者预后与肿瘤是否全切密切相关。手术可以提供病理诊断所需的组织标本、解除肿瘤的占位效应、打通脑脊液循环通路。

　　脊髓内室管膜瘤多恶性程度较低,一般不呈浸润性生长,多边界清楚,手术全切的可能性较高。通常在准确定位后取正中入路,切口范围应包括肿瘤上下各一个节段,在脊髓背侧正中沟切开脊髓,暴露肿瘤。肿瘤的背侧以及两侧方与脊髓分界清晰,粘连多不明显。分离肿瘤应从有囊腔的一端开始,肿瘤较大时,应从中部开始,在该部位操作对脊髓的损伤最少。一般肿瘤不大时可整块切除,肿瘤较大时可先行肿瘤内的囊内减压然后再逐步分离肿瘤,分块切除。分离肿瘤的腹侧应特别注意,腹侧有来源于脊髓前动脉的一些细小分支供应肿瘤,这些纤细的血管及其周围的纤维组织与肿瘤有明显的粘连,如损伤脊髓前动脉,后果非常严重。术中进行感觉及运动诱发电位检测,当运动诱发电位(MEK)波动幅度下降 50% 以上,常提示术后会出现新的永久性的运动障碍。术中、术后可使用激素以缓解脊髓水肿,并应当早期进行功能锻炼以改善预后,防止术后并发症的出现。通常肿瘤全切后不需要术后放化疗,但如果肿瘤残留,术后可行辅助放疗,以减少肿瘤复发几率。

有个别脊髓内室管膜瘤边界不清楚,质地硬且有钙化,切除这类室管膜瘤时,一定要注意肿瘤与正常脊髓组织之间的移行黄变区,不可勉强过度切除。另外,对于边界不规整的脊髓内室管膜瘤,只要质地柔软、边界尚清楚,也应该争取以此手术全切除。

三、脊髓内室管膜囊肿($T_{10\text{-}12}$)

【病例 1-1-3 摘要】

患者中年女性,3 年前无明显诱因间断出现腰背部疼痛,活动或咳嗽时加重,平卧休息后缓解,伴右下肢肢体肌力减退,偶发行走时因右下肢无力而摔倒。此后患者腰背部疼痛逐渐加重,摔倒次数较前增多。近半年来,患者逐渐出现右下肢肌肉萎缩,右足轻度下垂。于当地医院行磁共振(MRI)检查:$T_{10\text{-}12}$ 椎管内占位性病变,患者为行进一步治疗就诊于我院,门诊以"椎管内占位性病变"收入院。

【病例 1-1-3 资料】

(一)病史
患者女性,46 岁,主因腰背部疼痛伴右下肢肌力减退 3 年余入院。

(二)查体
神清,双瞳孔等大等圆,对光反射灵敏,颈软,双肺呼吸音清,双上肢及左下肢肌力 V 级,右下肢近端肌力 V 级,远端肢体肌力 IV 级,右足背屈、外翻肌力较健侧减弱,肌张力不高,右小腿外侧皮肤针刺觉减退,右下肢膝腱、跟腱反射亢进,病理征未引出。

(三)辅助检查
术前磁共振(MRI)示 $T_{10\text{-}12}$ 节段椎管内囊性占位病变,位于脊髓腹侧偏右,主体位于 T_{11} 椎体后方。(图 1-1-3-1~ 图 1-1-3-4)

(四)术前诊断
椎管内占位性病变($T_{10\text{-}12}$)。

【术前讨论及临床决策】

(一)手术指征
1. 患者腰背部疼痛伴右下肢肌力减退 3 年,近期出现右下肢肌肉萎缩,严重影响生活质量。
2. 结合术前磁共振(MRI)影像特点,考虑为髓内囊性占位病变,占位效应明显,存在明确手术指征。
3. 可行后路肿瘤切除术,肿瘤位于脊髓腹侧偏右,因胸段椎管较窄,行半椎板入路肿瘤切除术,术野显露受限,肿瘤全切困难,所以术中行全椎板肿瘤切除术。
4. 肿瘤位于胸腰交界处,承受应力较大,术中给予椎板复位,以保留脊柱稳定性。

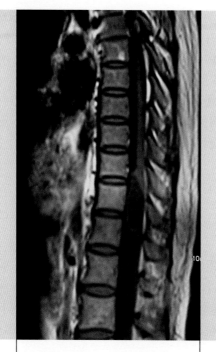

图 1-1-3-1   术前磁共振
（MRI）呈长 T_1 信号

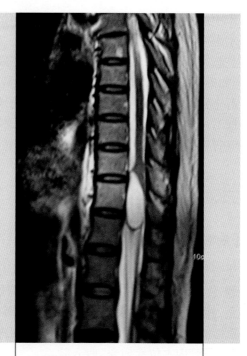

图 1-1-3-2   术前磁共振
（MRI）呈长 T_2 信号

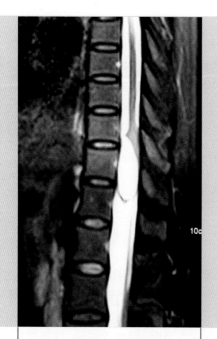

图 1-1-3-3   术前磁共振
（MRI）囊壁无明显强化

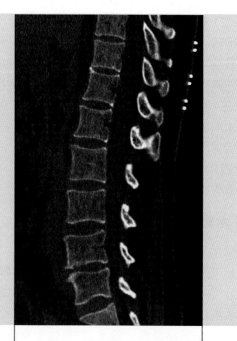

图 1-1-3-4   术前 CT 定位

5. 鉴于肿瘤位于脊髓内,术后可能双下肢感觉运动障碍或二便障碍,术中给予电生理监测,最大限度保留生理功能。

(二)临床决策

拟行颈后正中入路脊髓内肿瘤切除术。

【治疗过程】

(一)手术过程

患者左侧卧位,安置神经监测电极,取 T_{10-12} 后正中直切口,逐层切开皮肤、皮下,分离两侧肌肉,向两侧牵开皮肤肌瓣,显露 T_{10}、T_{11}、T_{12} 棘突及两侧椎板,铣刀铣下 T_{11}、T_{12} 棘突及两侧椎板,显露局部硬膜,正中剪开硬膜,显露脊髓,见脊髓右侧藏青色,张力较高(图 1-1-3-5),拨开神经根,在张力最高处切开脊髓,见清亮透明脑脊液流出,未见明显囊壁组织,释放囊液后,脊髓张力下降,搏动良好,连续缝合硬膜,椎板复位,连接片及钛钉固定,逐层缝合肌肉、皮下及皮肤。

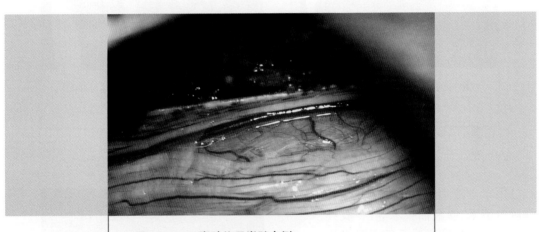

图 1-1-3-5 囊肿位于脊髓右侧

(二)术后恢复情况

患者术后恢复顺利,腰背部疼痛较术前明显减轻,右下肢肌力较术前提高。术后复查磁共振(MRI)示囊肿明显缩小,无张力。(图 1-1-3-6~ 图 1-1-3-8)

【经验与体会】

室管膜囊肿属于神经上皮囊肿,起源于室管膜细胞,是由原始神经上皮分化而来。室管膜囊肿囊壁多由柱状或立方上皮组成,可有或无纤毛,内容物大多数囊液为无色透明的液体,和脑脊液相似,室管膜囊肿多为单发,囊壁较薄。室管膜囊肿多数是无症状的,当囊肿体积增大时,对周围组织形成压迫,从而出现一系列相关症状。对于无症状室管膜囊肿不需要任何处理,部分囊肿甚至可以自行消失,但对于症状性囊肿需要治疗,一般采用手术切除,以缓解患者症状。

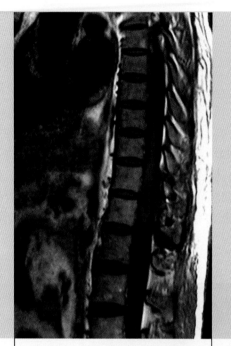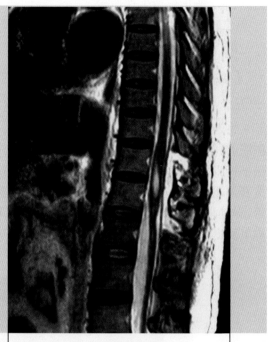

图 1-1-3-6   术后磁共振(MRI)
T$_1$ 像

图 1-1-3-7   术后磁共振(MRI)
T$_2$ 像

手术方法有囊肿切除或造瘘、囊肿分流术、囊液抽吸术等,一般只要疏通囊肿与脑脊液循环通路症状就能得到改善。

脊髓内室管膜囊肿的诊断完全依靠影像,术后也没有病理。所以,术前诊断至关重要。典型脊髓内室管膜囊肿的磁共振(MRI)影像特点是孤立单发的脊髓内"腊肠样"长 T$_2$ 信号。患者的临床症状也多表现为脊髓相应分布区的疼痛与感觉过敏。切开囊肿减压是手术的目的,囊壁不需要特殊处理。手术中严格区分脊

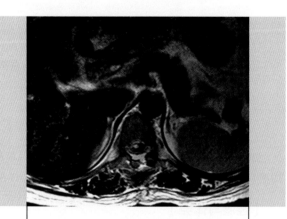

图 1-1-3-8   术后磁共振(MRI)轴
位像

髓后正中沟切开,不损伤脊髓后方血管结构和两侧的脊髓本体感觉传导束,是手术成败的关键。

四、脊髓内胶质肉瘤（C_{1-7}）

【病例 1-1-4 摘要】

患儿女性，发现睡觉时头左偏，于当地医院检查后考虑寰枢椎半脱位，给予牵引治疗，10 天前无明显诱因出现双上肢乏力，握持困难，步态不稳，7 天前四肢无力加重，无法行走，并出现排尿困难伴大便失禁，就诊于当地医院，行磁共振（MRI）检查，考虑颈髓占位性病变。为进一步治疗，于我院门诊就诊，门诊以"椎管内占位性病变"收入我科。自发病以来，饮食可，睡眠欠佳，小便困难，大便失禁。

【病例 1-1-4 资料】

（一）病史

患儿女性，6 岁，四肢无力 10 天，加重伴二便障碍 7 天入院。

（二）查体

神清，双瞳孔等大等圆，对光反射灵敏，颈软，无抵抗，T_1 神经支配区以下浅感觉减退，双上肢肌力 I 级，左下肢肌力 II-III 级，右下肢肌力 II 级，肌张力不高。双侧膝腱反射、跟腱反射消失，腹壁反射、肛门反射未引出，病理征阴性。

（三）辅助检查

颈部磁共振（MRI）示 C_{1-7} 髓内占位性病变，呈稍长 T_1、稍长 T_2 信号，增强后，髓内可见不均匀强化影。（图 1-1-4-1~ 图 1-1-4-5）

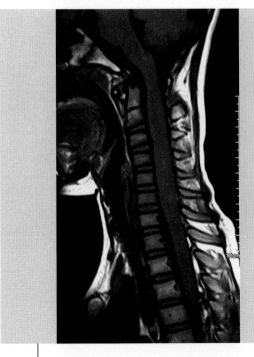

图 1-1-4-1　术前磁共振（MRI）T_1 像

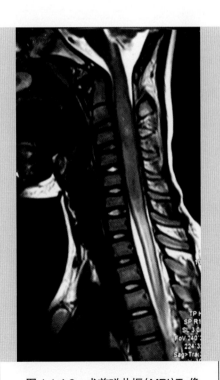

图 1-1-4-2　术前磁共振（MRI）T_2 像

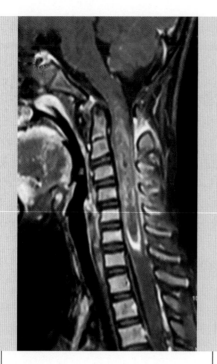

图 1-1-4-3　术前磁共振(MRI)矢状位强化

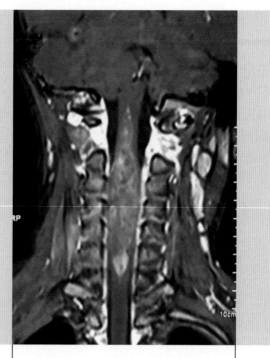

图 1-1-4-4　术前磁共振(MRI)冠状位强化

(四) 术前诊断

椎管内占位性病变(C_{1-7})。

【术前讨论及临床决策】

(一) 手术指征

1. 患儿病情发展迅速,出现四肢无力 10 天,加重伴二便障碍 7 天。

2. 依据患儿病史、查体及辅助检查,椎管内占位诊断明确,椎管内病变存在明显占位效应,手术指征明确。

3. 鉴于患儿年龄较小,结合影像学特点,考虑恶性肿瘤可能性较大。

4. 术中可在神经电生理监测下,最大限度全切肿瘤,术中结合冰冻病理结果,必要时行去椎板减压。

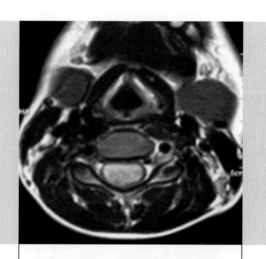

图 1-1-4-5　术前磁共振(MRI)轴位强化

(二) 临床决策

拟行颈后正中入路脊髓内肿瘤切除术。

【治疗过程】

（一）手术过程

患儿取左侧卧位，三钉头架固定头部（图 1-1-4-6）。连接神经监测电极，取颈后正中切口，暴露寰椎后弓及 C_{2-6} 棘突及两侧椎板。铣刀铣下 C_{2-6} 棘突及部分椎板，咬骨钳咬除 C_1 部分后弓及硬膜外黄韧带、脂肪组织，硬膜局部张力高，给予激素冲击治疗。正中剪开硬膜，见病变节段脊髓搏动差，张力高（图 1-1-4-7）。沿后正中沟切开脊髓（图 1-1-4-8），见病变位于髓内，色灰红，血供中等，边界不清（图 1-1-4-9）。送检术中冰冻切片，提示高级别胶质瘤。显微镜下仔细切除病变，近全切除（图 1-1-4-10）。严密缝合硬膜，硬膜下及硬膜外放置人工脊柱膜防粘连（图 1-1-4-11）。椎板未予复位，充分减压。

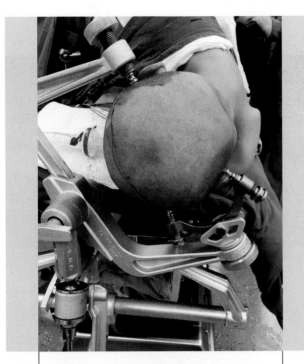

图 1-1-4-6 患儿取左侧卧位，头架固定，术前连接神经监测电极

（二）病理

（C_{1-6} 髓内）送检脊髓组织，光镜下可见异常增生的肿瘤细胞，瘤细胞异质性明显，呈现两种不同的形态学改变：其形态一呈胶质母细胞瘤形态结构，伴有明显微血管增生及坏死；形态呈灶片状混合分布，细胞体积大，胞浆丰富，淡染或红染，核异型性明显，圆形、卵圆形或不规则，散在瘤巨细胞。（图 1-1-4-12）

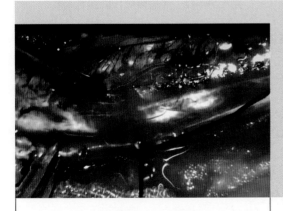

图 1-1-4-7 病变节段脊髓搏动差，张力高

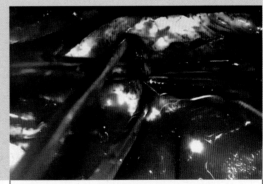

图 1-1-4-8 沿后正中沟切开脊髓

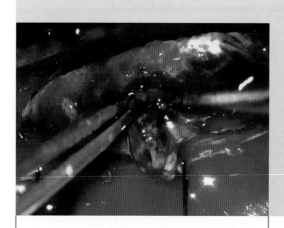

图 1-1-4-9　肿瘤位于髓内,边界不清

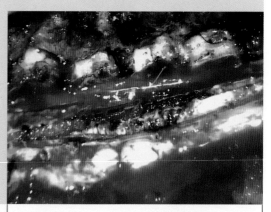

图 1-1-4-10　显微镜下近全切肿瘤

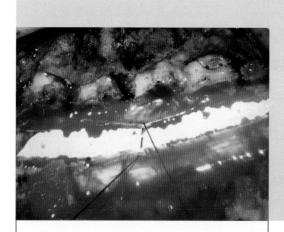

图 1-1-4-11　硬膜下及硬膜外放置人工
脊柱膜防止术后粘连

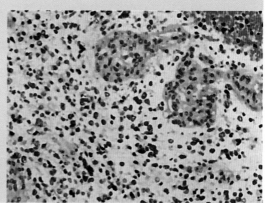

图 1-1-4-12　胶质肉瘤(HE 染色 ×200)

(三) 病理诊断

胶质肉瘤,肉瘤成分考虑为横纹肌肉瘤,WHO Ⅳ级。

(四) 术后恢复情况

术后给予激素,补液等对症支持治疗。第 2 天拔除气管插管,自主呼吸平稳。术后患儿双上肢肌力Ⅰ级,双下肢肌力Ⅰ~Ⅱ级。复查颈部磁共振(MRI)示肿瘤切除满意,增强后髓内可见小部分条形增强影。(图 1-1-4-13~ 图 1-1-4-15)

　　出院后建议患儿继续放化疗治疗。患儿于外院行 30 次全脊髓放疗,总剂量 3600cGy,化疗方案按胶质母细胞瘤方案进行。但家属考虑患儿年幼,未行化疗。术后 1 年随访情况:患儿神清,精神可,肌力基本同术前,可自主小便,大便稍困难。

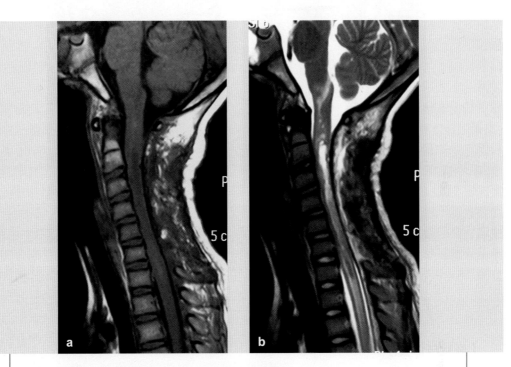

图 1-1-4-13　术后磁共振(MRI)示肿瘤切除满意

a. T$_1$ 像;b. T$_2$ 像

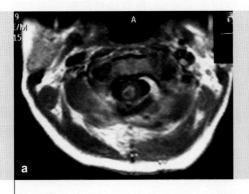
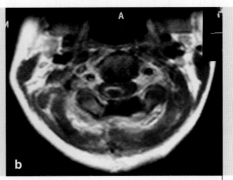
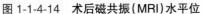

图 1-1-4-14　术后磁共振(MRI)水平位

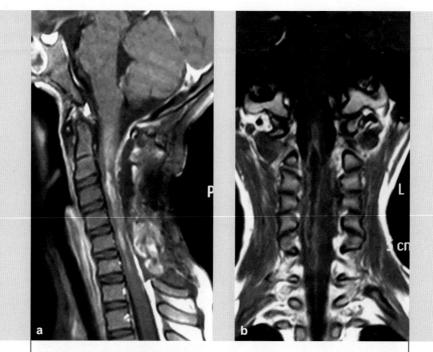

图 1-1-4-15　术后磁共振(MRI)强化

a.矢状位；b.冠状位

【经验与体会】

胶质肉瘤是一种包含胶质母细胞和肉瘤细胞两种成分的高度恶性的中枢神经系统肿瘤，临床上少见且预后差。该肿瘤预后极差，放疗和化疗对其均不敏感，术后 6 个月的存活率为 75%，1 年的存活率为 19%，除极易原位复发外，常发生颅内种植转移和颅外转移，颅内种植转移多见于硬脑膜，颅外转移多见于肺、肝、肾上腺、淋巴结，尚有报道发生骨、脊髓转移。治疗以手术为主，尽可能全切病变。放化疗疗效不确定，仿效胶质母细胞瘤方案，国外有文献报道可行长春新碱、他莫昔芬治疗，具体疗效有待进一步研究。

儿童脊髓髓内肿瘤手术中主要应该注意两个方面的问题，一是患儿的体位，二是如何减少术后脊柱不稳定的发生率。目前脊髓髓内肿瘤的手术体位多采用侧俯卧位，以减少重力对呼吸的影响。手术后脊柱失稳与变形的发生率与年龄密切相关，年龄越小发生率越高。儿童椎旁小关节面的角度大，具有向前移位的趋势，易于形成半脱位，在神经功能不平衡时，椎旁肌肉的张力不对称，就会引起脊柱变形。由于手术后脊柱失稳与变形引起的神经功能损害有时比肿瘤复发引起者更严重，处理起来更困难。

脊髓内肿瘤，应在保留神经功能完整的前提下尽可能地切除肿瘤，儿童脊髓组织更加娇嫩，易受损。许多儿童脊髓髓内肿瘤在手术后神经功能较手术前变差，但其中大部分又能在 3 个月内得以恢复，所以要在手术中充分合理地应用显微手术技术，通过准确的定位手段尽可能减少椎板和脊髓的切开。脊髓切开的长度不小于肿瘤的全长，用锐利的角膜刀准确地沿后正中线切开脊髓，不可偏离以免造成传导束的损伤。分离肿瘤严格从其与脊髓之间形成的界面进行,已经暴露的肿瘤创面用薄棉片轻轻覆盖;肿瘤的血供主要来自脊髓前动脉及其分支,除直接供应肿瘤的小动脉外,其他血管要注意保留,以免手术后脊髓缺血的发生;如果脊髓与肿瘤粘连紧密或肿瘤的边界不清,不可强行切除,以免造成不可逆转的神经功能损害。

小儿脊髓内肿瘤除海绵状血管瘤外,预后均不好,恶性肿瘤居多。小儿良性脊髓肿瘤切除后,最关键的是要采取有效的椎板复位,以保证尽早的椎板骨质融合和尽可能的维持脊柱的稳定性。有效的椎板复位就是在椎板复位时,最大限度地保证一侧椎板骨质连续接触,以尽快促成骨融合。对小儿脊髓内恶性肿瘤,手术治疗效果有限,术后放、化疗效果也不确定,而且去椎板减压后,多引发脊柱畸形。

五、脊髓内胶质瘤(C_5-T_4)

【病例 1-1-5 摘要】

患者青年男性,半年前无明显诱因出现左下肢麻木,无疼痛、无跛行。随后麻木持续存在,无加重或缓解,可自主行走,无大小便失禁,当地医院行胸椎磁共振(MRI)检查提示 T_{1-3} 椎管髓内异常信号影,未行特殊处理。患者 3 个月前出现双上肢麻木,四肢无力,行走困难,大小便偶有困难,后为进一步治疗来我院就诊,遂以"胸椎管内占位性病变"收入院。

【病例 1-1-5 资料】

(一) 病史

患者男性,22 岁,主因左下肢麻木无力半年,四肢无力 3 个月入院。

(二) 查体

神清,精神紧张,颈软,无抵抗,双上肢麻木(图 1-1-5-1),近端肌力 V 级,远端肌力 II 级,胸前区及腹部感觉减退,会阴区感觉减退,左下肢感觉减退(图 1-1-5-2),双下肢肌力 IV 级,提睾反射双侧减弱,肛周反射未引出,双侧巴宾斯基征阴性。

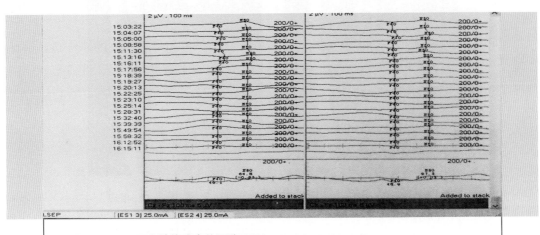

图 1-1-5-1 双上肢体感电位下降 50%

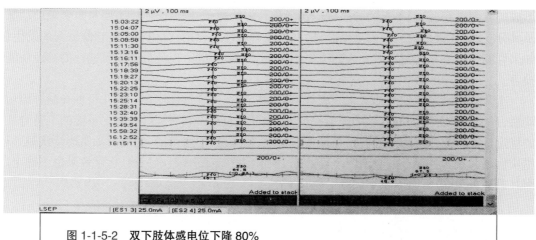

图 1-1-5-2　双下肢体感电位下降 80%

（三）辅助检查

术前 3 个月磁共振（MRI）示 T_{1-3} 脊髓内偏右侧条形不均匀长 T_1 信号影、长 T_2 信号影，相应段脊髓略增粗（图 1-1-5-3），脊髓内可见不规则环形强化（图 1-1-5-4）。术前 1 周复查磁共振（MRI）示 C_5-T_4 髓内异常信号较前增加（图 1-1-5-5），脊髓增粗明显（图 1-1-5-6、图 1-1-5-7）。

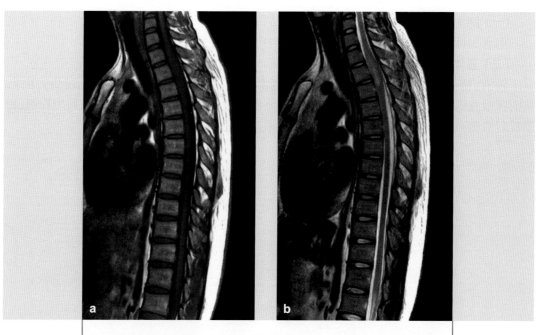

图 1-1-5-3　术前 3 个月前磁共振（MRI）a. T_1 像；b. T_2 像；相应段脊髓略增粗

a. 脊髓 T_{1-3} 内不均匀长 T_1 信号影；b. 脊髓 T_{1-3} 内不均匀长 T_2 信号影

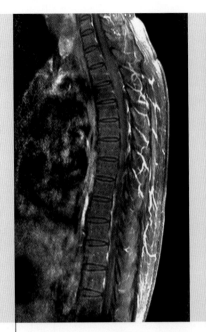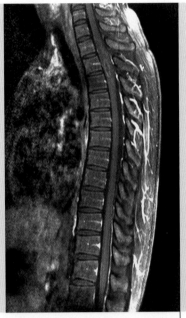

图 1-1-5-4 术前 3 个月磁共振（MRI）强化 T_{1-3} 脊髓内可见不规则环形强化异常信号

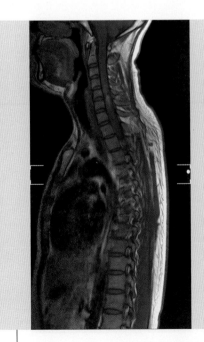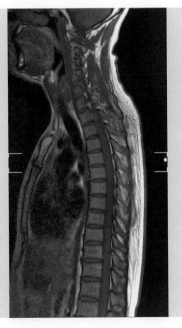

图 1-1-5-5 术前 1 周磁共振（MRI）示 C_5-T_4 略长 T_1 异常信号，脊髓较 3 个月前明显增粗且节段延长

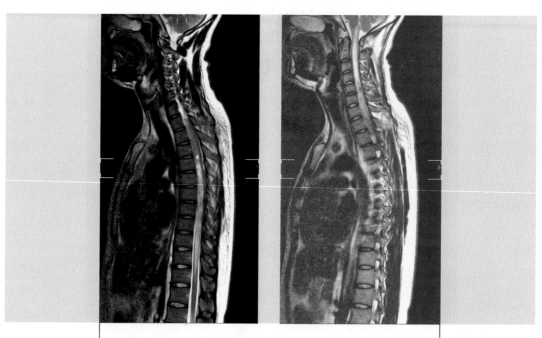

图 1-1-5-6　术前 1 周磁共振（MRI）示 C_5-T_4 点片状异常长 T_2 信号

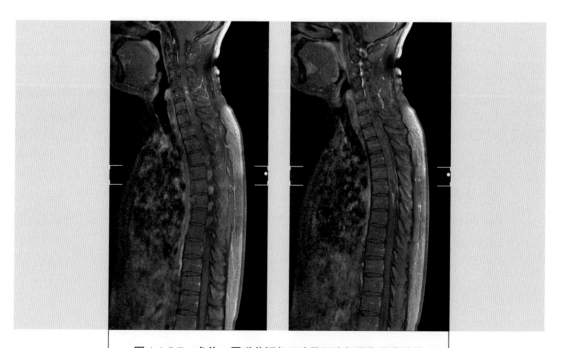

图 1-1-5-7　术前 1 周磁共振（MRI）呈不均匀强化异常信号

（四）术前诊断

椎管内占位性病变（C_5-T_4）。

【术前讨论及临床决策】

（一）手术指征

1. 患者青年男性，半年前出现左下肢麻木，3个月前出现双上肢麻木伴四肢无力，行走困难，病情进展迅速。

2. 术前影像提示脊髓内占位性病变，近3个月髓内肿瘤生长迅速，脊髓增粗明显。

3. 综合患者病史及影像学特点，恶性肿瘤可能性较大，术中根据快速冰冻病理性质，如为恶性肿瘤，必要时行去椎板减压，如为良性肿瘤，给予椎板复位。

（二）临床决策

拟行颈后正中入路脊髓内病变切除术。

【治疗过程】

（一）手术过程

全麻成功后，安置神经监测电极，体位采取俯卧位；后正中入路暴露C_5-T_4节段，将椎板、棘突铣下，后正中切开硬膜可见脊髓肿胀明显，肿瘤位于C_5-T_4髓内偏右侧（图1-1-5-8），灰红色，质地韧，血供丰富，边界不清，与脊髓关系密切，镜下大部切除肿瘤，切除后可见脊髓搏动可，神经根保护完好，术中冰冻回报高级别胶质瘤。给予严密缝合硬膜，椎板不予以复位，彻底止血，生理盐水冲洗干净，可吸收线间断缝合软膜后，严密缝合硬脊膜，硬膜外置12号硅胶引流管1根，逐层缝合肌肉、皮下及皮肤。

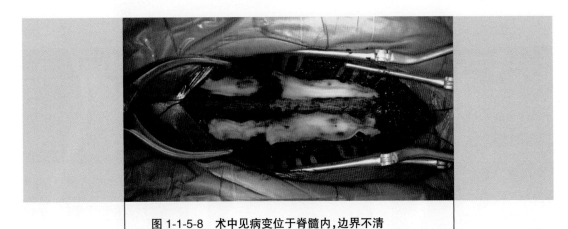

图1-1-5-8 术中见病变位于脊髓内，边界不清

（二）免疫组织化学标记

GFAP（+）；Olig-2（+）；Vimentin（+）；S-100（+）；NeuN（−）；CK（±）；P53（3+）；Ki-67（+20-40%）；MGMT（部分+）；TOPOII（+）；EGFR（2+）；VEGF（−）；PTEN（−）；BCL-2（+）；PDGFRa（+）；IDH1R132H（−）；EMA（少数+）；CD34（−）；INI-1（+）；NF（−）；ATRX（−）；EGFR Ⅷ（−）；MAP-2（+）；MMP-9（−）；Syn（部分+）；H3K27M（+）。

（三）病理诊断

胶质母细胞瘤，伴有明显微血管增生及灶片状坏死。WHO Ⅳ级。（图 1-1-5-9）

（四）术后恢复情况

患者术后病情恢复顺利，伤口愈合良好，双上肢近端肌力 Ⅴ 级，远端肌力 Ⅲ 级，双下肢肌力 Ⅳ- 级。出院后建议继续行放化疗治疗。术后复查磁共振（MRI）示肿瘤切除满意（图 1-1-5-10）。

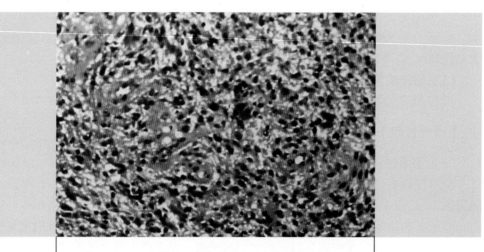

图 1-1-5-9　胶质母细胞瘤病理所见（HE 染色 ×200）

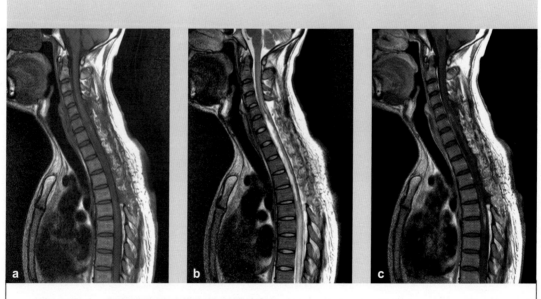

图 1-1-5-10　术后磁共振（MRI）示肿瘤切除满意

a. T$_1$ 像；b. T$_2$ 像；c. 强化像

【经验与体会】

1. 高级别脊髓内胶质瘤（WHO Ⅲ-Ⅳ级），手术尽可能全切肿瘤，术后常规放疗。患者的预后与肿瘤性质、部位以及术后神经功能状态密切相关。高位颈髓内胶质母细胞瘤，病情进展快，手术效果差。术后如果合并严重呼吸功能障碍或肢体运动功能障碍，直接影响到后续治疗的功能康复，预后差。

2. 部位较低的胸髓内胶质瘤，如果治疗及时和术后神经功能状态尚好，带瘤生存时间较长。成人脊髓内高级别胶质瘤切除术后，多采用去椎板减压和人工防粘连硬脊膜扩大成形术，以防止术后粘连和扩大硬脊膜囊，延缓病程。

3. 对青少年患者，肿瘤切除去椎板减压后，可行后路脊柱内固定，以防止术后脊柱畸形的发生。

4. 高位脊髓内胶质瘤，手术风险更大，术前评估及患者的术前状态，是决定手术效果的关键因素。对于增强磁共振（MRI）显示强化明显，边界尚清楚的高位颈髓内肿瘤，手术中一定要辨别与保护延髓闩部重要结构和脑干脊髓的血管结构，术中注意生命体征变化，影响太大时，不必勉强切除。对术前磁共振（MRI）显示呈弥漫性生长，边界不清的高位颈髓内胶质瘤，参考术中冰冻活检结果，肿瘤全切不必勉强，去椎板减压，不吸收人工硬膜防粘连处理并减张扩大修补硬脊膜。

六、血管网状细胞瘤（延髓-C_2）

【病例 1-1-6 摘要】

患者中年女性，4 年前无明显诱因右上肢乏力，3 年前右肾占位行根治性切除，病理示透明细胞癌。术后干扰素，白介素化疗 5 个疗程，化疗后右上肢无力加重，精细运动受限，并出现间断背痛，呈针刺样，1 年前出现左侧肢体无力，左手指无法活动，左下肢行走困难。

【病例 1-1-6 资料】

（一）病史
患者女性，51 岁，感右上肢无力 4 年，加重伴左侧肢体无力 1 年入院。

（二）查体
神清，双瞳孔等大等圆，对光反射灵敏，脊柱生理曲度存在，颈椎活动受限，双肺呼吸音清，右侧耸肩无力，右上肢肌力 Ⅱ级，右下肢Ⅲ级，左侧肢体肌力Ⅳ级，肌张力不高，左上肢、左下肢外侧、左足浅感觉减弱，腱反射左侧稍弱，病理征阴性。

（三）辅助检查
磁共振（MRI）：C_5-T_3 髓内可见条状长 T_1 长 T_2 信号影。T_7、T_9、T_{10} 黄韧带增厚，以 T_7 左侧黄韧带增厚为著。T_{11-12} 椎间盘略后突，硬膜囊前缘受压。增强后，枕骨大孔至 C_2 段脊髓内异常密度影呈椭圆形团块状不均匀明显强化影，病变边界较清楚，大小约 3.7cm×1.2cm×1.8cm，其内可见囊变区（图 1-1-6-1），胸髓内未见明显异常强化影。

CT：枕骨大孔至 C_2 段髓内可见边界模糊的等密度影。颈椎生理曲度变直，各椎间隙等宽。颈椎椎体缘骨质增生变尖。椎管前后径在正常范围。

CTA：肿瘤邻近可见迂曲增粗的小血管强化影，与双侧小脑后下动脉关系密切。右侧椎动脉全程较窄，V_5段狭窄闭塞。左侧锁骨下动脉管壁可见钙化影。双颈总、双颈内外动脉及左椎动脉造影剂充盈好，管腔大小未见异常。

（四）术前诊断

椎管内占位性病变（延髓-C_2）、脊髓空洞、颈椎病。

【术前讨论及临床决策】

（一）手术指征

1. 患者病史较长，右上肢无力4年，近1年呈进行性加重，并出现左侧肢体无力，生活不能自理。

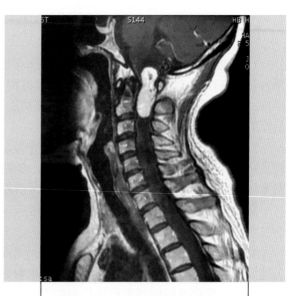

图 1-1-6-1　术前磁共振（MRI）强化示 C_5-T_3 脊髓内占位性病变

2. 术前磁共振（MRI）示枕骨大孔至 C_2 段髓内异常密度影，髓内占位效应明显，结合影像学特点，神经源性病变可能性大，但该病变磁共振（MRI）强化明显，提示肿瘤血供丰富，不除外血管性占位可能。（图 1-1-6-2、图 1-1-6-3）

3. 术前 CTA 可见肿瘤邻近迂曲增粗的小血管强化影，与双侧小脑后下动脉关系密切

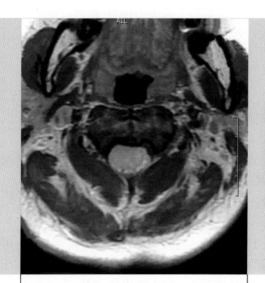

图 1-1-6-2　术前磁共振（MRI）轴位示肿瘤位于髓内

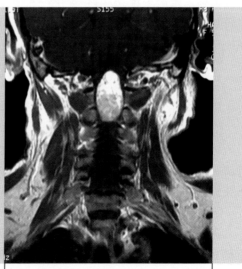

图 1-1-6-3　术前磁共振（MRI）冠状位

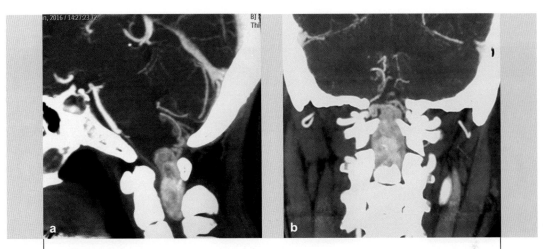

图 1-1-6-4　术前 CTA 示肿瘤邻近可见迂曲增粗的小血管强化影,与双侧小脑后下动脉关系密切

a. 矢状位;b. 冠状位

(图 1-1-6-4),术中需保护脑干和脊髓的重要供血血管和结构。

(二) 临床决策

拟行枕下后正中入路椎管内病变探查切除术。

【治疗过程】

(一) 手术过程

患者取左侧卧位,连接神经监测电极。神经监测提示术前双侧体感诱发电位消失,取枕下后正中切口,逐层切开皮肤、皮下组织、肌层,暴露枕骨大孔后缘、寰椎后弓、C_2 棘突,铣刀铣下 C_2 棘突,去寰椎后弓,咬除枕骨大孔后缘,充分减压,见局部硬膜张力高,给予激素冲击治疗,正中剪开硬膜,见无色清亮脑脊液流出,局部脊髓增粗,病变突破后方脊髓,部分膨出于髓外(图 1-1-6-5),显微镜下仔细分离病变边界,病变上界位于枕骨大孔后缘,下界位于 C_2 椎体下缘水平,病变色灰红,质地软,局部呈黄色,血供丰富,边界尚清(图 1-1-6-6)。镜下全切病变,离断供血血管。小脑后下动脉,脊髓前动脉保留完好(图 1-1-6-7)。缝合硬膜,局部自体肌肉组织修补。C_2 棘突未复位,充分减压。逐层缝合肌层,皮下组织,皮肤。

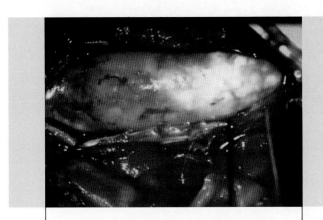

图 1-1-6-5　术中见肿瘤突破后方脊髓,部分膨出于髓外

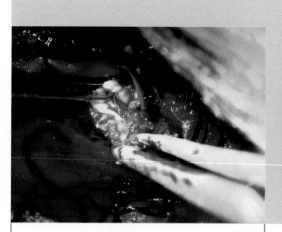

图 1-1-6-6　肿瘤呈灰红色,质地软,局部呈黄色,血供丰富,边界尚清

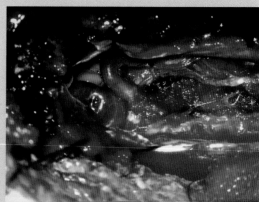

图 1-1-6-7　术中全切肿瘤,小脑后下动脉、脊髓前动脉保留完好

（二）免疫组织化学标记

CD31(血管 +);CD34(血管 +);CD68(+);GFAP(-);Olig-2(-);S-100(部分 +);Vimentin(+);NSE(+);Syn(+);CgA(-);D2-40(部分 +);Actin(血管 +);SMA(血管 +);Desmin(-);VEGF(少部分 +);CD56(+);CD10(+);Fac Ⅷ(+);Inhibin-a(部分 +);CK(+);Ki-67(局部 +5-10%);P53(少数 +)5 : CK7(-);EMA(少数 +);S-100(部分 +);CD10(-);Inhibin-a(+);Vim(+);CK(少数 +);Ki-67(+1-3%);P53(个别 +)。

（三）病理诊断

（枕骨大孔 -C_2 椎管内髓外）血管网状细胞瘤,合并肾透明细胞癌转移。（图 1-1-6-8）

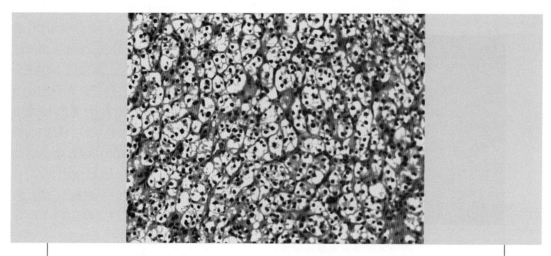

图 1-1-6-8　（枕骨大孔 -C_2 椎管内髓外）血管网状细胞瘤病理所见（HE 染色 ×200）

（四）术后恢复情况

患者术后恢复顺利,肌力同术前,复查磁共振(MRI)示肿瘤全切(图1-1-6-9~图1-1-6-11)。临床诊断符合Von-Hippel-Lindau综合征,建议本人及直系亲属完善VHL基因检测,术后给予放疗,眼底、肾脏、盆腔脏器密切随访。

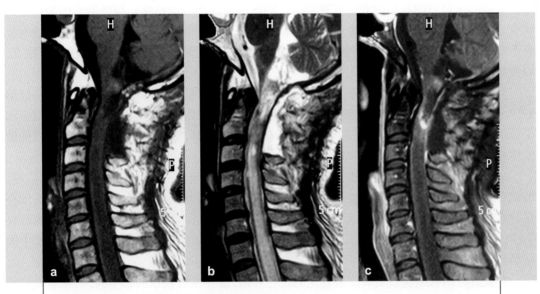

图1-1-6-9 术后磁共振(MRI)示肿瘤全切

a. T_1像;b. T_2像;c.强化像

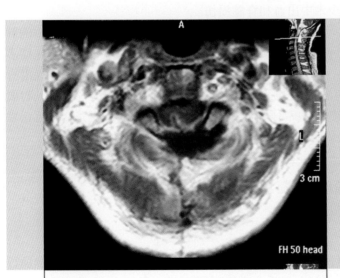

图1-1-6-10 术后磁共振(MRI)轴位

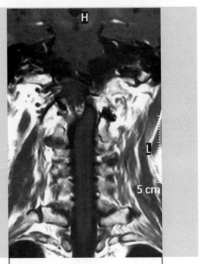

图1-1-6-11 术后磁共振(MRI)冠状位

【经验与体会】

血管网状细胞瘤综合征就是"Von Hippel-Lindau 综合征"的简称,即血管网状细胞瘤合并肾脏或胰腺囊肿、嗜铬细胞瘤、肾癌以及外皮囊腺瘤等疾病。该病为罕见常染色体显性遗传病。血管网状细胞瘤综合征是根据视网膜和中枢神经系统两个以上不同部位的血管网状细胞瘤或一个血管网状细胞瘤伴有腹腔器官的病变而作出临床诊断。腹脏器官两个以上的病变或有家族史的患者有一个上述病变也要考虑该病的可能。所以在临床工作中已诊断或有上述病变怀疑是血管网状细胞瘤综合征的患者,应该定期随访,常规行 B 超或 CT 检查,以便早期发现病变。

脊髓血管网状细胞瘤常见于小脑,位于脊髓的相对少见,在所有原发性髓内肿瘤中居第 3 位,占脊髓髓内肿瘤的 2%~15%,位于颈髓的血管网状细胞瘤在所有髓内血管网状细胞瘤中最为常见,高度血管化的良性肿瘤,发病年龄为 20~40 岁,脊髓血管网状细胞瘤可表现散发性或表现为 VHL 综合征的一部分。

MRI 作为脊髓血管网状细胞瘤最常用的诊断方法,常呈 T_1 等或低信号,T_2 等或高信号,增强后肿瘤强化明显常伴有囊性变脊髓空洞及瘤周水肿等特征性表现,50%~80% 的病例存在肿瘤有关的囊变和空洞。血管网状细胞瘤为良性肿瘤,显微外科手术是目前首选的治疗手段,手术最重要的原则是逐渐阻断供瘤动脉,缩小肿瘤体积,最后切断引流静脉,手术中肿瘤尽量全切。

脊髓血管网状细胞瘤是高度血管化的良性肿瘤,常伴发脊髓水肿和空洞,临床表现与肿瘤压迫、脊髓水肿和空洞相关,如感觉障碍、肌力减退、疼痛、反射亢进和大小便失禁等,目前手术治疗是最有效的根治性手段。血管网状细胞瘤出血的可能性很小,但对于已存在脊髓压迫症状、直径较大或有明显囊变的血管网状细胞瘤,应尽早手术治疗。用术前栓塞可减少术中肿瘤出血,但会增加脊髓血管痉挛或闭塞造成脊髓缺血,故应加强术中细致、准确的显微操作,争取整块切除肿瘤从而减少术中出血和脊髓损伤。

血管网状细胞瘤血运较丰富,周围血管繁多,术前可行 CTA 或脊髓血管造影,以明确肿瘤供血动脉,便于术中辨认并切断肿瘤的供血动脉,从而减少术中出血。血管网状细胞瘤多生长于脊髓背侧,常可见脊髓膨隆,应沿病变表面隆起最高处切开脊髓软膜,而非常规沿脊髓后正中线切开。鉴于肿瘤边界尚清,且周围引流静脉较丰富,处理肿瘤与脊髓交界处时要格外小心,沿肿瘤与脊髓界面的胶质增生带仔细分离,在切除肿瘤主体时,要完全保留正常脊髓组织的供血动脉和引流静脉。

七、脊髓内海绵状血管畸形(延髓)

【病例 1-1-7 摘要】

患者女性,34 岁,8 年前无明显诱因感左侧肢体麻木,无肢体活动障碍,当地按颈椎病行推拿按摩后有所缓解。入院前 3 周行剖宫产手术,麻醉完毕后感右下肢麻木,后逐渐发展至左下肢,左臀部。出院后麻木范围再次扩大,间断嗳气,于当地医院检查发现延髓占位。为进一步治疗,来我院就诊,门诊以"延髓占位"收入我院。

【病例 1-1-7 资料】

(一) 病史

患者中年女性,主因间断左侧肢体麻木 8 年,加重 2 周入院。

(二) 查体

下腹部可见陈旧性手术瘢痕。双侧瞳孔等大等圆,直径 2.5mm,光反射灵敏,面纹对称,伸舌居中。颈椎生理曲度可,棘突无压痛。颈椎活动度可,耸肩有力对称。四肢肌力、肌张力可。左下肢、左臀部、左腰背部、左手内侧三指、上臂内侧痛触觉减弱。双下肢腱反射对称引出,病理征阴性。

(三) 辅助检查

磁共振:颈椎生理曲度变直。C_{3-4},C_{4-5},C_{5-6} 椎间盘后凸,硬膜囊前缘稍受压。延髓背侧见类圆形不均匀短 T_1 长 T_2 信号,增强后病变呈轻度强化,大小约 $12mm \times 11mm \times 17mm$。

【术前讨论及临床决策】

(一) 手术指征

1. 8 年前患者曾出现肢体麻木,本次因剖宫产住院,后逐渐出现肢体麻木,范围逐渐扩大。

2. 磁共振(MRI)发现延髓背侧占位,结合病史查体考虑海绵状血管瘤可能性大。(图 1-1-7-1、图 1-1-7-2)

3. 患者入院前 3 周行剖宫产手术,入院前仍为产褥期,入院及术前复查 2 次凝血功能,并请内科及麻醉科医师系统评估患者一般状态。

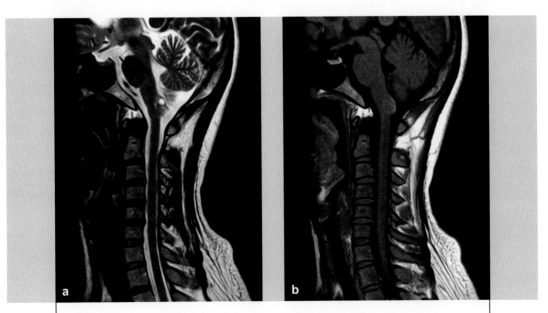

图 1-1-7-1　术前磁共振(MRI)矢状位示病变位于延髓背侧,不均匀密度

a. T_2 像;b. T_1 像

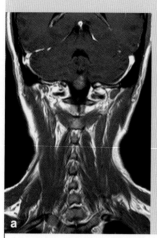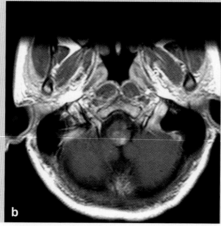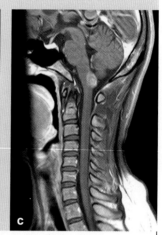

图 1-1-7-2　术前磁共振（MRI）增强扫描示病变轻度强化，边界尚清

a. 冠状位；b. 轴位；c. 矢状位

4. 病变占位效应明显，有出血风险，向家属仔细交代病情后，决定行手术治疗。术中应行电生理监测，准备自体血回收，充分备血。术后注意呼吸功能，肢体活动及感觉，凝血功能，以及剖宫产术后相关并发症。

（二）临床决策

拟行枕下后正中入路延髓病变探查切除术。

【治疗过程】

（一）手术过程

全麻插管后，安置脑干及双上肢体感电位，患者取左侧卧位，三钉头架固定头部，取枕下后正中直切口约 8cm。术前左侧体感电位较正常人低 30%，右侧为左侧的 50%。咬除枕骨大孔后缘骨窗约 3cm×2cm，咬除部分寰椎后弓。正中剪开硬膜，见病变位于延髓背侧，右侧小脑后下动脉分支骑跨于病变之上。病变暗红色，内有畸形血管及陈旧坏死，边界尚清，质地稍韧，血供丰富（图 1-1-7-3）。切除过程中，双侧体感电位减弱。肿瘤全切（图 1-1-7-4）充分止血后，自体肌肉修补并缝合硬膜。逐层缝合肌层，皮下组织，皮肤。术中失血 500ml，输自体回收血 250ml。

（二）免疫组织化学标记

CD34（+）；CD31（+）；CD68 散在（+）；FacⅧ（+）；Actin（+）；Desmin（−）；SMA（+）；LCA（散在 +）；ERG（+）；GFAP（间质 +）；Vimentin（+）；弹力纤维（−）。

（三）病理诊断

海绵状血管瘤。

（四）术后恢复情况

患者术后第 1 天拔除气管插管，自主呼吸平稳，无吞咽障碍。间断行腰椎穿刺 2 次，释

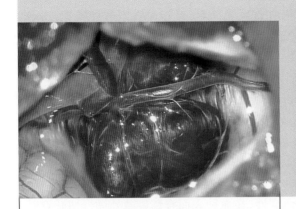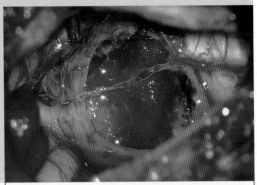

图 1-1-7-3　术中见病变暗红色,位于延髓背侧,右侧小脑后下动脉分支骑跨于肿瘤之上

图 1-1-7-4　显微镜下肿瘤全切,保留分支血管

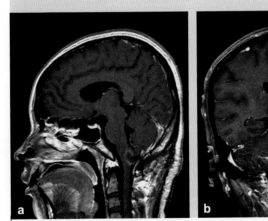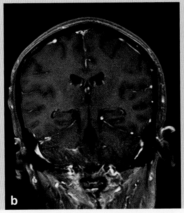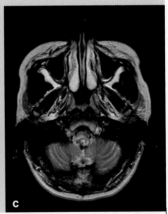

图 1-1-7-5　术后增强磁共振(MRI)扫描提示病变切除满意

a. 矢状位;b. 冠状位;c. 轴位

放脑脊液。左上肢麻木感减轻,左上肢远端肌力Ⅳ级,右上肢浅感觉减弱。术后增强 MRI 扫描提示病变切除满意(图 1-1-7-5)。术后 10 天顺利出院,于当地康复医院行后续康复治疗。

【经验与体会】

海绵状血管畸形,也称为海绵状血管瘤,占中枢神经系统血管畸形的 5%~13%,多位于幕上脑内,颅后凹常位于脑桥。本病有遗传性,有家族史者常见。海绵状血管瘤为圆形致密包块,边界清楚,常含钙化及血栓,可反复小量出血。大部分患者在 20~40 岁发病,男女差别不大。患者以癫痫为首发症状者最多,其次为反复发作的出血。表现为头疼,呕吐,进行性神经功能障碍。脊髓海绵状血管畸形有急性起病者,以相应脊髓节段感觉及运动障碍,也有反复出血导致的感觉运动障碍。脊髓海绵状血管畸形突发出血导致截瘫,预后较差。

MRI 诊断海绵状血管瘤具有较高的诊断特异性与敏感性。由于瘤巢内反复多次少量出血和新鲜血栓内含有稀释、游离的正铁血红蛋白,使其在所有序列中均呈高信号,病灶内有条带状长 T_1、短 T_2 信号带分割而形成爆米花或网格状混杂信号团,周围环以低信号带(尤以 T_2 像明显)为典型脑内海绵状血管瘤的 MRI 表现。造成癫痫,神经功能障碍和反复出血的病灶应手术切除。无症状的,偶然发现的海绵状血管瘤可定期观察。

切除脊髓内海绵状血管畸形时,首先在相应节段的脊髓表面确定病变位置,如果有反复出血,脊髓表面多有陈旧出血导致的脊髓黄色变性,在血肿表面脊髓最薄处纵行切开脊髓,沿血肿和畸形血管团与脊髓的界面分离切除。有时细小的畸形血管穿行在正常脊髓组织内,不可过多切除或干扰正常脊髓,可在畸形血管表面用低功率双击电凝使之闭塞。

本例海绵状血管畸形位于延髓,切开正常脊髓的切口越小越好,切口上方要避开延髓闩部,并尽可能保留脊髓表面的正常血管结构。从脊髓表面的切口潜行到延髓闩部下方,切除其内的血肿和畸形血管团,保护好延髓闩部的正常脊髓组织和血管结构是手术成败的关键。

八、脊髓内脂肪瘤(T_{5-12})

【病例 1-1-8 摘要】

患儿女性,12 岁,2 年前无明显诱因感左下肢无力,步态不稳,后逐渐发现左足较右足小,左下肢肌肉萎缩。就诊于当地医院,行中医治疗,无明显改善。于当地上级医院行磁共振(MRI)检查发现胸椎管髓内占位。为进一步治疗,来我院门诊就诊,门诊以椎管内占位收入我科。

【病例 1-1-8 资料】

(一)病史
患者女性儿童,主因步态不稳,左下肢无力,肌肉萎缩 2 年入院。

(二)查体
双侧瞳孔等大等圆,直径 2.5mm,光反射灵敏,面纹对称,伸舌居中。颈椎生理曲度可,棘突无压痛。脊柱生理曲度存在,棘突无压痛。颈椎活动度可,耸肩有力对称。腰椎活动度可。左下肢肌力 V- 级,余肢体肌力、肌张力可。左下肢肌肉稍萎缩。双下肢腱反射对称引出,病理征阴性。

(三)辅助检查
磁共振:T_5 椎体上缘 -T_{12} 椎体上缘,L_{1-2} 椎体水平髓内异常信号(图 1-1-8-1、图 1-1-8-2)。

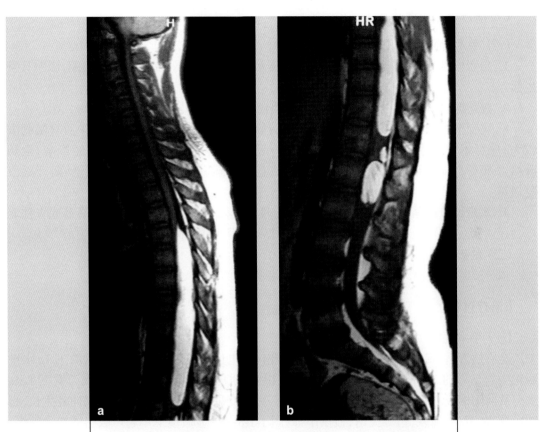

图 1-1-8-1　脊柱矢状位磁共振（MRI）提示 T_{5-12} 短 T_1 异常信号（a）；T_{10-12} 水平髓内异常长 T_2 信号（b），局部张力高，脊髓菲薄

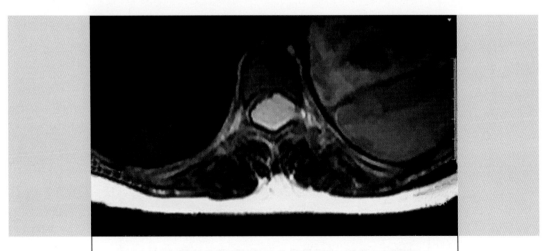

图 1-1-8-2　轴位磁共振（MRI）T_1 加权像提示病变占位椎管大部空间，脊髓菲薄

【术前讨论及临床决策】

(一) 手术指征

1. 患者慢性病史,2年前逐渐出现左下肢无力,步态不稳。左下肢肌肉萎缩,影响日常生活。

2. 磁共振(MRI)发现长节段髓内占位,结合病史查体考虑脂肪瘤可能性大。

3. 病变节段长,占位效应明显,髓内脂肪瘤边界欠清,易残余复发。术中对脊髓刺激较大,应行术中电生理监测。同时应用超声吸引器,尽可能减少对脊髓神经影响,全切肿瘤。准备自体血回收,充分备血。术后注意肢体运动感觉及二便功能。早期开展康复锻炼。

4. 儿童长节段髓内肿瘤应注意脊柱稳定性情况。单纯去除棘突及椎板易造成脊柱侧弯,后凸畸形。术中应行椎板复位,术后注意佩戴胸带、腰围,保护脊柱稳定性。

(二) 临床决策

拟行腰背部后正中入路髓内病变探查切除术。

【治疗过程】

(一) 手术过程

全麻插管后,安置神经监测电极,提示双侧体感电位消失。患者取俯卧位,取 T_5-L_1 水平后正中直切口约30cm。逐层切开皮肤、皮下组织、肌层,向两侧牵开组织。铣刀铣下 T_5-L_1 棘突及两侧椎板。两侧悬吊后,正中剪开硬膜,见病变位于髓内,部分突破脊髓向外生长,脂肪成分,色黄,质地软,边界欠清,血供中等(图1-1-8-3)。显微镜下用超声吸引器切除肿瘤,保护神经根及正常脊髓组织,见正常脊髓组织菲薄,近全切除病变(图1-1-8-4),复位棘突及椎板,硬膜下放置腰大池引流管一根。充分止血后,严密缝合硬膜,逐层缝合肌层、皮下组织、皮肤。术中失血500ml,输自体回收血250ml。

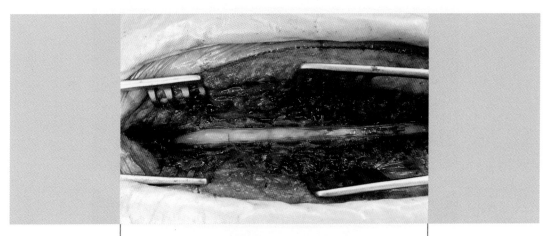

图 1-1-8-3　术中暴露 T_5-L_1 节段,剪开硬膜后,见病变位于脊髓内背侧,色黄,长度28cm

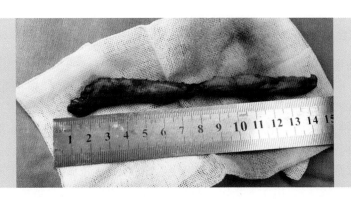

图 1-1-8-4　分块切除肿瘤,主体部分色黄,质地稍韧,长度 15cm

(二)病理诊断

脂肪瘤。

(三)术后恢复情况

患者术后第 1 天左下肢肌力 I 级,右下肢肌力 III 级,腱反射减弱,痛触觉减弱,双下肢本体感觉丧失。保持腰大池引流通畅,给予激素冲击、脱水、神经营养,及康复治疗。伤口愈合后,出院行后续康复锻炼。出院时左下肢肌力 III 级,右下肢肌力 IV 级,浅感觉减弱,双下肢本体感觉减弱。

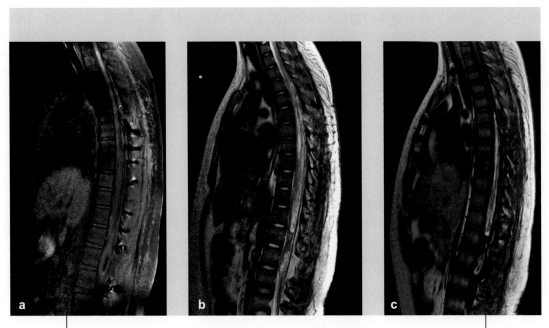

图 1-1-8-5　术后矢状位磁共振(MRI)提示病变切除满意

a. T$_1$ 加权像;b. T$_2$ 加权像;c. 压脂像

【经验与体会】

椎管内脂肪瘤是一种比较多见的先天性肿瘤,常合并其他的先天性畸形,如脊柱裂和脊膜膨出,大多见于脊髓圆锥部位和腰骶部,同时合并脊髓栓系和神经根粘连,在处理这类脂肪瘤时,切除肿瘤保护脊髓是手术的主要部分,但同时处理脊髓栓系等合并症也是非常关键的,手术通常在神经电生理监测下切除脂肪瘤,分离和松解粘连的神经根,然后采用人工脊柱膜防止术后粘连巩固手术治疗效果。本例脂肪瘤位于胸段脊髓内,比较少见。这类硬脊膜内脂肪瘤与软脊膜粘连紧密。并有纤维隔穿入髓内,全切非常困难。肿瘤可单发或多发。椎管内脂肪瘤生长较缓慢,由于大多位于脊髓背侧,故以肢体麻木及感觉共济失调为常见症状,如肿瘤较大压迫脊髓。可出现脊髓横贯症状。这类脊髓内脂肪瘤的手术处理原则与圆锥部位合并脊髓栓系的椎管脂肪瘤的手术处理截然不同。

CT 检查肿瘤呈均匀低密度,边缘清楚,无强化。磁共振(MRI)呈典型脂肪信号,通过脂肪抑制成像,可以证实脂肪瘤与否。脂肪瘤的术前诊断并不困难。术前影像评估很重要,要注意肿瘤脊髓界面,有时脊髓和神经根穿行于肿瘤之间,且各个节段并不规律。从矢状位磁共振(MRI)上可以判断肿瘤的大体位置及其与脊髓和神经根的关系,T_2 像轴位磁共振(MRI)对判断相应椎管水平内脊髓的位置非常关键。

可采用椎板切开与复位技术维护脊柱的骨性结构,当合并脊柱畸形时,则需要对脊柱的稳定性进行评估并采用相应的矫正措施。切除脊髓内脂肪瘤时,首先要充分显露肿瘤的上下极,通过脊髓 - 肿瘤界面并结合术前磁共振(MRI),尤其是轴位 T_2 像显示的脊髓位置和走行,沿肿瘤边缘进行切除,不强求整块切除,在接近正常脊髓时,能感觉到增生黄变的纤维增生带,这时就要非常小心,不要切到脊髓里面去。也可通过两侧的脊髓 - 肿瘤界面判断脊髓的位置。应用超声吸引器等沿肿瘤界面切除更有助于保护脊髓,减少出血。对于穿行于脂肪瘤之间的神经根要尽量保护,同时也要根据神经根的起源和走行,判断前根或后根,部分粘连紧密的后根切断后有利于防止术后疼痛。对于供应脊髓的血管结构要最大限度保护好。脊髓内脂肪瘤切除后在切除界面和硬脊膜之间一定要放置人工脊柱防止术后粘连,这样对防止术后因脊髓与硬脊膜粘连而造成的脊髓萎缩和术后疼痛有重要作用。

参 考 文 献

[1] 邱军,范涛. 原发性脊髓胶质母细胞瘤 1 例. 中国临床神经外科杂志,2017,22(5):367.

[2] 邱军,范涛. 椎管内室管膜瘤的显微手术治疗. 中国临床神经外科杂志,2016,21(12):779-780.

[3] 李鑫. 范涛. 椎管内室管膜下瘤 1 例. 中国微侵袭神经外科杂志,2009,14(3):139.

[4] 范涛. 脊髓圆锥和马尾部肿瘤的鉴别诊断与显微手术切除. 中国微侵袭神经外科杂志,2008,13(12):566-567.

[5] 范涛. 王忠诚. 脊髓内肿瘤的显微外科手术治疗. 中华神经外科杂志,1997,13(3):172-174.

[6] 范涛. 脊髓缺血的保护. 国际脑血管病杂志,1997,5(4):232-235.

[7] 范涛,王忠诚,王凤梅,et al. The influence of impaired microvasculature on regional blood flow of the spinal cord after microsurgery. 中华医学杂志(英文版),1998,111(6):488.

[8] Yao K,Duan Z,Wang Y,et al. Glioneuronal tumor with neuropil-like islands:a histological,immunohistochemical,

and molecular study of three cases.*Int J Clin Exp Pathol* 2016,9(7):7294-7301.

［9］菅凤增,陈赞,凌锋.微型钛钉-钛板固定行颈椎管扩大成形术的初步临床报告.中国脊柱脊髓杂志,2006,16(2):129-132.

［10］Telfeian AE,Choi DB,Aghion DM. Transforaminal endoscopic surgery under local analgesia for ventral epidural thoracic spinal tumor:Case report. Clin Neurol Neurosurg,2015,134：1-3.

［11］Spacca B,Giordano F,Donati P,et al. Spinal tumors in children:long term retrospective evaluation of a series of 134 cases treated in a single unit of Pediatric Neurosurgery. Spine J,2015,15(9):1949-1955.

［12］Haji FA,Cenic A,Crevier L,et al. Minimally invasive approach for the resection of spinal neoplasm. Spine,2011,36(15):1018-1026.

［13］Mannion RJ,Nowitzke AM,Efendy J,et al. Safety and efficacy of intradural extramedullary spinal tumor removal using a minimally invasive approach. Neurosurgery,2011,68(2):208.

［14］Mcgirt M,Garces-Ambrossi G,Parker S,et al. Progressive Spinal Deformity Following Laminoplasty vs. Laminectomy for Resection of Intradural Spinal Tumors:Analysis of 238 Patients. Neurosurgery,2010,66(5):1005.

［15］李德志,孔德生,郝淑煜,等.2447例椎管内肿瘤的流行病学特点.中华神经外科杂志,2014,30(7):653-657.

［16］陈赞,菅凤增.椎管内肿瘤与脊柱稳定性.中国现代神经疾病杂志,2013,13(12):986-987.

第二节　脊髓内肿瘤合并脊柱畸形

一、脊髓内星形细胞瘤合并脊柱侧弯畸形(T_{5-12})

【病例 1-2-1 摘要】

患者青年男性,1年前发现脊柱右侧弯,右侧肩胛骨出现翼状肩畸形,未影响行走,未予特殊处理,此后脊柱侧弯进一步加重。4个月前,无明显诱因出现左下肢无力,可自主行走,奔跑受限,后就诊于当地医院,行磁共振(MRI)检查示T_{5-12}脊髓内占位性病变,强化明显,可见不均匀高信号,后为求进一步治疗来我院,遂以"脊髓内占位性病变合并脊柱侧弯"入院。

【病例 1-2-1 资料】

(一) 病史

患者男性,15岁,主因发现脊柱侧弯1年余,左下肢无力4个月入院。

(二) 查体

神清,双瞳孔等大等圆,对光反射灵敏,颈软,脊柱右侧弯畸形,右侧肩胛下角向背侧移位,T_{5-12}叩痛,无放射。躯干无束带感。左下肢膝关节以远感觉减退,屈伸髋肌力Ⅳ级,屈伸膝、屈伸趾肌力Ⅳ-级。右下肢肌力Ⅴ级,肌张力正常,双侧膝腱反射、跟腱反射未引出。双侧巴宾斯基征(+)。

(三) 辅助检查

立位X线片示:脊柱右侧弯,Cobb角85°(图1-2-1-1、图1-2-1-2)。

术前磁共振(MRI):T_{5-12}脊髓内占位性病变,强化明显,可见不均匀高信号(图1-2-1-3、图1-2-1-4)。

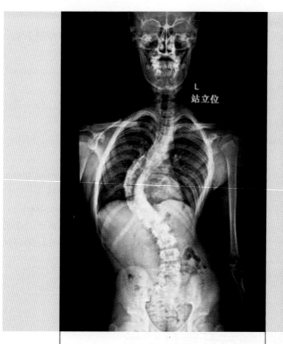

图 1-2-1-1 术前立位 X 线片

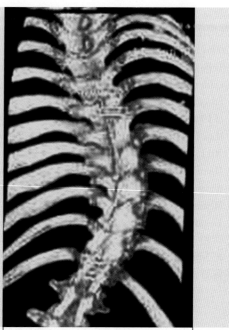

图 1-2-1-2 术前三维 CT 重建

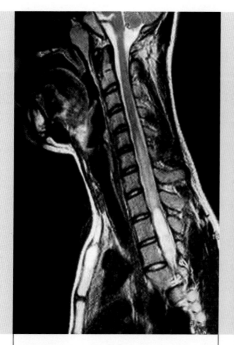

图 1-2-1-3 术前 MRI 矢状位（颈段）

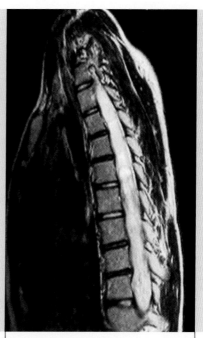

图 1-2-1-4 术前 MRI 矢状位（胸段）

（四）术前诊断

髓内占位性病变，脊柱侧弯畸形。

【术前讨论及临床决策】

（一）手术指征

1. 患者青年男性，发现脊柱侧弯一年余，近 4 个月出现左下肢无力。

2. 术前磁共振（MRI）示 T_{5-12} 脊髓内占位性病变，强化不均匀。

3. 患者青春期即出现脊柱侧弯，以发现脊柱侧弯为首发症状，逐渐出现颈肩部疼痛，随肿瘤逐渐生长产生脊髓压迫症状，根据肿瘤生长节段存在与节段对应的感觉异常平面及下肢肌力减退、肌张力异常，考虑脊柱侧弯因椎管内肿瘤引起，存在明确手术指征。

4. 因手术入路中对病变节段椎板及棘突、韧带等结构破坏导致脊柱不稳定因素进一步加重，术后可能出现侧弯加重，进一步引起神经损伤，因此给予该患者行一期行后路固定，同时进行脊柱侧弯矫正。

5. 考虑手术矫正侧弯导致神经根受牵拉出现新的神经症状，并可能因切除肿瘤出现肌力下降、感觉减退等问题，术中给予电生理监测。

（二）临床决策

拟行背部后正中入路髓内肿瘤切除、脊柱侧弯矫正及内固定术。

【治疗过程】

（一）手术过程

手术暴露病变节段脊髓，显微镜下见脊髓增粗，脊髓搏动差，沿后正中沟切开脊髓，探查见肿瘤位于髓内，灰黄色，质地软，血供丰富，边界欠清，与脊髓粘连紧密，仔细分离粘连，切除肿瘤大小约 22cm×2.5cm×2.5cm（图 1-2-1-5）。T_5-L_2 双侧椎弓根螺钉固定并给予患者矫正侧弯（图 1-2-1-6、图 1-2-1-7），术中电生理监测 SEP 数值未见明显降低。

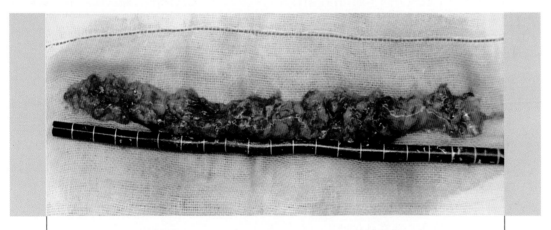

图 1-2-1-5　肿瘤长约 20cm，灰黄色，质地软，血供丰富，边界欠清

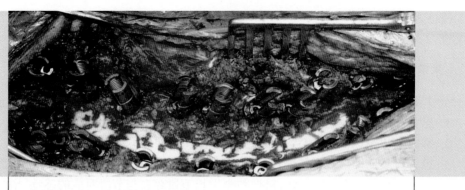

图 1-2-1-6　术中椎弓根螺钉置入

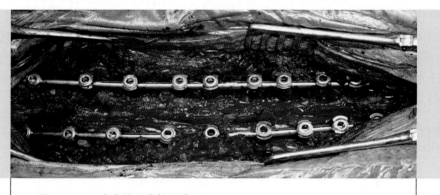

图 1-2-1-7　术中给予脊柱侧弯矫正

（二）术后恢复情况

术后患者双下肢肌力同术前,脊柱侧弯外观明显改善,无其他术后并发症。术后复查影像脊柱侧弯矫正良好(图 1-2-1-8~ 图 1-2-1-11),肿瘤切除彻底。

【经验与体会】

脊柱侧弯是一种脊柱的三维畸形,包括冠状位、矢状位和轴位上的序列异常。包括:

1. 特发性最常见,占总数的 75%~85%,发病原因不清楚,所以称之为特发性脊柱侧凸。

2. 先天性

(1) 形成不良型:①先天性半椎体;②先天性楔形椎。

(2) 分节不良型。

(3) 混合型:同时合并上述两种类型。

3. 神经肌肉性常见的原因有小儿麻痹后遗症、脑瘫、脊髓空洞症、进行性肌萎缩症等。

4. 神经纤维瘤病合并脊柱侧凸。

5. 间质病变所致脊柱侧凸如马方综合征、先天性多关节挛缩症等。

6. 后天获得性脊柱侧凸如强直性脊柱炎、脊柱骨折、脊柱结核、脓胸及脊髓肿瘤手术引

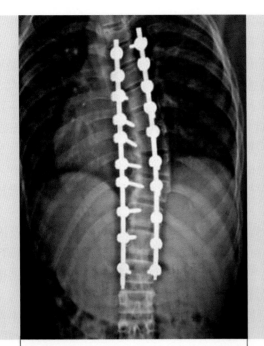

图 1-2-1-8 术后 X 线片

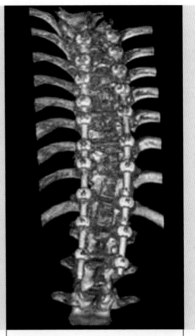

图 1-2-1-9 术后三维 CT 重建

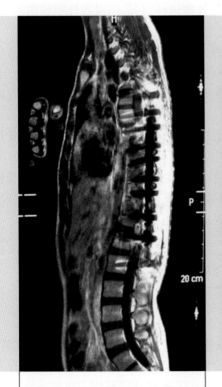

图 1-2-1-10 术后 MRI 矢状位

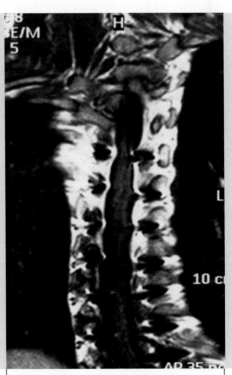

图 1-2-1-11 术后 MRI 冠状位

起的医源性脊柱侧凸。脊髓内肿瘤常引起脊柱稳定性改变,导致脊柱侧弯,从而增加手术的风险及难度,因此脊髓肿瘤合并脊柱畸形手术方案的选择尤为重要。

　　该患者以脊柱侧弯为首发症状,逐渐出现颈肩部疼痛,随肿瘤逐渐生长产生脊髓压迫症状,根据肿瘤生长节段存在与节段对应的感觉异常平面及下肢肌力减退、肌张力异常。随椎管内肿瘤生长逐渐引起脊柱侧弯,应尽早行肿瘤手术切除。考虑手术可导致脊柱不稳定因素进一步加重,术后可加重脊柱侧弯,因此发现后尽早手术切除肿瘤,并一期行后路固定,同时进行脊柱侧弯矫正,从而改善患者生存质量。

　　当脊髓肿瘤合并脊柱畸形时,切除脊柱肿瘤的同时,一定会加重脊柱不稳与畸形,所以术前做好评估,需要一期切除肿瘤的同时行脊柱畸形矫正术。当脊髓内肿瘤合并脊柱侧弯畸形时,手术体会有以下几点:

　　1. 显露椎板和棘突后,先根据脊柱侧弯程度,确定端椎、顶椎和底椎的位置及固定节段,然后在两侧置椎弓根螺钉,置钉最好在导航下进行,没有条件时,也可以徒手置钉,侧弯严重时,术中 X 线帮助不大。术前 CT 三维重建很重要,每个节段要认真评估,根据椎体旋转程度选择进钉点和进钉角度。根据椎弓根的长短与薄厚,选择合适的椎弓根螺钉。

　　2. 椎板切除后,一定要悬吊硬脊膜,防止侧弯情况下,肿瘤和硬脊膜囊因压力不均而向外涌出。原则上要沿中线剪开硬脊膜。往常都是全程直线剪开硬脊膜,然后切开脊髓,切除髓内肿瘤。当脊髓内肿瘤合并脊柱侧弯时,建议分段直线切开硬脊膜和脊髓,分段切除长节段脊髓内肿瘤。在弯曲行走的脊髓表面寻找后正中沟,沿脊髓后正中线切开。另外还要注意脊髓的旋转,保持正中线的稳定。切除髓内肿瘤时,也会因为侧弯导致的脊髓内压力不均,肿瘤张力较高时,会将正常脊髓带出,术中要优先处理这种情况,用吸收性明胶海绵和绵片,保护好脊髓,快速、准确切除肿瘤。

　　3. 全切肿瘤后,硬脊膜仍然要严密缝合。在去除椎板和棘突的情况下,侧弯复位相对又容易了些。在椎板切除的情况下,可经椎弓根内侧面探查椎弓根螺钉的位置和方向,发现置钉偏差时,可及时纠正。当 Cobb 角很大时,需要在顶椎上下,切开上下关节面,有时需要实施部分截骨术辅助侧弯复位。

　　4. 当侧弯和旋转严重时,可分次渐进性采用钉棒复位。切除关节面及横突间骨皮质并植入自体松质骨以促进术后骨融合。

　　5. 通常神经外科医生擅长并熟悉显微外科技术切除髓内肿瘤,骨科医生擅长脊柱侧弯矫正。当处理脊髓肿瘤合并脊柱侧弯畸形时,需要医生既有丰富的脊髓内肿瘤切除经验,又要有过硬的脊柱内固定技术,所以技术难度大,要求高。

二、脊髓内星形细胞瘤合并脊柱侧弯畸形（C_7-T_1、$T_{9\text{-}12}$）

【病例 1-2-2 摘要】

　　患者青年男性,发现脊柱侧弯双下肢无力 6 年加重 1 年入院,四肢感觉未见异常,二便基本正常。磁共振(MRI)显示 C_7-T_1、$T_{9\text{-}12}$ 可见脊髓增粗,脊髓内可见增强信号,散在不均匀信号,下方可见脊髓空洞。患者为求进一步治疗来我院就诊,以"髓内占位性病变合并脊柱侧弯"收入院。

【病例 1-2-2 资料】

(一) 病史

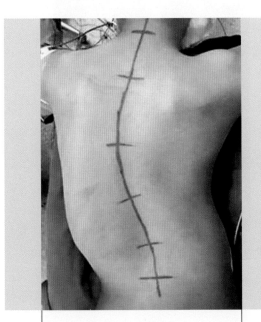

图 1-2-2-1 术前切口

患者青年男性,14 岁,主因发现脊柱侧弯双下肢无力 6 年加重 1 年入院。

(二) 查体

神清,双瞳孔等大等圆,对光反射灵敏,颈软,脊柱右侧弯畸形,右侧剃刀背畸形。双上肢肌力 V 级,感觉未见异常。双下肢感觉、肌张力正常,双下肢肌力 IV 级。双侧髌阵挛、踝阵挛阳性。双侧膝腱反射、跟腱反射亢进。双侧巴宾斯基征(+)。

(三) 辅助检查

立位 X 线片及 CT 示:脊柱右侧弯,Cobb 角 95°(图 1-2-2-1~ 图 1-2-2-3)。

术前磁共振(MRI)示:C_7-T_1、T_{9-12} 可见脊髓增粗,呈等 T_1、等 T_2 信号(图 1-2-2-4~ 图 1-2-2-6),内可见增强信号,散在不均匀信号,增粗脊髓下方可见脊髓空洞(图 1-2-2-7、图 1-2-2-8)。

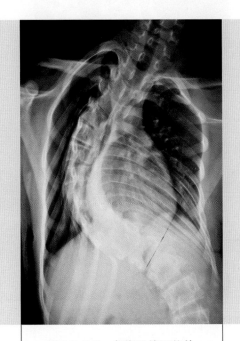

图 1-2-2-2 术前 X 线正位片

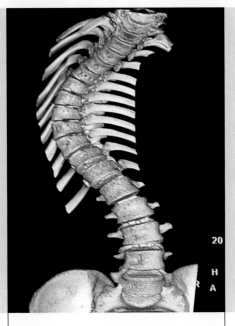

图 1-2-2-3 术前 CT 三维重建

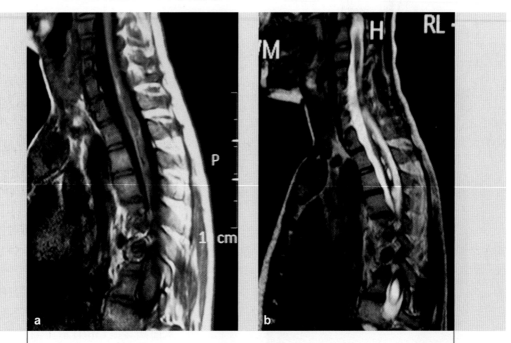

图 1-2-2-4 术前颈胸段磁共振（MRI）矢状位

a. T_1 像；b. T_2 像

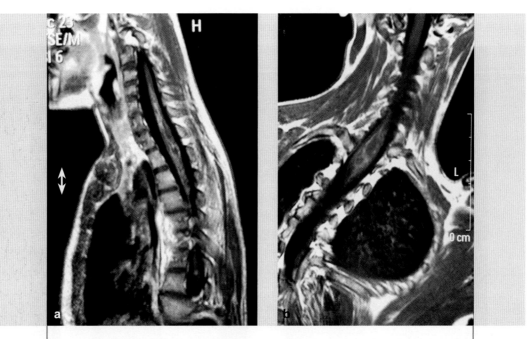

图 1-2-2-5 术前颈胸段磁共振（MRI）强化

a. 矢状位；b. 冠状位

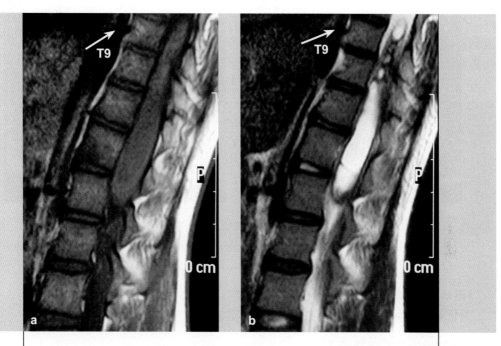

图 1-2-2-6 术前胸腰段磁共振(MRI)矢状位

a. T$_1$ 像;b. T$_2$ 像

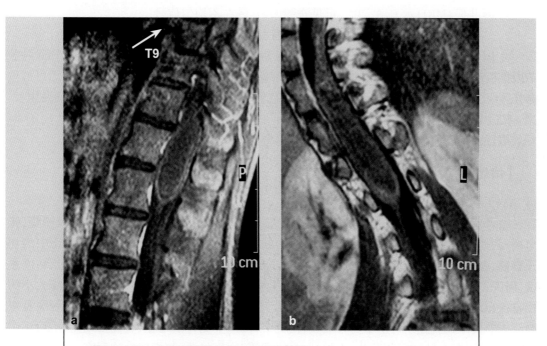

图 1-2-2-7 术前胸腰段磁共振(MRI)强化

a. 矢状位;b. 冠状位

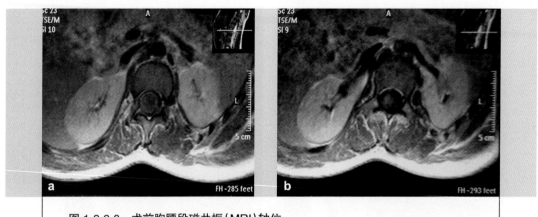

图 1-2-2-8　术前胸腰段磁共振(MRI)轴位

(四)术前诊断

脊髓内肿瘤(C_7-T_1、T_{9-12})、脊柱侧弯、脊髓空洞。

【术前讨论及临床决策】

(一)术前讨论

1. 患者为青年男性,脊柱侧弯为首发症状,伴随双下肢无力,随肿瘤逐渐生长,症状呈进行性加重。

2. 磁共振(MRI)示 C_7-T_1、T_{9-12} 可见脊髓增粗,散在不均匀信号。

3. 综合患者病情,随椎管内肿瘤生长逐渐引起脊柱侧弯,存在手术指征。

4. 因手术中对病变节段椎板及棘突、韧带等结构破坏,且肿瘤性质偏恶性,手术切除肿瘤节段椎板及棘突不行复位,给予充分减压,但可导致脊柱不稳定因素进一步加重,术后可加重脊柱侧弯,从而进一步引起神经损伤,因此建议行一期脊柱固定术,以减少后期并发症发生。

(二)临床决策

拟行胸背后正中入路脊髓内肿瘤切除术、脊柱侧弯纠正及内固定术。

【治疗过程】

(一)手术过程

患者俯卧位,取背部正中切口,逐层切开皮肤,完整取下 C_7-T_2 椎板,见硬脊膜膨隆,张力高,两侧悬吊后,正中剪开硬膜,两侧牵开,镜下见脊髓增粗,脊髓搏动差,沿后正中沟切开脊髓,探查见肿瘤位于 C_7-T_1 髓内,灰黄色,质地软,血供中等,边界欠清,与脊髓粘连紧密,周围见灰黄色陈旧出血,下方存在空洞。脊柱侧弯畸形仔细分离粘连,切除肿瘤大小约 1.5cm×1.0cm×1.0cm。肿瘤切除后,彻底止血,严密连续缝合硬膜。咬除 T_{9-12} 后方棘突及双侧部分椎板,两侧悬吊后,正中剪开硬膜,两侧牵开,镜下见脊髓增粗,脊髓搏动差,沿后正中沟切开脊髓,探查见肿瘤灰黄色,质地软,血供中等,边界欠清,与脊髓粘连紧密,周围见灰黄色陈旧出血,下方存在空洞。仔细分离粘连,切除肿瘤大小约 2.5cm×1.5cm×1.5cm。肿瘤切除后给予置入 C_7-L_1 双侧椎弓根螺钉 28 枚,脊柱侧弯矫正满意后,塑形钛棒连接螺钉,由中

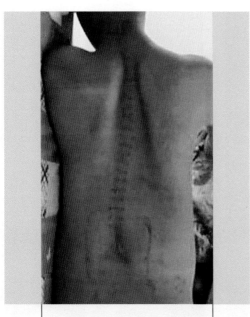

图 1-2-2-9　术后大体像

间向两端逐次上紧螺母,透视满意后给予逐层缝合肌肉、皮下组织、皮肤。

(二)病理诊断

星形细胞瘤,病理分型均为 WHOⅡ型。

(三)术后恢复情况

患者术后恢复顺利,脊柱侧弯外观明显改善(图 1-2-2-9)。侧弯矫正后,患者身高较术前增高 5cm,四肢肌力较术前无加重,双上肢肌力Ⅴ级,双下肢肌力Ⅳ级。复查磁共振(MRI)示髓内肿瘤切除满意(图 1-2-2-10),复查 CT 示脊柱侧弯矫形良好,钉棒系统位置良好(图 1-2-2-11)。

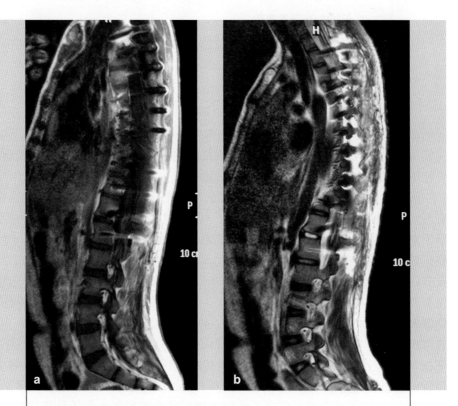

图 1-2-2-10　术后磁共振(MRI)矢状位

a. T_1 像;b. T_2 像

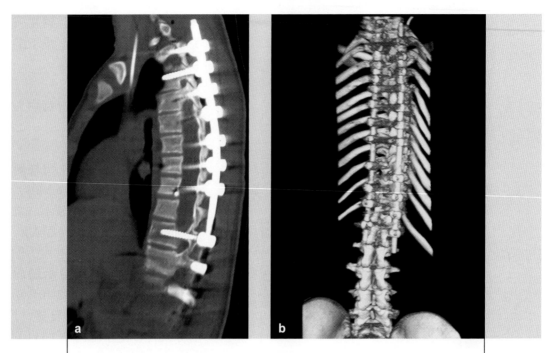

图 1-2-2-11　术后 CT

a. 矢状位;b. 三维重建

【经验与体会】

　　该例患者发病年龄与特异性脊柱侧弯发病年龄类似,以脊柱侧弯为首发症状,但仔细询问病史可发现肢体症状及躯体不适自侧弯时就出现,随肿瘤逐渐生长症状逐渐加重。此类脊柱侧弯我们均列为脊髓肿瘤引起的脊柱侧弯。

　　因脊柱侧弯导致 MRI 阅片难度增加,容易出现漏诊。必要时需借助影像科阅片软件,查看所有 MRI 层面确定肿瘤是否存在。本病例考虑脊柱侧弯因椎管内肿瘤引起,发现后尽早手术切除肿瘤,但是否需要一期处理脊柱侧弯畸形,要根据侧弯的程度和手术本身对脊柱稳定性的影响进行评估后决定。因手术入路中对病变节段椎板及棘突、韧带等结构破坏导致脊柱不稳定因素进一步加重,术后可能出现侧弯加重,进一步引起神经损伤。此类较长节段合并严重脊柱侧弯畸形(Cobb 角 >40°)患者均建议一期矫正固定,从损伤控制及控制感染等多种角度来说,一期手术风险较大。如果选择二期手术矫正脊柱侧弯,再次手术将使患者再次面临手术风险及承受过多的经济负担。该例患者肿瘤显微镜下全切,脊柱侧弯纠正率在 90% 以上,病理分型为星形细胞瘤 WHO II 级。手术切除肿瘤椎板及棘突不行复位,侧弯矫正后患者身高较术前增高 5cm,患者术后四肢感觉肌力均有部分恢复。此类患者早发现早手术,一期手术全切肿瘤及手术纠正侧弯是改善患者生存质量及延长生存的关键。但技术难度大、要求高。具体手术经验及体会请参考病例 1-2-1。

三、畸胎瘤伴椎体融合脊柱后凸畸形（T_{2-6}）

【病例 1-2-3 摘要】

患者青年女性,5 年前无明显诱因出现左脚麻木,未予注意,此后左脚麻木间断加重,近 1 个月出现双腿僵直、行走困难,伴随双下肢感觉减退,二便未见异常,查磁共振（MRI）示 T_{2-6} 髓内占位性病变,脊髓可见增粗,病变内可见增强信号,T_{2-6} 椎体融合后凸畸形,患者为求进一步治疗来我院就诊,以"髓内占位性病变合并脊柱侧弯"收入院。

【病例 1-2-3 资料】

（一）病史

患者青年女性,30 岁,主因间断左脚麻木 5 年加重,双腿僵直,行走困难 1 个月入院。

（二）查体

神清,双瞳孔等大等圆,对光反射灵敏,颈软,脊柱后凸畸形,双下肢折刀样改变。双上肢肌力 V 级,双下肢膝关节以远感觉减退,双下肢肌张力高。双侧髌阵挛、踝阵挛阳性。双侧膝腱反射、跟腱反射亢进。双侧巴宾斯基征（+）。

（三）辅助检查

术前椎体 X 线侧位片:T_{2-6} 椎体融合后凸畸形（图 1-2-3-1）。

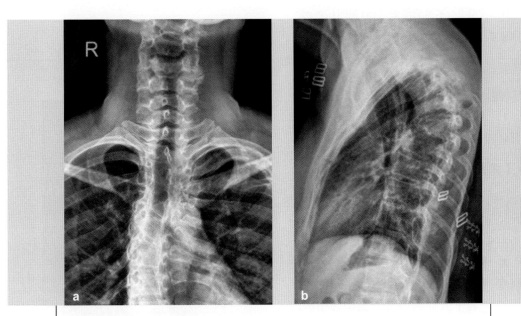

图 1-2-3-1 术前 X 线

a. 正位;b. 侧位

　　术前磁共振（MRI）：T$_{2-6}$ 髓内占位性病变，T$_{2-6}$ 可见脊髓增粗，可见增强信号，T$_{2-6}$ 椎体融合后凸畸形（图 1-2-3-2）。

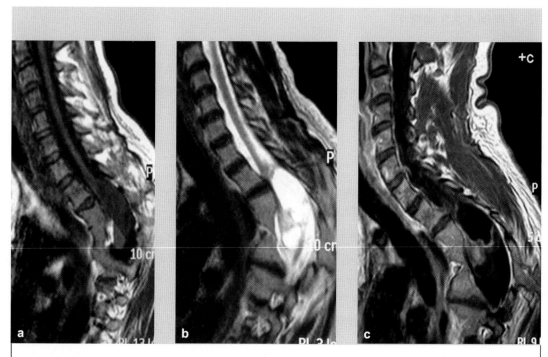

图 1-2-3-2　术前胸段磁共振（MRI）

a. T$_1$ 像；b. T$_2$ 像；c. 强化像

（四）术前诊断

　　T$_{2-6}$ 脊髓内肿瘤，脊柱后凸畸形、胸椎融合。

【术前讨论及临床决策】

（一）手术指征

　　1. 患者青年女性，以下肢僵硬、肌张力高为主要症状。

　　2. 术前磁共振（MRI）示 T$_{2-6}$ 髓内占位性病变，可见脊髓增粗，强化明显。

　　3. 患者下肢症状考虑与胸椎肿瘤压迫相关，患者肿瘤巨大，且存在先天性胸椎融合后凸畸形，手术指征明确。

　　4. 结合患者术前胸椎 CT 及三维重建（图 1-2-3-3），虽然胸椎后凸畸形严重，查看

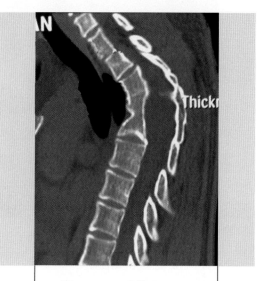

图 1-2-3-3　术前 CT

胸椎椎体间稳定性发现,胸椎已经融合,虽存在畸形但较稳定,且手术对胸椎稳定性影响较小,手术后不存在后凸畸形加重风险,因此手术选择只处理肿瘤,暂不行一期固定手术。

（二）临床决策

胸背后正中入路椎管肿瘤切除。

【治疗过程】

（一）手术过程

患者俯卧位,取胸背部后正中直切口,长约 18cm,常规碘酒酒精消毒、铺无菌巾,逐层切开皮肤、皮下,分离两侧肌肉,向两侧牵开,暴露 T_{2-6} 胸椎棘突及两侧椎板,可见脊柱左侧弯曲并后凸畸形,咬骨钳咬除 T_{2-6} 左侧椎板,去除黄韧带及硬膜外脂肪,显露局部硬脊膜,见硬膜膨隆,神经根扭转,见脊髓增粗,搏动可,切开脊髓,可见肿瘤囊性,灰黄色,质地软,血供中等,与脊髓粘连紧密,包膜完整,薄膜内可见无色胶冻样内容物,镜下全切肿瘤。

（二）病理诊断

术后病理示良性畸胎瘤。

（三）术后恢复情况

患者术后恢复良好,双下肢肌张力较前下降。复查 MRI 示肿瘤切除彻底,脊柱后凸畸形未进一步加重(图 1-2-3-4)。

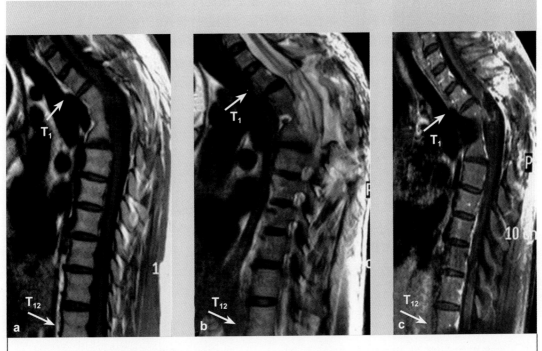

图 1-2-3-4　术后胸段磁共振(MRI)

a. T_1 像;b. T_2 像;c. 强化像

【经验与体会】

该患者青春期即发现脊柱后凸畸形,是否与 T_{2-6} 髓内肿瘤有关,尚不能定论。对于青少年轻度脊柱侧弯,可采用外支具矫正的办法。该例患者术前行稳定性评估,查看 CT 可发现患者椎体前中后柱均出现融合,根据 Denis 三柱理论评价胸椎稳定性,且胸椎有肋骨架结构的支撑,使其活动度小、活动频率少等特点,故胸椎相对平衡,稳定性相对好。可只行肿瘤切除术,以观后变。手术尽可能采用半椎板入路或椎板复位的方式,最大限度地减少对后方骨质及韧带结构破坏,尽可能维持脊柱稳定性,该患者术后 2 年复查未见肿瘤复发,且患者胸椎后凸畸形未进一步加重。融合的脊柱畸形合并肿瘤患者如无明显不稳定,可行单纯的肿瘤切除术。

先天性脊髓畸胎瘤多好发于脊髓圆锥部位,通常畸胎瘤与脊髓的移行部位边界不清,在手术显微镜下要认真辨认,宁可残存部分薄层畸胎瘤,也不要沿肿瘤界面分裂分离切除,以免损伤过多的正常脊髓组织,影响到术后脊髓功能。脊髓畸胎瘤,也有学者称之为脊髓错构瘤,是异位的正常组织,生长缓慢,电凝处理后,即可阻止或延缓肿瘤生长。如果肿瘤囊壁有神经根发出,那一定要保证囊壁外脊髓组织的完整,用低功率双极电灼内壁即可。如果肿瘤囊壁外有神经穿行,可沿神经根走行的间隙将囊壁切除得越多越好。当囊壁与神经根粘连很紧时,不必勉强切除,电灼处理即可。

该例畸胎瘤位于胸段脊髓内,比较少见。囊壁外脊髓组织很薄时,不可勉强切除囊壁,可切除较厚的囊壁的内层,然后电灼处理,以最大限度保留正常脊髓结构和功能。另外,这类肿瘤切除后创面较大,如果原位缝合硬脊膜,术后粘连可导致患者症状加重和脊髓萎缩。所以,建议常规行人工脊柱膜在切除表面与硬脊膜之间进行垫衬,防止术后粘连。

这类先天性畸胎瘤,如果切除满意,可行椎板复位,以维护脊柱的稳定性。如果只行部分或大部切除,可去椎板减压。肿瘤复发和去椎板都可能影响到脊柱的稳定性,导致脊柱畸形。这时,建议同时行相应胸腰节段脊柱内固定,特别对青少年患者,要相对积极一些。

四、复发畸胎瘤伴脊柱后凸畸形(L_{1-2})

【病例 1-2-4 摘要】

患者青年女性,主因腰椎肿瘤术后 10 年,腰痛伴右下肢麻木 6 个月入院,既往手术病理示畸胎瘤,患者一期手术行去椎板减压,后逐渐出现腰椎后凸畸形。磁共振(MRI)显示 L_{1-2} 椎管内占位性病变,强化不均匀,腰椎后凸畸形。患者为求进一步治疗来我院,以"椎管内占位性病变合并脊柱畸形"收入院。

【病例 1-2-4 资料】

(一)病史

患者青年女性,26 岁,主因腰椎肿瘤术后 10 年,腰痛伴右下肢麻木 6 个月入院。

(二)查体

神清,双瞳孔等大等圆,对光反射灵敏,颈软,腰椎后凸畸形,四肢肌力Ⅴ级,L_{1-2} 水平棘突叩痛,无放射痛,右臀部至大腿外侧至膝关节感觉减退,余感觉无明显异常。

（三）辅助检查

术前影像示 L_{1-2} 椎管内硬膜下占位性病变,强化不均匀,腰椎后凸畸形(图 1-2-4-1、图 1-2-4-2)。

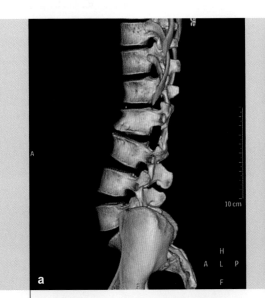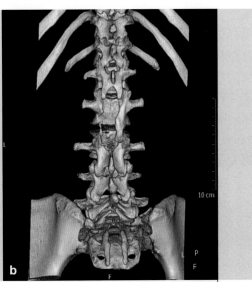

图 1-2-4-1　术前 CT 三维重建

a. 侧位;b. 正位

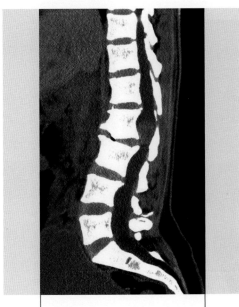

图 1-2-4-2　术前 CT 骨窗像

（四）术前诊断

复发畸胎瘤（L_{1-2}）、脊柱后凸畸形。

【术前讨论及临床决策】

（一）手术指征

患者青年女性,既往有畸胎瘤手术病史,目前再次出现腰痛及右下肢麻木症状,考虑为肿瘤复发。患者一期手术行去椎板减压,目前患者存在后凸畸形。腰椎后凸畸形是否一期处理?考虑患者为青年女性,腰椎后柱结构被破坏,且患者存在椎间成角畸形,随年龄增长及活动增加会出现椎体滑脱以及关节突应力增加导致关节退变,因此再次手术切除肿瘤同时行椎弓根固定椎间融合术稳定后凸节段。

（二）临床决策

原手术行去椎板减压,再次手术切除肿瘤同时应行椎弓根固定椎间融合。

【治疗过程】

（一）手术过程

暴露 T_{12}-L_3 棘突及两侧椎板，可见脊柱后凸畸形，L_2 棘突及双侧椎板缺如，L_3 部分椎板缺如，硬膜与周围软组织粘连紧密，镜下仔细分离硬膜，悬吊并正中切开硬膜可见肿瘤位于神经根之间，肿瘤部分为脂肪组织，部分为囊性，内含黄色豆腐渣样内容物及油脂样团块，显微镜下切除肿瘤，L_1、L_2、L_3 双侧椎弓根置入 6 枚 6.0cm×4.5cm 螺钉，塑形钛棒后连接螺钉上紧螺母。

（二）病理诊断

成熟性畸胎瘤。

（三）术后恢复情况

术后患者恢复良好，腰部疼痛基本缓解，右下肢麻木较术前明显减轻，四肢肌力、肌张力正常。复查 CT 及磁共振（MRI）示肿瘤切除彻底（图 1-2-4-3），螺钉位置满意，脊柱曲度良好（图 1-2-4-4、图 1-2-4-5）。

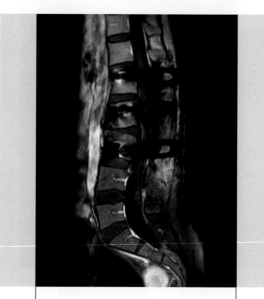

图 1-2-4-3　术后磁共振（MRI）

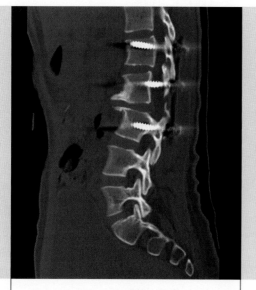

图 1-2-4-4　术后 CT

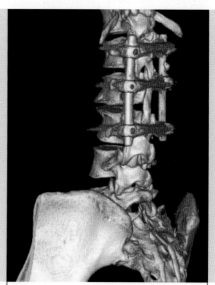

图 1-2-4-5　术后三维重建

【经验与体会】

脊髓圆锥部位的畸胎瘤往往与脊髓和马尾神经粘连紧密,常规采用术中神经电生理监测,有利于辨别与区分正常神经结构与肿瘤组织,提高肿瘤全切率和手术的安全性。

患者因胸腰交界区肿瘤手术后复发而导致脊柱畸形,此类脊柱侧弯或后凸畸形常与颈椎、腰椎肿瘤手术后长节段的椎板和棘突切除有关,当然肿瘤的复发也可能是造成脊柱畸形的原因之一。所以,在处理椎管内肿瘤时,坚决杜绝长节段、大范围的椎板切除术,除非对恶性肿瘤,可采用姑息性去椎板减压外,均建议采用半椎板入路或椎板复位的方式维护脊柱的稳定性。对好发于胸腰交界区的畸胎瘤,第一次手术,在神经电生理监测下尽可能全切除肿瘤非常重要。如果术前不合并脊柱畸形,肿瘤切除满意,可采用有效的椎板复位来维持脊柱骨质的完整。

当手术中发现有些畸胎瘤位于髓内或与圆锥、马尾神经粘连非常紧密,无法全切并有可能复发时,可采用人工脊柱膜垫衬防粘连处理和去椎板减压,同时经后路椎弓根固定融合术,以防止肿瘤复发造成脊柱畸形。

手术对椎间稳定性造成了破坏,尤其容易出现在颈胸交界或胸腰段。这些节段是活动较多且受应力较大的部位,手术时应警惕对此节段椎体的保护,必要时行内固定治疗。在处理颈胸交界区肿瘤时,因上胸椎管横径还比较宽,半椎板入路可以做到,建议尽可能采用半椎板入路,能不固定尽量不做颈胸交界区固定。颈胸交界区固定风险大,技术要求高,而且断钉和固定融合失败率高。对胸腰交界区肿瘤,大范围的椎板切除和肿瘤复发很容易造成脊柱后凸畸形,尤其是青少年患者,在这种情况下,后路经椎弓根内固定对维持术后脊柱稳定性防止术后脊柱畸形有重要作用。有时此节段先天性畸胎瘤病史长,已将椎弓根压得很薄,后路椎弓根置钉比较困难,需要做好术前评估和术中应对。

大部分手术后医源性脊柱侧弯或后凸畸形往往是因为大范围椎板和棘突切除造成的,所以术前评估和手术中处理很关键。尽量采用椎板复位和半椎板入路,是切除椎管肿瘤时预防医源性脊柱畸形的有效手段。虽然脊柱内固定可纠正或预防脊柱畸形的发生,但也会影响到脊柱的生理运动功能,给患者带来不必要的医疗创伤和经济负担,不可随便使用,过度医疗。

五、COBB 综合征合并严重脊柱侧弯(T_{2-11})

【病例 1-2-5 摘要】

患者青年女性,十余年前因午后高热,于当地医院考虑肺结核,结核性胸膜炎,入院治疗时,行 X 线检查发现脊柱侧弯,自诉当时 Cobb 角20°左右。结核治愈后佩戴半年支具,后放弃。此后侧弯程度逐渐加重,2 年开始偶感背痛,伴呼吸困难,左下肢无力,麻木感,左足冷热过敏,尿频尿急。于当地医院骨科住院,行磁共振(MRI)检查发现 T_{2-4} 水平髓内异常信号,相应节段皮下组织,椎旁异常信号,血管瘤可能性大。认为矫正侧弯风险大。后就诊于北京某医院骨科及神经外科,建议患者先行放疗。入院前 2 个月患者行局部放疗 10 次,髓内病变稍有缩小。

既往十余年前曾有肺结核,结核性胸膜炎病史。

【病例 1-2-5 资料】

（一）病史

患者青年女性，主因发现脊柱侧弯十余年，间断背痛，左下肢无力麻木 2 年入院。

（二）查体

身高 152cm，体重 47kg。步态对称，自主体位，站立位时双肩等高，脊柱胸段右偏，右肩胛骨冠状面高于左侧 3cm，形成右侧剃刀背。双侧髂嵴高度等高，颈椎、腰椎活动度可。背部皮下色素沉着，突出皮肤，直径约 25cm，暗红色，质地软，散在出血点，皮温稍高（图 1-2-5-1）。左下肢肌力 V- 级，左小腿围较右侧小 2cm，左足温度觉过敏，左膝腱反射、跟腱反射亢进。

（三）辅助检查

X 线及 CT 考虑胸段脊柱侧弯畸形，Cobb 角约 85°（图 1-2-5-1）。右下肺陈旧性胸膜炎改变，心脏位置右移，颈椎代偿性左偏（图 1-2-5-2~ 图 1-2-5-4）。磁共振（MRI）检查：脊髓内、脊髓外硬膜下存在不规则强化信号，皮下软组织及肌肉间隙内遍布血窦样改变，椎旁可见巨大畸形血管影，椎体可见血管瘤样强化（图 1-2-5-5）。

（四）术前诊断

脊柱侧弯，脊柱后凸，Cobb 综合征。

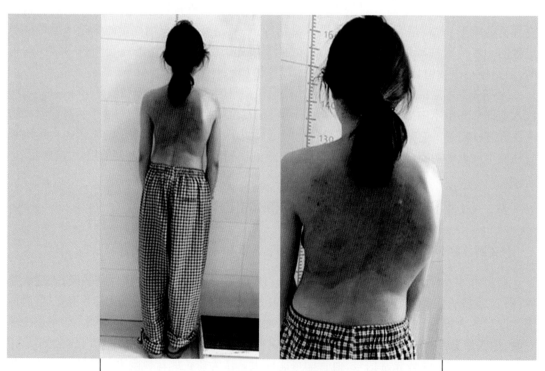

图 1-2-5-1　患者直立位时，可见胸段脊柱右凸，右侧肩胛骨形成剃刀背样改变。背部皮肤分布大面积色素沉着，其上散在出血点

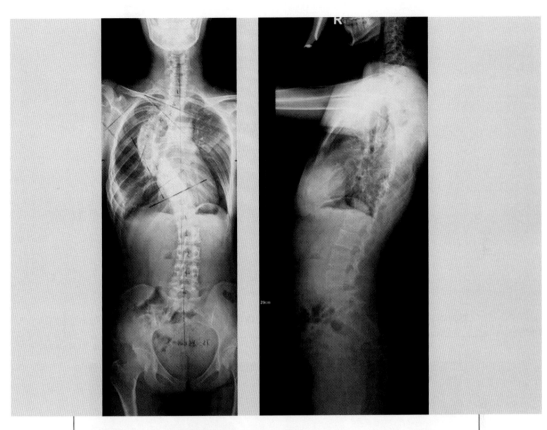

图 1-2-5-2 术前脊柱正侧位全长 X 线片

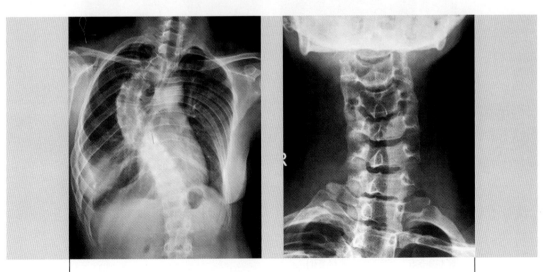

图 1-2-5-3 术前肺部及颈椎前后位 X 线

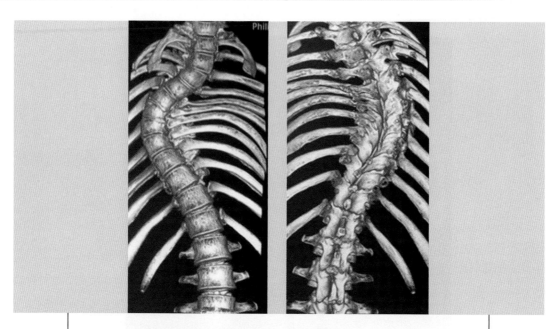

图 1-2-5-4   胸椎三维 CT 重建可见 T_{6-7} 椎体部分融合

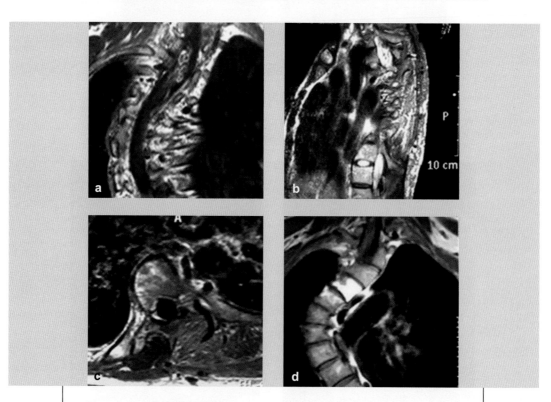

图 1-2-5-5   术前磁共振（MRI）

a. 脊髓内、脊髓外硬膜下存在不规则强化信号；b. 皮下软组织及肌肉间隙内遍布血窦样改变；c. 椎旁可见巨大畸形血管影；d. 椎体可见血管瘤样强化

【术前讨论及临床决策】

(一)手术指征

患者辗转当地及北京多家医院,因手术风险及费用问题均未行手术治疗。经讨论后患者诊断为 Cobb 综合征合并脊柱侧弯,直接行脊柱侧弯矫正手术,出血风险大。拟先行脊髓血管造影,明确病变血供情况,栓塞部分畸形血管,减少矫正手术时出血。因患者目前神经系统症状并不严重,且放疗后椎管内外病变较前有所缩小,患者本身对外形有较大需求。故不切除椎管内病变。

(二)临床决策

脊髓血管造影及畸形血管栓塞术;脊柱侧弯矫正术。

【治疗过程】

(一)手术过程

该患者先由神经介入科行脊髓血管造影及栓塞手术。术中发现左侧 T_{5-10} 节段皮下软组织血管畸形改变,主要由左侧胸背动脉供血,用 PVA500 及 300 颗粒混合在稀释造影剂中栓塞畸形分支血管。T_{2-3} 椎管内可见动静脉瘘,主要由右侧 T_{3-4} 肋间动脉供血。左 T_{4-6} 椎体旁巨大血管畸形改变,近段扩张明显,散布畸形分支血管,混合颗粒栓塞至畸形血管团消失,应用球囊将扩张的 T_4 和 T_5 左侧畸形肋间动脉主干闭塞,过程顺利(图 1-2-5-6)。

栓塞术后 1 周行脊柱侧弯矫正手术。术中患者麻醉完毕后,连接双下肢体感电位及肢体运动诱发电位。患者取俯卧位,切开皮肤后,见皮下组织遍布细小血窦,棘突旁肌肉散在畸形增粗血管。逐节段严密止血,显露 T_{2-11} 棘突及两侧椎板,根据轴位 CT 及 3D 打印钉道导板,依次置钉,截断部分 T_{6-7} 椎骨矫正侧弯。矫正过程中,每 5 分钟监测一次运动诱发电位,并密切注意患者血压心率变化。最终手术时间 7 小时 25 分,术中出血 1600ml,输自体回收血 750ml,异体红细胞 2 单位,血浆 400ml。电生理监测提示双下肢体感电位及肢体运动诱发电位基本同术前。(图 1-2-5-7)

(二)术后恢复情况

患者当晚顺利拔管,肢体活动自如。术后 6 天下床,身高增高 6cm。

【经验与体会】

Cobb 综合征即脊柱节段性血管瘤病,是一种复杂的血管畸形,表现为在特定的脊髓皮节内两种以上组织出现血管畸形。该患者脊髓、椎管内、椎体、脊柱旁软组织、肌肉、皮下组织以及脊柱相同节段对应的皮肤均受累。单纯的 Cobb 综合征较为罕见,根治性手术极为困难,大多采用针对症状的靶向栓塞治疗。合并 Cobb 综合征的脊柱侧弯治疗过程更为棘手,术前影像学资料提示,部分椎体旁存在巨大畸形血管。置钉过程中方向稍有偏移,即存在大出血可能。

术前脊髓血管造影是必需的。不但可以全面显示畸形血管的部位、体积、流速、供血动脉和引流静脉。还可以同时行栓塞治疗,减少侧弯矫正手术术中出血。该例患者经介入栓塞后 1 周皮肤血管瘤范围有所缩小,最大直径缩小约 3cm,但即便如此,术中显露进钉点的过程中仍发现大量畸形血窦及血管。置钉时除了完善三维 CT 检查,将轴位片每一个脊椎标

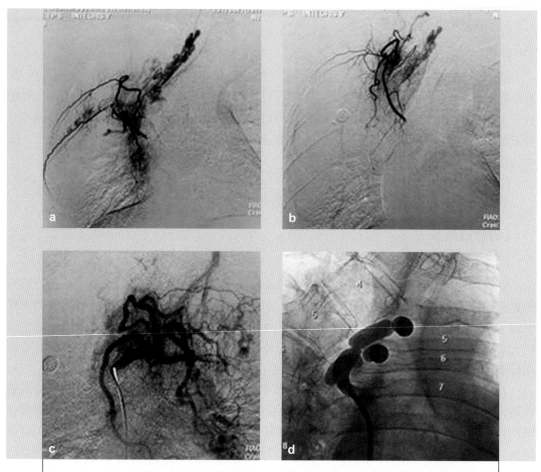

图 1-2-5-6   造影发现椎管内脊髓表面动静脉瘘,背部皮下组织及椎旁遍布畸形
分支血管

a、b.造影发现椎管内脊髓表面动静脉瘘,背部皮下组织及椎旁遍布畸形分支血
管;c.椎旁扩张畸形的肋间动脉发出分支血管;d.颗粒栓塞及放置球囊后分支血
管消失

记节段。术前制作了 3D 打印模型和术中用钉道导板。重度脊柱侧弯患者因椎弓根发育畸
形,旋转等因素,置钉本身十分困难,3D 打印术前模拟手术过程,制订手术计划和方案,术中
应用钉道导板辅助置钉,可以降低手术风险,缩短手术时间,提高手术成功率。

术后除了常规的治疗,营养支持非常重要,侧弯患者因为存在钉棒,缝合时不可避免地
会遗留残腔,且手术创面大,渗出多,患者大多会出现贫血,低蛋白情况。必要时给予输血及
蛋白治疗。

该例脊柱侧弯畸形合并 Cobb 综合征的成功治疗,有以下几点经验分享和总结:

1. 该病例的手术不单是一个脊柱侧弯矫正的问题。详细术前检查和评估,特别是术前
血管介入造影和术前栓塞,对椎体及椎旁血管畸形的治疗既减少了手术区出血,又预防了椎
弓根置钉时椎体大出血及伤及椎旁巨大血管畸形,是该病例手术成功的前提和保证。

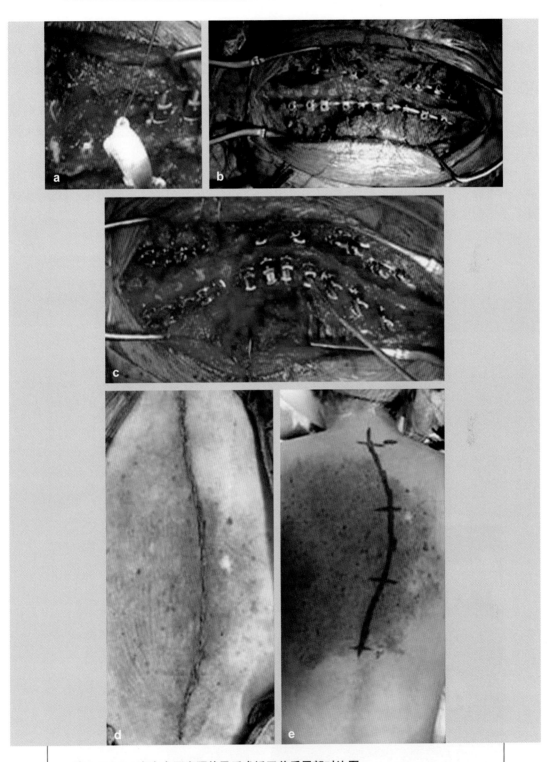

图 1-2-5-7　术中内固定照片及手术矫正前后局部对比图

a. 术中应用 3D 打印钉道导板辅助指导进钉方向；b、c. 直视下矫正前后脊柱侧弯情况；d、e. 术后皮下血管瘤颜色变浅，范围变小

2. 脊柱 3D 打印模拟手术,制订手术计划和方案。术中使用 1:1 的模具和导板,保证了椎弓根置钉的精准与安全性,大大减低了手术风险,缩短手术时间,提高手术成功率(图1-2-5-8)。即使有三 D 打印模具参考,术者的手术经验和置钉准确率,仍然对手术的成败至关重要。

3. 术中神经电生理监测,脊髓体感诱发电位和脊髓运动诱发电位的监测,可以实时监测和判断手术对脊髓功能的影响,根据脊髓电生理变化,及时调整手术节奏和方案,最大限度地减少了手术对脊髓功能的影响。

4. 该例患者侧弯程度重,需要截骨矫正,由于患者合并严重的胸腔及椎旁血管畸形,在截骨时可能会导致胸腔内大出血,所以手术中与麻醉科和胸外科的多学科协作,又进一步保证了手术的成功实施(图 1-2-5-9)。

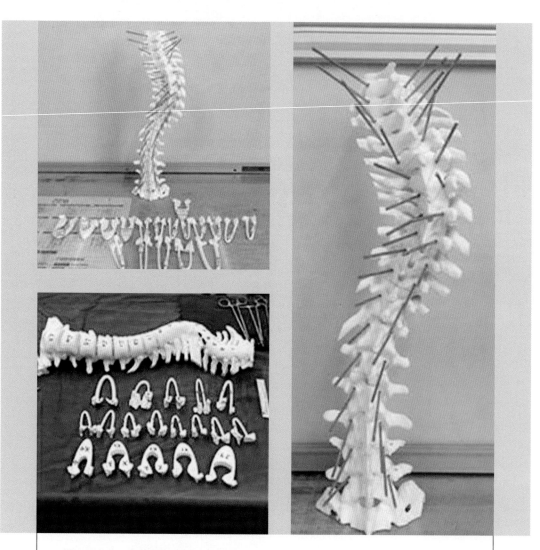

图 1-2-5-8　术前根据三维 CT 结果,应用 3D 打印技术,制作该患者 1:1 等大小模型,并消毒好钉道导板术中备用

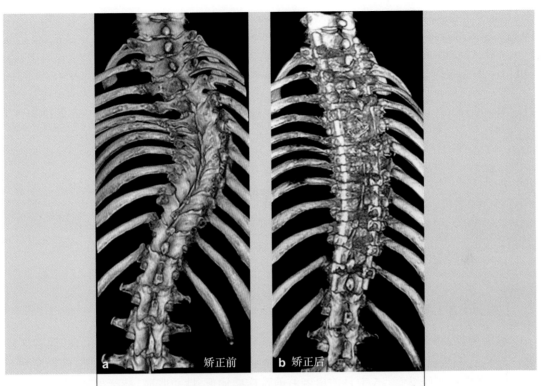

图 1-2-5-9　矫正前后胸椎 CT 对比

a. 术前;b. 术后

参 考 文 献

［1］范涛,赵新岗,孙鹏,等.显微手术结合脊柱内固定技术治疗椎管内外沟通性肿瘤(附129例报告).中华神经外科杂志,2013,29(9):871-875.

［2］范涛,李鑫,孙玉明,等.脊髓圆锥和马尾部肿瘤的鉴别诊断与显微手术切除.中国微侵袭神经外科杂志,2008,13(12):566-567.

［3］王忠诚,范涛.脊髓内肿瘤的显微外科手术治疗.中华神经外科杂志,1997,13(3):172-174.

［4］Scheufler KM,Franke J,Eckardt A,et al. Accuracy of image-guided pedicle screw placement using intraoperative computed tomography-based navigation with automated referencing,part I:cervicothoracic spine. Neurosurgery,2011,69(6):1307-1316.

［5］Parker SL,Mcgirt MJ,Farber SH,et al. Accuracy of free-hand pedicle screws in the thoracic and lumbar spine:analysis of 6816 consecutive screws. Neurosurgery,2011,68(1):170-178.

［6］王洪伟,廖新华,马显光,等.椎弓根螺钉的不同结构特点对螺钉电阻的影响.中国脊柱脊髓杂志,2013,23(3):263-266.

［7］潘冬生,宋振全,赵明光,等.术中CT辅助下椎弓根螺钉置入的精确性和安全性评估.中国临床神经外科杂志,2016,21(1):23-26.

［8］Bian LG,Bertalanffy H,Sun QF,et al. Intramedullary cavernous malformations:clinical features and surgical technique via hemilaminectomy. Clin Neurol Neurosurg,2009,111(6):511-517.

［9］Hirano K,Imagama S,Sato K,et al. Primary spinal cord tumors:review of 678 surgically treated patients in Japan. A multicenter study. Eur Spine J,2012,21(10):2019-2026.

［10］Lee JH,Jang JW,Kim SH,et al. Surgical Results after Unilateral Laminectomy for the Removal of Spinal Cord Tumors. Korean J Spine,2012,9(3):232-238.

［11］Mechtler LL,Nandigam K. Spinal cord tumors:new views and future directions. Neurol Clin,2013,31(1): 241-268.

第三节　椎管内髓外肿瘤

一、神经鞘瘤(多发)

【病例 1-3-1 摘要】

患者男性,55 岁,5 年前无明显诱因感右前臂酸胀不适,此后症状间断出现,偶有疼痛感。3 年前,右前臂后方出现逐渐增大的皮下肿物,质韧,活动度可,后于当地医院局麻下予以切除,考虑神经纤维瘤。5 个月前患者右前臂疼痛加重,性质胀痛,持续出现,休息后略有缓解,与体位无明显关系。同时出现右手小指、环指、中指麻木感,持续出现,行颈部磁共振(MRI)检查,考虑 C_4、C_7 水平椎管内占位,颈椎间盘突出,遂为进一步治疗,于我院门诊就诊,以"椎管内占位性病变"收入我科。

【病例 1-3-1 资料】

(一)病史

患者中年男性,主因右前臂酸胀不适感 5 年,加重伴疼痛,右手指麻木 5 个月入院。

(二)查体

神清,双瞳孔等大等圆,对光反射灵敏,颈软,耸肩双侧对称有力,四肢活动正常,肌力及肌张力正常,全身感觉无明显异常,双膝踝反射正常,生理反射存在,病理征未引出。

(三)辅助检查

术前磁共振(MRI):C_{4-5} 脊髓左后、C_{6-7} 脊髓右后、T_{12}-L_1 脊髓两侧、L_5 椎管内髓外硬膜下见多发团块状不均匀长 T_1 长 T_2 信号影,边界较清楚,相应水平脊髓受压,椎管有效前后径在正常范围(图 1-3-1-1、图 1-3-1-2)。脊柱生理曲度存在。脊椎椎体及椎间盘形态及信号未见异常,椎间隙宽窄一致。增强扫描示 C_{4-5} 脊髓左后、C_{6-7} 脊髓右后、T_{12}-L_1 脊髓两侧、L_5 椎管内可见多发大小不等的团块状不均匀强化影(图 1-3-1-3、图 1-3-1-4)。

(四)术前诊断

多发椎管内占位性病变(C_4,C_7,T_{12},L_5)。

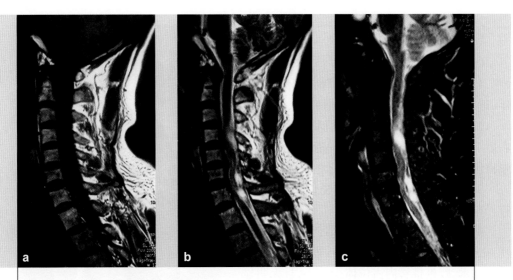

图 1-3-1-1　术前颈部磁共振（MRI）

a. T_1 像；b. T_2 像；c. 强化像

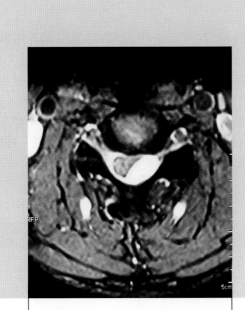

图 1-3-1-2　术前磁共振（MRI）
轴位像

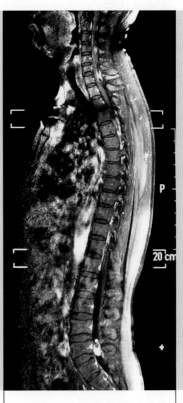

图 1-3-1-3　术前磁共
振（MRI）全脊髓强化像

【术前讨论及临床决策】

（一）手术指征

1. 患者中年男性，右前臂酸胀不适感5年，近5个月酸胀加重，伴右手指麻木。

2. 磁共振（MRI）示 C_{4-5} 脊髓左后、C_{6-7} 脊髓右后、T_{12}-L_1 脊髓两侧、L_5 椎管内髓外硬膜下多发占位性病变，脊髓受压明显，存在手术指征。

3. 依据影像学特点，肿瘤强化明显，考虑神经鞘瘤可能。

4. 该椎管内肿瘤为多发，结合患者临床表现，主要症状为右上肢麻木，可行颈部椎管内肿瘤切除术，腰椎椎管内占位体积较小，且无明显临床症状，可暂不行特殊处理。

5. 鉴于肿瘤体积不大，且偏两侧生长，可行半椎板入路，从而避免损过多伤脊柱稳定性，不需要行内固定术。

（二）手术决策

拟行颈胸部后正中半椎板入路椎管肿瘤切除术。

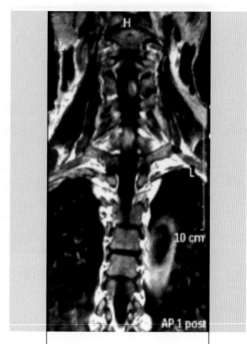

图 1-3-1-4　术前磁共振（MRI）冠状位

【治疗过程】

（一）手术过程

全麻成功后，安置神经监测电极，患者俯卧位，取颈后正中直切口，逐层切开皮肤、皮下，分离两侧肌肉，向两侧牵开，显露 C_{5-7} 棘突及右侧椎板，C_{4-5} 棘突及左侧椎板。首先椎板咬骨钳咬开 C_{4-5} 左侧部分椎板，悬吊硬膜后沿正中剪开，见肿瘤位于髓外硬膜下，2.0cm×1.0cm×1.0cm，色灰白，质软，边界清楚，血供中等。完整切除肿瘤后，缝合硬膜。再用椎板咬骨钳咬开 C_{6-7} 右侧部分椎板，悬吊硬膜后沿正中剪开，见肿瘤位于髓外硬膜下，2.0cm×2.0cm×1.0cm，色灰白，质软，边界清楚，血供中等。完整切除肿瘤后，缝合硬膜。神经监测提示功能满意，神经根保留完好，逐层缝合肌肉、筋膜、皮下及皮肤。

（二）免疫组织化学标记

GFAP（−）；Olig-2（−）；S-100（+）；Vimentin（+）；CK（−）；EMA（−）；Syn（±）；NSE（−）；Ki-67（局灶 +2%）；P53（−）；NF（−）；MBP（+）；INI-1（+）；Nestin（+）；Ki-67（+3%）；P53（−）；3：Ki-67（+5−8%）；P53（−）。

（三）病理诊断

（C_4、C_{6-7} 椎管内）神经鞘瘤，伴有囊性变。（图 1-3-1-5）

（四）术后恢复情况

术后患者恢复顺利，右上肢麻木感较术前有所好转。复查磁共振（MRI）示颈椎椎管内肿瘤切除彻底（图 1-3-1-6），脊髓膨隆良好（图 1-3-1-7）。

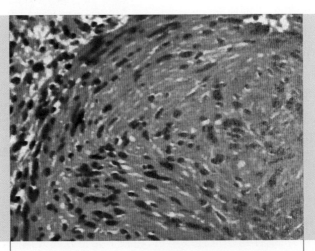

图 1-3-1-5 （C$_4$、C$_{6-7}$ 椎管内）神经鞘瘤,伴有囊性变病理所见（HE 染色 ×200）

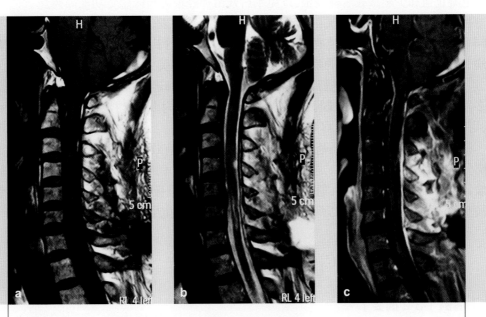

图 1-3-1-6 术后磁共振（MRI）示椎管内肿瘤切除彻底

a. T$_1$ 像；b. T$_2$ 像；c. 强化像

【经验与体会】

椎管内多发神经鞘瘤,由于数目多,大小不一,很容易遗漏,术前应完善全脊髓检查,详细了解肿瘤位置,遵循优先处理责任节段肿瘤、优先处理高节段肿瘤原则。术中在显微镜下仔细寻找,一并切除较大肿瘤及一些细小的肿瘤组织,镜下操作可减少手术时对脊髓的损伤,并减少术后复发的可能。鉴于椎管内多发神经鞘瘤生长特点,术中需保持术野清晰,避免强行牵拉瘤体组织,不可盲目切断神经纤维或横行切开包膜,可沿神

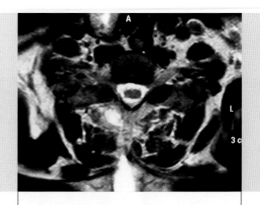

图 1-3-1-7　术后磁共振(MRI)轴位像示脊髓膨隆良好

经纤维束方向纵向切开,瘤体组织应挂线牵引,包膜下完整分离并摘除,术中显微操作要轻柔,不要撕裂神经纤维,避免引起所在肌肉失神经支配及相应皮节感觉障碍。椎管内神经鞘瘤手术时载瘤神经根的处理也是手术的一个关键步骤。通常肿瘤较大时,载瘤神经根多被压迫侵蚀得很细,且呈分散状走行并穿插于肿瘤内,可将之切断,以全切肿瘤。当神经鞘瘤较小,载瘤神经根呈束状在肿瘤侧方或表面走行时,要尽量保留,同时在分离切除肿瘤时,尽量不用双极电凝止血和少刺激载瘤神经根,以免术后残留神经根分布区感觉功能障碍。

神经鞘瘤是椎管内最常见的肿瘤,单发为主,少数多发,椎管内多发性神经鞘瘤可表现为同一时期椎管内不同部位有两个或两个以上肿瘤,不管其属于神经纤维瘤病或神经鞘膜瘤病,其出现多部位、多发性肿瘤似与肿瘤多中心起源有关,可根据其多个不同相应节段感觉、运动障碍的症状和体征进行诊断。鉴于神经鞘瘤在神经纤维瘤病及有家族史的患者中呈多发倾向,术前建议行全脊髓扫描,以避免漏诊。椎管内多发性神经鞘瘤侵及脊髓和神经根,可产生上肢或下肢放射性疼痛、麻木、肌力减退等症状。

椎管内多发性和单发神经鞘瘤一样,手术切除是唯一有效的方法。由于肿瘤多发,可根据肿瘤分布和患者的具体情况决定一期或二期手术,一期手术通过一个切口切除相邻部位多个肿瘤,有时为保持脊柱稳定性,通过一个皮肤切口分两处椎板切除多发肿瘤,在切除椎管内多发病变时,优先切除高位肿瘤以解除对脊髓压迫,术中辅助电生理监测,充分松解受压神经。

二、神经纤维瘤病(C$_{1-3}$)

【病例 1-3-2 摘要】

患者中年男性,5 年前发现右侧颈部皮下逐渐增大包块,于当地医院住院行手术治疗,同时发现右侧腹部 3 个,右前臂 1 个类圆形皮下肿物。于 2010 年在当地医院行颈部、右腹部、右前臂局部肿物切除术,术后病理提示神经纤维瘤,1 年前患者无明显诱因感左腹股沟区疼痛不适,平卧位时加重,同时出现左侧肢体轻度麻木感,力弱,表现为行走时左腿发沉,左手

精细动作吃力,就诊于当地区院,行磁共振(MRI)检查,发现颈椎管内、外、胸腔多发占位。为进一步治疗来我院门诊就诊,门诊以"神经纤维瘤病"收入我科。

【病例 1-3-2 资料】

(一)病史

患者男性,45 岁,主因多发神经纤维瘤术后 5 年,左侧肢体麻木无力 1 年余入院。

(二)查体

神清语利,双瞳孔等大等圆,对光反射灵敏,右颈部、右腹部、右前臂可见陈旧手术瘢痕,全身皮肤未见明显色素沉着,右肋弓下可触及 2 个直径 3cm 局限肿物,质韧,活动度大,无压痛,双肺呼吸音清,左侧肢体肌力 IV 级,右侧肢体肌力 V 级,四肢肌张力正常,病理征未引出。

(三)辅助检查

术前磁共振(MRI):延髓左前方及 C_{1-2} 脊髓后方偏右、L_{1-2} 节段、L_{3-4} 及 L_5-S_2 椎间盘水平椎管内髓外硬膜下可见多发大小不等的团块状等 T_1 等 T_2 信号影,相应水平脊髓受压变形,延髓 -C_2 脊髓内可见条状长 T_2 信号影,脊柱生理曲度存在,C_6 椎体见类圆形长 T_1 长 T_2 信号影,见骨质破坏,脊椎椎间隙宽窄一致,各椎体附件未见异常。颈部表浅及深部肌间隙见多发大小不等类圆形长 T_1 长 T_2 信号影。胸腔中后纵隔、腹腔盆腔内见多发类圆形等 T_1 长 T_2 信号影,较大者位于 T_{8-10} 水平(图 1-3-2-1、图 1-3-2-2)。

增强扫描:延髓左前方及 C_{1-2} 脊髓后方偏右、L_{1-2} 节段、L_{3-4} 及 L_5-S_2 椎间盘水平椎管内髓外硬膜下可见多发团状不均匀明显强化,较大者位于 L_{1-2} 段椎管内,大小约 2.3cm× 2.0cm×4.0cm,其左侧椎间孔受累,腰椎表面可见线条状强化影。颈部表浅及深部肌间隙内、胸腔中后纵隔异常信号呈不均匀明显强化,T_{8-10} 水平椎旁右前团块样强化影,大小约 6.0cm×7.0cm×6.6cm(图 1-3-2-3)。

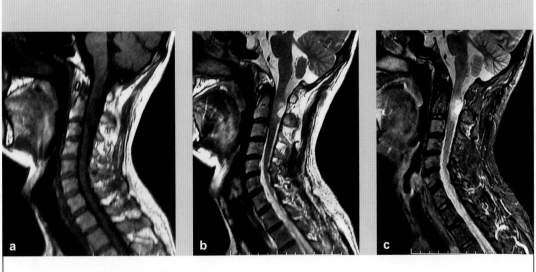

图 1-3-2-1 术前颈段磁共振(MRI)

a. T_1 像;b. T_2 像;c. 强化像

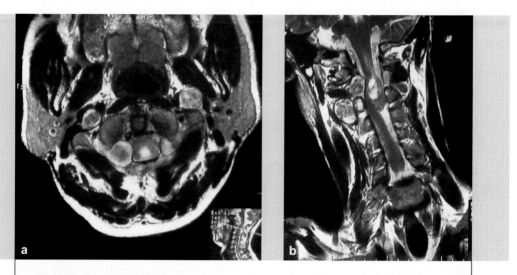

图 1-3-2-2　术前磁共振（MRI）

a. 轴位；b. 冠状位

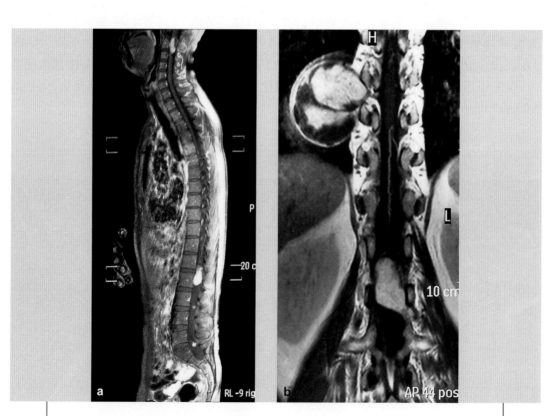

图 1-3-2-3　术前磁共振（MRI）强化

a. 全脊髓强化；b. 胸段冠状位

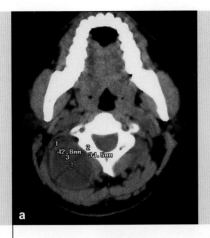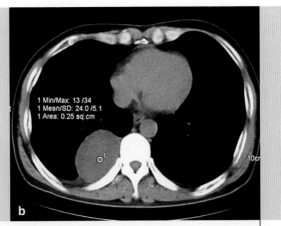

图 1-3-2-4 术前 CT

a. 颈部;b. 胸部

(四)术前诊断

椎管内占位性病变(C_{1-3})。

【术前讨论及临床决策】

(一)手术指征

1. 患者中年,5 年前行多发神经纤维瘤手术,近 1 年出现左侧肢体麻木无力,严重影响生活质量。

2. 术前磁共振(MRI)示延髓左前方及 C_{1-2} 脊髓后方偏右、L_{1-2} 节段、L_{3-4} 及 L_5-S_2 椎间盘水平椎管内多发占位性病变,强化明显,该病变存在明显占位效应,手术指征明确。

3. 鉴于肿瘤为多发,与神经根关联紧密,术中可在神经电生理监测下,最大限度全切椎管内肿瘤,尽可能切除椎旁肿瘤。

4. 鉴于椎管内肿瘤主体位于 C_2 水平背侧偏右,可行半椎板入路,以减少对脊柱稳定性的破坏,从而避免行内固定术。

(二)临床决策

拟行颈后正中半椎板入路椎管内肿瘤切除术。

【治疗过程】

(一)手术过程

患者右侧卧位,连接神经监测电极,取颈后正中直切口,逐层切开皮肤、皮下,分离两侧肌肉,向两侧牵开皮肤肌瓣,显露 C_{1-4} 棘突及两侧椎板,术中咬除 C_2 棘突左侧部分椎板,沿正中剪开硬膜,见肿瘤位于髓外硬膜下,偏右侧,灰白色,质软,血供中等,边界清,保护椎动脉及神经根,近全切肿瘤,缝合硬膜,同时分离并切除 C_2、C_4 椎体水平椎旁肿物。

(二)免疫组织化学标记

GFAP(少数 +);Olig-2(−);S-100(+);Vimentin(+);NF(边缘 +);NeuN(少数 +);MAP2a.b.c(+);

Nestin（+）；MBP（+）；CD34（−）；INI-1（弱+）；Ki-67（+<1%）；P53（少数+）；CK（−）；NSE（−）；Syn（弱+）；EMA（+）。

（三）病理诊断

（椎管内）神经纤维瘤,周边见神经节细胞及神经纤维束,另见部分纤维脂肪及横纹肌成分。(图 1-3-2-5)

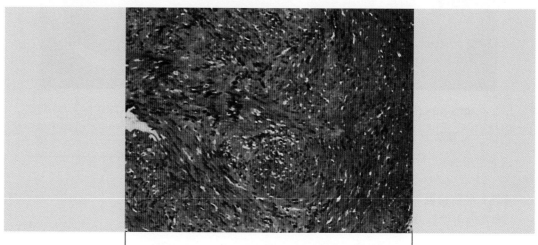

图 1-3-2-5 （椎管内）神经纤维瘤病理所见(HE 染色 ×200)

（四）术后恢复情况

术后患者恢复顺利,肢体麻木范围较术前减小。术后复查磁共振（MRI）示椎管内肿瘤切除满意(图 1-3-2-6),受压脊髓膨起良好(图 1-3-2-7)。

【经验与体会】

神经纤维瘤病是一种神经嵴细胞发育障碍的多系统性疾病,属常染色体显性遗传病,可分为两型:神经纤维瘤病Ⅰ型（NF-Ⅰ）,又称周围型神经纤维瘤病,其常伴有骨骼、肌肉方面的改变如脊柱侧凸和后凸畸形;神经纤维瘤病Ⅱ型（NF-Ⅱ）,表现为双侧听神经瘤。椎管内神经纤维瘤多见于 NF-Ⅰ型,常合并皮肤色素斑、皮肤神经纤维瘤及脊柱畸形等,由于椎管内肿瘤压迫,易出现脊髓神经功能障碍。根据临床表现及影像学检查诊断神经纤维瘤病脊柱畸形并不困难,但一定要注意是否合并神经根、脊髓受压的临床表现。神经纤维瘤病伴椎管内肿瘤常表现为哑铃型椎管内、外肿瘤,且可表现为多发病灶。虽然椎管内 NF-Ⅰ是一种良性疾病,但是其临床表现复杂,术后复发率较高,故一期手术切除的彻底性尤为重要。

椎管内神经纤维瘤病肿瘤常位于脊膜外,常与神经根关系密切,术中可辅助神经电生理监测,彻底切除肿瘤。该肿瘤常经椎间孔向椎管外生长,形成椎管内外哑铃型肿瘤,彻底切除较困难,可通过术前精准定位,术中尽量一期手术切除,如椎管外肿瘤较大,向腹腔及胸腔生长,也可与普外科及胸外科等联合手术,达到全切肿瘤。

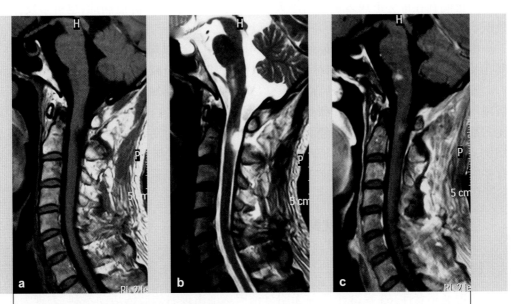

图 1-3-2-6　术后颈段磁共振（MRI）

a. T_1 像；b. T_2 像；c. 强化像

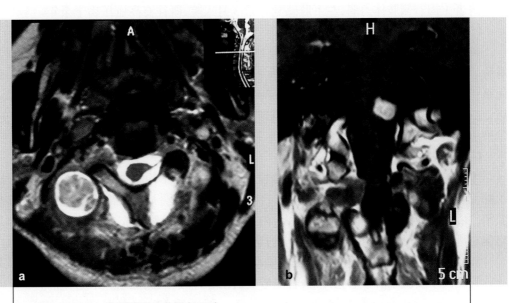

图 1-3-2-7　术后颈段磁共振（MRI）

a. 轴位；b. 冠状位

　　神经纤维瘤病伴发的椎管内肿瘤常穿经椎间孔而形成椎管内外哑铃状肿瘤,肿瘤可穿经多个椎间孔在椎旁形成多基底的巨大瘤体,临床可见孤立的肿瘤病灶,也可多发,甚至是跳跃状分布在椎管内,术前需全方位检查,以免漏诊。

　　椎管内神经纤维瘤病应尽量做到肿瘤的边界性切除,以降低肿瘤的局部复发率,位于椎间孔及椎旁部位的肿瘤,边界相对清楚,争取彻底切除,尽量减少肿瘤局部复发或恶化。

　　椎管内肿瘤切除通常选择后路手术,以充分显露瘤体并减少术中对神经的损伤,后路椎板减压手术时常破坏脊柱后柱张力带的稳定。特别是椎管内肿瘤沿椎间孔生长,术中可能还需牺牲单侧小关节结构。神经纤维瘤病常伴有骨结构的发育不良,尤其是营养不良型的病例,骨密度下降,时常伴有脊柱畸形。因此在切除椎管内肿瘤的过程中,更应充分考虑到脊柱的稳定性重建,以减少继发性后凸畸形以及防止原有畸形的进一步加重。

三、骨软骨瘤合并寰枕畸形(C_{1-2})

【病例 1-3-3 摘要】

　　患者老年女性,63 岁,3 个月前无明显诱因逐渐出现右侧肢体活动不利,表现为右手精细运动受限,右下肢行走无力感,并右手拇指、示指麻木,左下肢自觉发热。10 天前到当地医院就诊,行头颅磁共振(MRI)示齿状突后部异常信号,为求进一步治疗来我院。

【病例 1-3-3 资料】

(一) 病史

　　患者主因右侧肢体力弱,左下肢感觉异常 3 月入院,既往有高血压病十余年。

(二) 查体

　　神清语利,记忆力、计算力正常,双眼视力视野粗测正常,双瞳等大等圆,对光反射灵敏对称,双眼各向运动充分,面纹对称,腭垂居中,咽反射存在,伸舌居中,耸肩对称有力;颈软无抵抗,颈椎活动度可,右上肢远端肌力Ⅳ级,拇指、示指对掌运动力弱,右下肢远端肌力Ⅳ级,左小腿前方温度觉减弱,皮温正常,生理反射存在,病理反射未引出,平衡共济功能正常。颈椎 JOA 评分:13/17 分。

(三) 辅助检查

　　术前磁共振(MRI):C_{1-2} 椎体后缘略偏右见半圆形长 T_1 不均匀少短 T_2 信号影,边界清晰,颈髓明显受压向左后移位。寰椎前后弓、双侧侧块与枕骨骨质相互融合。枕骨大孔前后径变窄。C_{2-3} 椎体及棘突融合。蝶鞍扩大,内可见脑脊液信号影填充。增强后,C_{1-2} 椎体后缘略偏右可见半圆形不均匀强化。左侧小脑半球条状血管强化影(图 1-3-3-1、图 1-3-3-2)。

　　MRA:双侧颈内动脉颅内段、双侧大脑前动脉、双侧大脑中动脉、双侧大脑后动脉及基底动脉管腔大小及血流信号未见异常,右侧后交通动脉开放,双侧椎动脉未见异常。

　　术前 CT:齿状突位置上移,超过 Chamberlain 线上约 13mm,延颈髓受压屈曲后弓(图 1-3-3-3)。寰齿间隙略宽,约 3mm。C_{1-2} 椎管内腹侧见半圆形稍高密度影,边界清晰,颈髓明显受压变细后移。寰椎前后弓、双侧侧块与枕骨骨质相互融合,枕骨大孔前后径变窄,C_{2-3} 椎体及棘突融合。

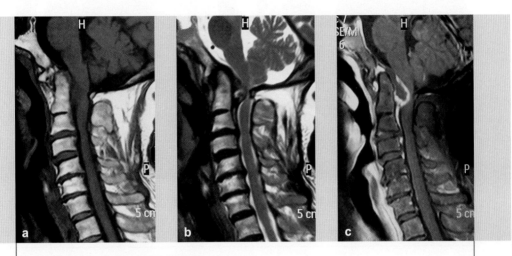

图 1-3-3-1　术前磁共振（MRI）

a. T_1 像；b. T_2 像；c. 强化像

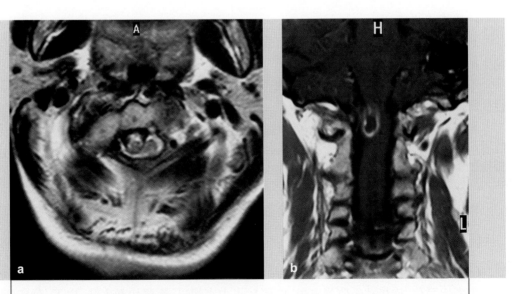

图 1-3-3-2　术前磁共振强化（MRI）

a. 轴位；b. 冠状位

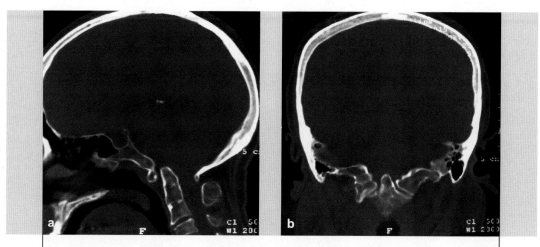

图 1-3-3-3　术前 CT 示齿状突位置上移，寰齿间隙增宽

a. 矢状位；b. 冠状位

（四）术前诊断

颈椎管内占位（C_{1-2}）、颅底凹陷、寰枢椎脱位。

【术前讨论及临床决策】

（一）手术指征

1. 患者老年女性，出现右侧肢体力弱，左下肢感觉异常 3 个月，目前行走困难，严重影响生活质量。

2. 术前磁共振（MRI）示 C_{1-2} 椎管内占位性病变，颈髓明显受压，对延髓压迫严重，手术指征明确。

3. 术前 CT 示齿状突位置上移，寰齿间隙略宽，考虑颅底凹陷伴寰枢椎半脱位，且寰椎前后弓、侧块与枕骨骨质相互融合，不适合行寰枢椎固定，建议行枕骨大孔区后方减压，并行颈枕固定融合，从而保证颅颈交界区的稳定性。

（二）临床决策

拟行颈后正中入路椎管内肿瘤切除、寰枕畸形减压及颈枕固定融合术。

【治疗过程】

（一）手术过程

患者俯卧位，连接神经监测电极，取颈后正中直切口，逐层切开皮肤、皮下，分离两侧肌肉，向两侧牵开皮肤肌瓣，铣刀铣下 C_1 后弓，术中见病变大部位于 C_1 水平，硬膜囊腹侧偏右，色灰白，质地硬韧，局部有黄色质韧斑块，血供中等（图 1-3-3-4），显微镜下切除大部病变，见硬膜囊恢复张力。C_2 两侧椎弓根置椎弓根螺钉各 1 枚，共 2 枚，塑形颈枕固定装置，用 4 枚钛钉固定于枕骨上，枕骨与枢椎之间撑开约 5mm 后，上紧 C_2 处螺母，固定满意。

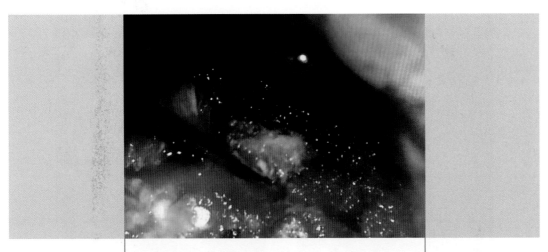

图 1-3-3-4　术中见肿瘤呈灰白色，质地硬韧，局部有黄色质韧斑块

(二) 病理诊断

骨软骨瘤。镜下可见变性坏死软骨组织，其内可见胆固醇结晶形成，局灶可见小血管增生，另可见少许增生、玻璃样变性纤维组织。(图 1-3-3-5)

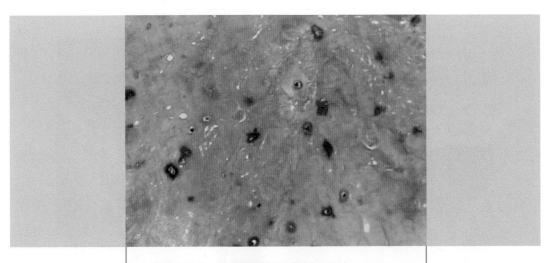

图 1-3-3-5　骨软骨瘤(HE 染色 ×200)

(三) 术后恢复情况

术后复查磁共振(MRI)示肿瘤切除彻底，颈髓膨隆良好(图 1-3-3-6、图 1-3-3-7)。CT 示枕颈固定位置良好，寰齿间隙较术前减小，齿状突位置较术前下降(图 1-3-3-8)，颈椎自然曲度良好(图 1-3-3-9)。

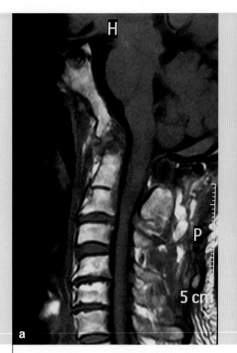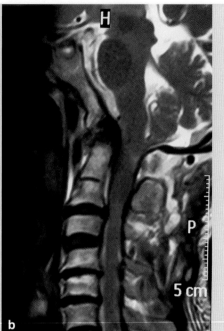

图 1-3-3-6 术后磁共振（MRI）

a. T_1 像；b. T_2 像

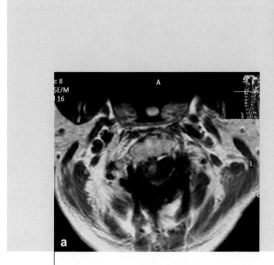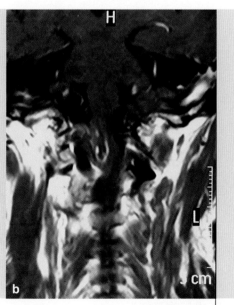

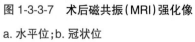

图 1-3-3-7 术后磁共振（MRI）强化像

a. 水平位；b. 冠状位

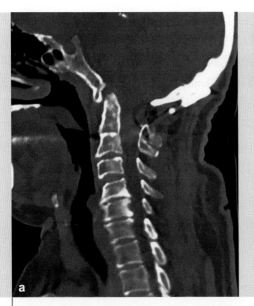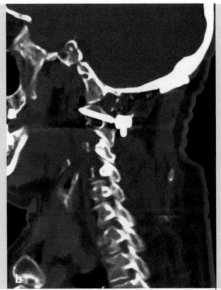

图 1-3-3-8 术后 CT

a. 齿状突下移;b. 椎弓根螺钉位置良好

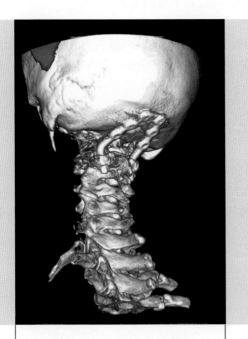

图 1-3-3-9 术后 CT 三维重建,
钉棒系统固定良好,颈椎生理
曲度良好

患者术后右侧肢体肌力有所增强,佩戴颈托下床活动自如,左小腿皮肤发热感较术前减轻。术后 JOA 评分:15/17 分。

【经验与体会】

颅颈交界区肿瘤常常会累及枕髁或 C_1 侧块,从而影响到头部的活动及枕颈稳定性,所以,术前一定要做 CT 和 MRI 来共同评估肿瘤的性质及骨质结构的受累情况,并进行稳定性评估。该例病变位于 C_{1-2} 之间,颈髓腹侧偏右,要想切除肿瘤不干扰脊髓,手术中需要切除部分 C_1 椎弓根或侧块,以扩大显露,这样势必就会影响到一侧枕 - 颈关节的稳定性。从术前 CT 看,该患者本身就存在先天性枕颈融合和寰枢椎脱位。所以,手术切除肿瘤后,必须采取内固定措施将寰枢椎复位并固定。

在寰枢椎脱位和先天性寰枕融合时，C_0 或 C_1-C_2 固定与枕骨 -C_2 固定的作用是一样的，都可获得枕颈稳定的目的。这时，如果选择 C_0 或 C_1 置钉，难度相对较大，需要术前和术中仔细分析与测量两侧 C_1 侧块(也就是融合后的枕髁)的大小和长度，置钉方向要把握准确以免伤到椎动脉，螺钉植入深度也有限，多半在 15~20mm。固定后，C_0 或 C_1 螺钉承受力较大。如果选择本病例采用的枕骨 -C_2 置钉行枕颈固定融合，枕部螺钉、C_2 螺钉还有前方复位的齿突对头部形成了一个立体三角形的支撑，相对于 C_0 或 C_{1-2} 的两点平面固定来说，前者更加稳定牢固。植骨和骨融合部位没有差异。所以，在大部分已经存在先天性寰枕融合的病例，如果需要实施枕颈稳定手术时，作者更倾向于选择枕骨 -C_2 固定融合术。

四、脊索瘤(骶尾部)

【病例 1-3-4 摘要】

患者老年男性，6 年前肛周疼痛伴左下肢麻木，肛周疼痛间断发作，左下肢麻木持续存在。2 年前出现右下肢麻木，无行走障碍，5 天后自行好转，随后右下肢麻木间断发作。2 个月前出现小便失禁，大便困难，行磁共振(MRI)检查示骶管占位性病变，为求进一步治疗入院。

【病例 1-3-4 资料】

(一) 病史

患者老年男性，主因肛周疼痛伴左下肢麻木 6 年，右下肢间断麻木 2 年。

(二) 查体

神清，双瞳孔等大等圆，对光反射灵敏，颈软，双肺呼吸音清，四肢肌力、肌张力正常。双下肢感觉减退，会阴区感觉减退，以肛门为中心直径 8cm 感觉消失。提睾反射未引出，肛周反射未引出，肛门括约肌松弛。

(三) 辅助检查

术前磁共振(MRI)示：骶管内长 T_1、稍长 T_2 占位性病变，肿瘤强化不明显(图 1-3-4-1、图 1-3-4-3)。

术前 CT 示：骶椎管不规则扩大，骶管内及骶椎前缘可见团块状软组织密度影，内见斑点状钙化；右侧梨状肌受累，病变整体大小约 10.2cm×8.4cm×11.4cm。腰椎生理曲度稍直，L_{2-4} 椎体边缘骨质增生变尖，各腰椎间隙等宽，腰椎椎管有效前后径在正常范围。CT 骨窗：骶椎椎体及附件可见弥漫性骨质破坏(图 1-3-4-4)。

术前 DSA 肿瘤未见明确动脉供血(图 1-3-4-5)。

(四) 术前诊断

骶管内占位性病变。

【术前讨论及临床决策】

(一) 手术指征

1. 患者老年男性，肛周疼痛伴左下肢麻木 6 年，右下肢麻木 2 年，严重影响生活质量。

2. 术前磁共振(MRI)示骶管内巨大占位性病变，骶椎椎体及附件可见弥漫性骨质破坏。

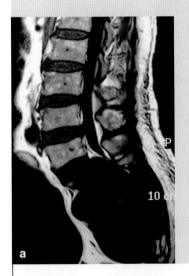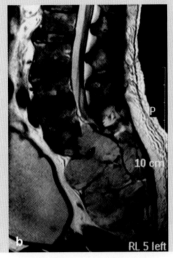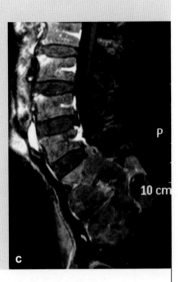

图 1-3-4-1　术前磁共振（MRI）

a. T$_1$ 像；b. T$_2$ 像；c. 强化像

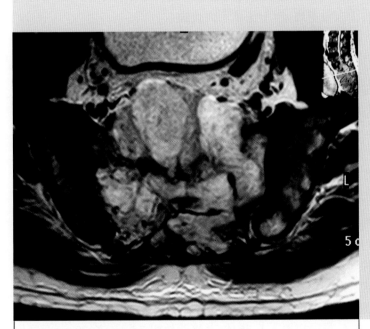

图 1-3-4-2　术前磁共振（MRI）强化水平位

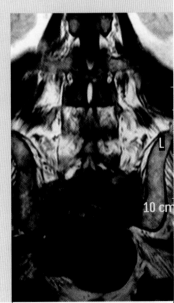

图 1-3-4-3　术前磁共振（MRI）强化冠状位

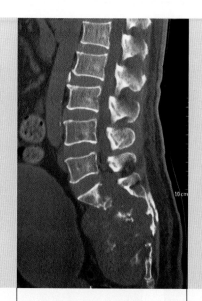

图 1-3-4-4　术前 CT 示
骶椎椎体弥漫性骨质破坏

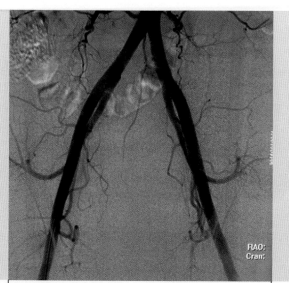

图 1-3-4-5　术前 DSA 肿瘤未见明确动脉
供血

3. 目前骶管肿瘤存在压迫症状,手术指征明确。

4. 术前 DSA 示肿瘤未见明确动脉供血,但患者骨质破坏严重,骶骨前均有肿瘤,肿瘤侵蚀脊椎术中出血较多,术前需给予大量备血,术中注意创面止血。

5. 肿瘤与骶尾神经根关系紧密,术中需电生理监测,充分保护骶神经。

6. 患者骶骨破坏严重,肿瘤切除术后可严重影响骶髂关节稳定性,因此给予一期行腰椎骶髂关节固定融合术。

（二）临床决策

拟行骶管内巨大肿瘤切除＋腰椎骶髂关节固定融合术。

【治疗过程】

（一）手术过程

全麻成功后,安置神经监测电极,体位采取俯卧位;手术入路选择自 L_4 棘突至骶尾骨水平纵行切开,可见骶骨后方骨质缺损,肿瘤向背侧膨胀生长。将骶骨后方残余骨质咬除,暴露肿瘤,可见肿瘤灰红色,质地软,血供丰富,边界不清(图 1-3-4-6),肿瘤中可见马尾神经自其中穿行,显微镜下仔细将右侧 S_1、S_2、S_3 神经及左侧 S_2、S_3 神经暴露并切除周围肿瘤(图 1-3-4-7),骶骨下方可见肿瘤向腹侧生长,骶管前方部分骨质缺损,镜下全切肿瘤,可见后腹膜完整,切除肿瘤后腹膜向背侧膨隆,将肿瘤侵蚀的骨质使用单极灼烧灭活肿瘤,铺止血海绵于后腹膜上,将 2 枚万向螺钉自 L_5 椎弓根置入 L_5 椎体,并将两枚粗 7.5mm,长 70mm 骨螺钉自髂后上棘入钉点进钉,向髋白方向自髂骨翼中置入,使用连接杆将 L_5 椎弓根钉及髂骨钉连接(图 1-3-4-8),植骨于骶髂关节及螺钉周围,置入皮下引流管。并取自体皮下脂肪填塞于切除肿瘤后的空腔中,逐层缝合,手术顺利,术中出血约 4500ml,输红细胞 1600ml,输血浆 400ml。

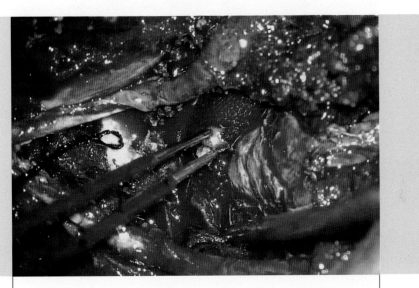

图 1-3-4-6　术中可见肿瘤灰红色,质地软,血供丰富,边界不清

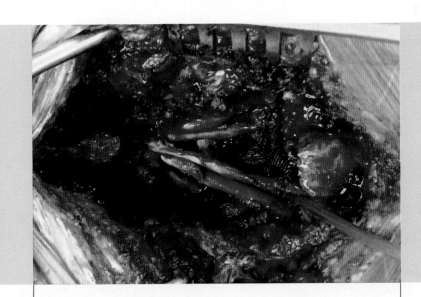

图 1-3-4-7　肿瘤全切后保留双侧 S_1、S_2、S_3 神经根

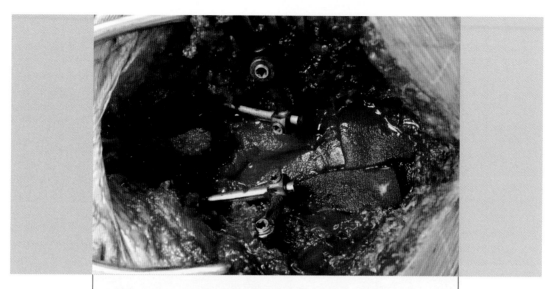

图 1-3-4-8　术后 L₅ 椎弓根钉及髂骨钉连接良好

(二) 免疫组织化学标记

GFAP(−);S-100(+);Vimentin(+);CK(+);EMA(+);CK14(−);CK8/18(+);CEA(−);CK8(+);Ki-67(+1-5%);P53(−);CK18(+);CK5/6(−);P63(−);Syn(−);CgA(−);CD10(−);D2-40(−);Lys(−);CD56(+);IDH-1(−)。

(三) 病理诊断

(骶骨区域)脊索瘤(经典型),伴有肿瘤累及周围软组织。(图 1-3-4-9)

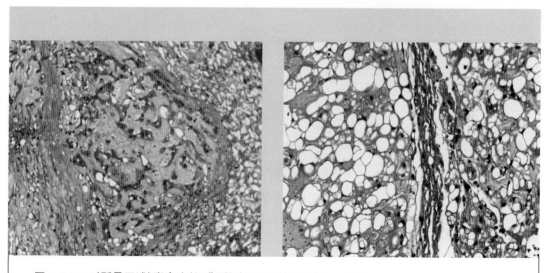

图 1-3-4-9　(骶骨区域)脊索瘤(经典型)病理所见(HE 染色 ×200)

（四）术后恢复情况

　　患者术后恢复顺利,伤口愈合良好,复查磁共振(MRI)示肿瘤切除彻底(图 1-3-4-10),腰椎、髂骨固定良好(图 1-3-4-11)。14 天出院,出院时下肢麻木感减轻,肛周疼痛明显减轻。

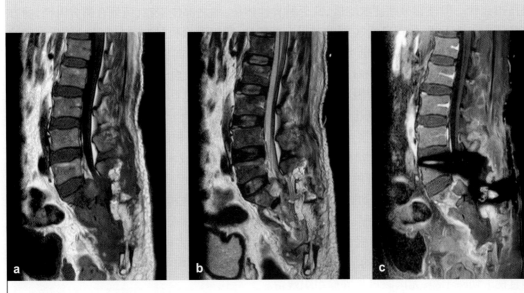

图 1-3-4-10　术后磁共振(MRI)

a. T_1 像;b. T_2 像;c. 强化像

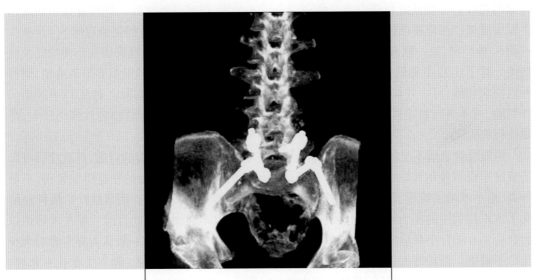

图 1-3-4-11　术后 CT 示腰椎、髂骨固定良好

【经验与体会】

骶骨肿瘤病理类型繁多,以脊索瘤最为常见,目前手术治疗仍为骶骨脊索瘤的主要治疗方式。脊索瘤是一种低度恶性肿瘤,起源于胚胎残余脊索组织,由星形细胞和液滴细胞组成,呈小叶状分布,小叶间有纤维间隔。骶骨脊索瘤的主要临床表现为腰骶部疼痛、肿块及骶神经压迫症状。但该病早期症状隐匿,缺乏特异性体征,加之部位深在,两侧有髂骨阻挡,前方有肠道内气体干扰,使得普通 X 线片难以发现病灶,所以误诊和漏诊时有发生。待疾病确诊时,肿瘤多已经体积巨大,向前方可压迫盆腔脏器和大血管,向后方可突入椎管压迫马尾神经,难以进行完整切除。且肿瘤周围解剖结构复杂,毗邻的大血管多,肿瘤的供养血管丰富,因此手术风险大,术中常出现瞬间大量出血,导致患者休克甚至死亡。但脊索瘤早期症状轻微、不典型,至确诊时往往体积巨大,难以进行完整切除。

目前传统手术多采用肿瘤 + 骶骨切除,以减少手术出血和保证肿瘤全切除。但当肿瘤上极超过 S_1 水平时,切除肿瘤时往往很难保留骶部神经,造成术后大小便功能丧失,虽然肿瘤全切除,但严重影响了患者的术后生存质量。本病例肿瘤已超过 S_1 水平,S_{1-5} 各神经均受累。作者采用局部包膜完整切除结合局部分块切除的方法在神经电生理监测下切除肿瘤,沿肿瘤下极完整分离切除肿瘤,在肿瘤上极沿双侧 S_{1-3} 神经根穿出的部位分块切除肿瘤,切除过程中尽可能不损伤神经根,在分块切除肿瘤的过程中,将神经根梳理出来,完好保留。在双侧 S_{1-3} 神经根全部保留的情况下,患者术后大小便功能均可确切保留。肿瘤切除应做到直视下切除干净,无肉眼可见肿瘤组织残留。

当肿瘤侵犯骶髂关节或切除肿瘤后骶髂关节受损时,均建议 I 期行腰 - 骶髂关节内固定重建术,恢复局部稳定性。通常采用 L_5 椎弓根置钉,髂骨置钉,然后连接杆固定,在 L_5 及骶髂骨之间植骨融合。

可用吸收性明胶海绵夹裹大剂量甲氨蝶呤填充肿瘤切除后的残腔,既可止血,又同时进行局部化疗。常规放置负压引流。伤口愈合后 4~8 周,行辅助性放疗。骶骨脊索瘤切除术中保留骶神经根应遵循的原则为:在不影响肿瘤切除的情况下,尽可能保留双侧 S_{1-2} 及至少一侧 S_3 神经根,或一侧 S_{1-3} 神经根,并配合适当的功能锻炼以最大限度保留大小便功能及性功能。对于 S_3 以下的低位骶骨脊索瘤患者,若肿瘤体积较小,与周围组织界限尚清楚,则行肿瘤整块切除,可一并切除 S_{4-5} 神经根;若肿瘤体积较大,则行分块切除。对 S_3 以下肿瘤病灶切除,可不进行稳定性重建,而对于 S_2 以上的肿瘤病灶切除后,脊柱稳定性损伤较大,需要进行内固定。

对骶骨脊索瘤不主张术前放疗,因为术前放疗达不到根治脊索瘤的目的,且放疗后可以造成肿瘤组织骨化和软组织瘢痕化,肿瘤体积虽然缩小,但与神经根的粘连更加紧密,不易分离,给手术增加难度,延长手术时间,增加出血量且影响伤口愈合。而且放疗后骶神经耐受手术牵拉刺激的能力减弱,术后神经功能障碍的发生率增加。因此目前一般在术后切口愈合后 4~6 周行小剂量局部放疗,来杀灭残留的瘤细胞,预防复发。一般认为脊索瘤对全身化疗不敏感。但局部大剂量化疗能够起到有效杀灭肿瘤细胞的作用。随着手术技术和放、化疗等辅助治疗技术的发展,对骶骨脊索瘤进行综合治疗手段的改进,骶骨脊索瘤的治疗效果不断提高,运用显微神经外科技术结合术中神经电生理监测,既可做到肿瘤全切,又可最大限度保留神经功能,提高患者术后生存质量。

五、枕大孔脊膜瘤合并寰枢椎脱位

【病例 1-3-5 摘要】

患者青年女性,24 岁,主因间断颈部疼痛 6 个月,加重伴四肢乏力 1 周入院。患者 6 个月前无明显诱因感颈部疼痛,持续数分钟,休息后可缓解,无放射痛,夜间疼痛明显,当地医院考虑脊椎骨质增生,口服药物治疗,无明显疗效。1 周前颈部疼痛加重,同时出现四肢乏力,胸部以下麻木感,右侧重,右手精细活动受限,右上臂抬举困难,当地医院颈椎磁共振发现椎管内占位。为求进一步治疗来我院就诊,以"椎管内占位病变"收入院。

【病例 1-3-5 资料】

(一)病史

患者青年女性,24 岁,间断颈部疼痛 6 个月,加重伴四肢乏力 1 周入院。

(二)查体

神清,双瞳孔等大等圆,对光反射灵敏,面纹对称,伸舌居中,颈软,双肺呼吸音清,脊柱无畸形,双侧肋弓以下皮肤针刺痛觉减退,右上肢近端肌力Ⅲ级,远端肌力Ⅳ级,左上肢肌力Ⅳ级,右下肢肌力Ⅳ级,余肢体肌力、肌张力正常,腱反射对称引出,病理反射未引出。

(三)辅助检查

影像学检查发现枕骨大孔区占位性病变,强化明显,考虑脊膜瘤可能(图 1-3-5-1、图 1-3-5-2),术前 CT 可见寰齿间隙增大,寰枢椎关节脱位(图 1-3-5-3)。

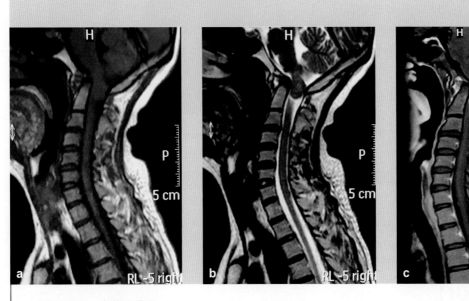

图 1-3-5-1 术前磁共振

a. T$_1$ 像;b. T$_2$ 像;c. 强化像

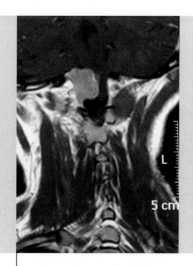
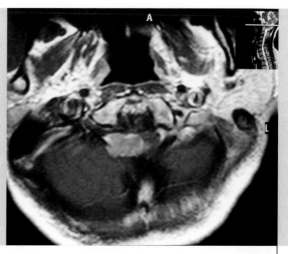

图 1-3-5-2　磁共振冠状位及轴位像

（四）术前诊断

椎管内占位性病变（C_{0-1}），寰枢椎脱位，颅底凹陷，寰枕融合。

【术前讨论及临床决策】

（一）手术指征

1. 间断颈部疼痛 6 个月，加重伴四肢乏力 1 周，口服药物治疗无效。

2. 影像学资料：术前磁共振（MRI）示枕大孔水平至 C_1 水平脊髓右后方占位，考虑脊膜瘤。

3. 术前颈椎三维 CT 提示寰枢椎脱位及颅底凹陷症。

4. 根据以上资料，诊断颅颈交界区占位病变伴寰枕畸形。患者寰枢椎脱位伴颅底凹陷症，行后路肿瘤切除术

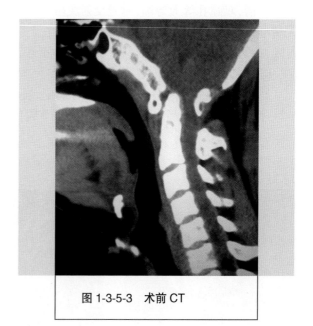

图 1-3-5-3　术前 CT

后，可加重颅颈交界区不稳定，且故术中应一期行枕颈固定融合术，保证手术效果，预防颅颈交界区不稳定出现。

（二）临床决策

颈后正中入路肿瘤切除＋枕颈固定融合术。

【治疗过程】

（一）手术过程

患者取俯卧位，三钉头架固定头部，取颈后正中直切口 8cm，术中电生理监测辅助。显

露枕外粗隆，枕大孔后缘、C_{1-3}棘突及两侧椎板，见 C_1 后弓与枕大孔后缘融合，咬除右侧枕大孔后缘，显露局部硬膜，纵行剪开硬膜，见肿瘤位于脑干腹侧偏右，灰红色，质地软，血供中等，边界尚清，压迫脑干及脊髓，镜下全切肿瘤。脑干及脊髓保护完好，严密缝合硬膜，然后在 C_2 两侧各置椎弓根万向螺钉 1 枚，共 2 枚，塑形两侧连接杆，用 4 枚枕骨钉将连接杆枕骨端固定于枕骨上，枕枢间撑开后固定 C_2 螺钉顶丝，置横梁 1 套，固定满意后，过氧化氢溶液冲洗，无活动性出血，皮下置引流管 1 根，逐层缝合。

（二）病理诊断

非典型脑脊膜瘤。

（三）术后恢复情况

术后患者恢复好，肋弓以下麻木减轻，右上肢肌力Ⅲ级，右下肢肌力Ⅳ级，余肢体肌力、肌张力正常，腱反射对称引出，病理反射未引出。复查颈椎磁共振（MRI）示肿瘤全切（图 1-3-5-4）；颈椎 CT 三维重建提示内固定物位置满意（图 1-3-5-5）。

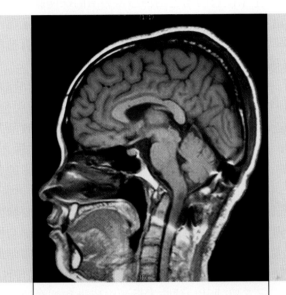

图 1-3-5-4　术后磁共振（MRI）

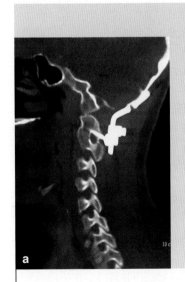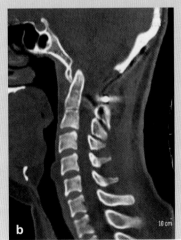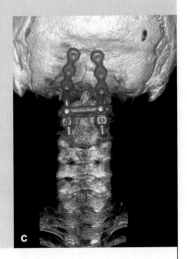

图 1-3-5-5　术后 CT 及三维重建

a、b. CT；c. 三维重建

【经验与体会】

　　椎管内脊膜瘤是良性肿瘤,多见于中老年人,女性多见,80%发生于胸椎管内,上颈椎及枕骨大孔区也是好发部位,下颈椎及腰段椎管少见。绝大多数为硬膜下生长,约10%跨硬脊膜生长或完全位于硬膜外。脊膜瘤通常发生于硬脊膜附近的神经根周围的蛛网膜帽状细胞,所以脊膜瘤多位于脊髓侧方。脊膜瘤也可起源于软膜或硬脊膜的成纤维细胞,提示可能起源于中胚层组织。临床症状一般为受累节段肢体麻木、乏力,以及根性疼痛等,少有造成严重肢体运动障碍。磁共振(MRI)一般可确诊,增强后硬膜尾征为其特征性表现。

　　枕骨大孔区脊膜瘤,尤其位于腹侧者,手术难度大,术后可能出现呼吸障碍,饮食呛咳,吞咽困难,肢体感觉运动障碍等,手术必须精细操作。而枕骨大孔区肿瘤合并寰枢椎脱位、颅底凹陷者较罕见,术前必须认真阅片,避免漏诊。因枕大孔区肿瘤切除后,可能导致颅颈交界区不稳,如果合并寰枕畸形,更进一步导致术后不稳定,可能出现严重并发症,如昏迷、呼吸困难、声音嘶哑、吞咽困难及肢体感觉、运动障碍等。所以术前应仔细查看各种影像资料,尽量减少并发症出现。

　　本病例经术前评估,诊断为:枕骨大孔区脊膜瘤合并颅底凹陷、寰枢椎脱位。需要俯卧位下,采用显微神经外科技术切除脑干腹侧脊膜瘤,术中要仔细辨别并分离肿瘤基底部与椎动脉及其分支粘连的部分,保护好椎动脉及其分支是手术成败的关键。全切肿瘤后需要严密缝合硬膜。然后,经枕骨和C_2椎弓根置钉,行枕颈固定融合术,维护手术后枕颈稳定性。因为手术在硬膜下切除肿瘤,又有置入的固定支架,所以,预防术后颅内感染和脑脊液漏也非常重要,必要时需行术后腰大池引流。

参 考 文 献

［1］邱军,范涛,赵新岗,等.父女同患椎管内蛛网膜囊肿2例报告及文献复习.中国微侵袭神经外科杂志,2014,19(10):464-465.

［2］侯哲,范涛,赵新岗,等.脊髓蛛网膜炎合并脊髓空洞的显微手术治疗.中国微侵袭神经外科杂志,2013,18(11):490-492.

［3］侯哲,范涛,赵新岗,等.硬脊膜外粒细胞肉瘤1例报告.中国脊柱脊髓杂志,2013,23(11):1055-1056.

［4］范涛,赵新岗,孙鹏,等.显微手术结合脊柱内固定技术治疗椎管内外沟通性肿瘤(附129例报告).中华神经外科杂志,2013,29(9):871-875.

［5］王跃龙,黄思庆.不同术式切除椎管内肿瘤对脊柱稳定性的影响.中华神经外科杂志,2013,29(3):313-315.

［6］石鑫,姜梅,郝玉军,等.经半椎板入路切除椎管内肿瘤.中华神经外科疾病研究杂志,2010,9(6):533-535.

［7］Bansal S,Ailawadhi P,Suri A,et al. Ten years' experience in the management of spinal intramedullary tumors in a single institution. J Clin Neurosci,2013,20(2):292-298.

［8］李玉伟,王海蛟,严晓云,等.单开门椎管成形显微手术治疗颈椎管髓外硬膜内肿瘤[J].中华神经外科杂志,2015,31(9):928-931.

［9］Manzano GR,Gizelda C,Wang MY,et al. A prospective,randomized trial comparing expansile cervical laminoplasty and cervical laminectomy and fusion for multilevel cervical myelopathy. Neurosurgery,2012,70

(2):264-277.

[10] Kim CH,Chung CK. Surgical outcome of a posterior approach for large ventral intradural extramedullary spinal cord tumors. Spine,2011,36(8):531-537.

[11] 陈仲强,党耕町,高子芬,等. 脊柱骨软骨瘤. 中华骨科杂志,1997,17(12):48-50.

第四节　椎管内外沟通肿瘤

一、恶性外周神经鞘瘤（C_2）

【病例 1-4-1 摘要】

患者青年男性,1个月前无明显诱因感右手示指、中指、环指麻木,持续数小时,休息后缓解,同时感右肩部疼痛,持续数十分钟,就诊于当地医院,未明确诊断,给予中医膏药等治疗,效果不佳。半个月前患者感麻木范围扩大,右手、右前臂前方麻木感持续存在,无明显缓解,右手握持稍受影响。疼痛范围扩大至双侧枕颈部,性质钝痛,右侧明显,晨起时症状较重。后行颈椎磁共振检查,发现椎管内外占位性病变,为进一步治疗,来我院就诊,以椎管内外占位性病变收入我科。

【病例 1-4-1 资料】

（一）病史

患者男性,26岁,主因间断右上肢麻木疼痛1个月余,加重2周入院。

（二）查体

患者神清,双瞳孔等大等圆,对光反射灵敏,伸舌示齿居中,颈软,双肺呼吸音清,右颈部局部痛触觉减弱,四肢活动自如,肌力正常,生理反射存在,病理反射未引出。

（三）辅助检查

术前磁共振（MRI）示：C_{2-3}椎体水平椎管内可见团块状等T_1等T_2信号影,跨椎间孔生长,右侧椎间孔扩大（图1-4-1-1）,强化扫描呈明显均匀强化,脊髓受压推挤向左偏移（图1-4-1-2）。

（四）术前诊断

椎管内外占位性病变（C_2）。

【术前讨论及临床决策】

（一）手术指征

1. 患者临床症状出现1个月,进展较快,右上肢疼痛及麻木影响日常生活。

2. 辅助检查提示颈椎管内外沟通占位,通过C_{2-3}右侧椎间孔向椎管外生长,磁共振强化明显,手术指征明确,无绝对手术禁忌证。

3. 鉴于肿瘤体积不大,且偏向一侧生长,由椎间孔向椎管外生长,可行半椎板入路。

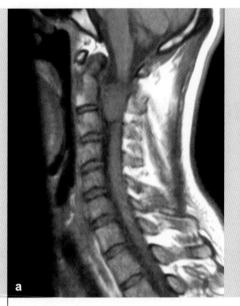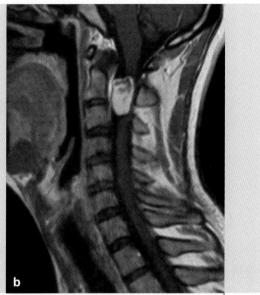

图 1-4-1-1　术前磁共振（MRI）

a. T$_1$ 像；b. 强化像

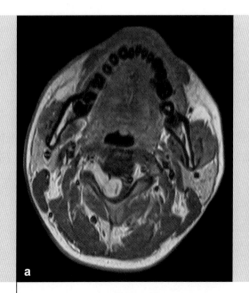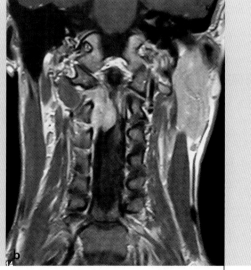

图 1-4-1-2　术前磁共振（MRI）强化

a. 轴位；b. 冠状位

4. 术中完全切除椎管内肿瘤,后探查椎间孔,尽可能切除椎间孔内肿瘤,充分松解受压神经根。

5. 半椎板入路可保证脊柱稳定性,不需要行内固定术。

（二）临床决策

拟行颈后正中半椎板入路椎管内外肿瘤切除术。

【治疗过程】

（一）手术过程

患者取左侧卧位,连接电生理监测电极。碘伏消毒后三钉头架固定,取颈后正中直切口,逐层切开皮肤、皮下,分离两侧肌肉,向两侧牵开皮肤肌瓣,显露 C_2 棘突及右侧椎板,咬骨钳咬除 C_2 右侧部分椎板及黄韧带,见 C_{2-3} 右侧椎间孔扩大,肿瘤向椎间孔内生长。悬吊硬膜后,沿正中剪开,见肿瘤位于髓外硬膜下,与 C_3 后根粘连紧密。色灰白,质地软,边界尚清,血供中等,镜下切除椎管内病变后,探查并切除大部右侧椎间孔内病变,自体脂肪组织修补缝合硬膜,逐层缝合肌肉、筋膜、皮下及皮肤。

（二）免疫组织化学标记

GFAP（-）;Olig-2（-）;S-100（+）;Vimentin（+）;CK（-）;EMA（-）;Syn（+）;NSE（少数 +）;Ki-67（+25%）;P53（-）;NF（少数 +）;MBP（+）;INI-1（部分 +）;Nestin（+）;1 : Ki-67（+15-20%）;P53（-）。

（三）病理诊断

恶性外周神经鞘瘤（MPNST）,WHO Ⅲ级。（图 1-4-1-3）

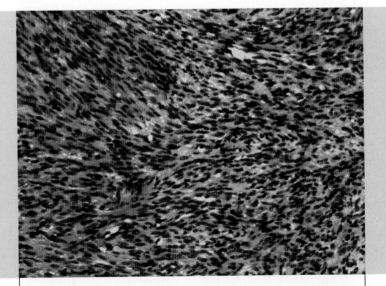

图 1-4-1-3 恶性外周神经鞘瘤（MPNST）,WHO Ⅲ级病理所见（HE 染色 ×200）

（四）术后恢复情况

术后患者肢体活动同术前,颈部疼痛较术前缓解。术后 1 周复查磁共振(MRI)示肿瘤全切满意(图 1-4-1-4~ 图 1-4-1-6)。患者术后 10 天出院。

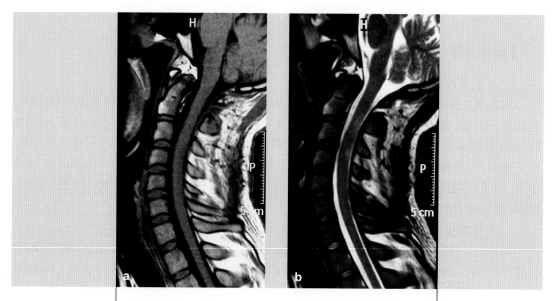

图 1-4-1-4　术后 1 周磁共振(MRI)

a. T$_1$ 像;b. T$_2$ 像

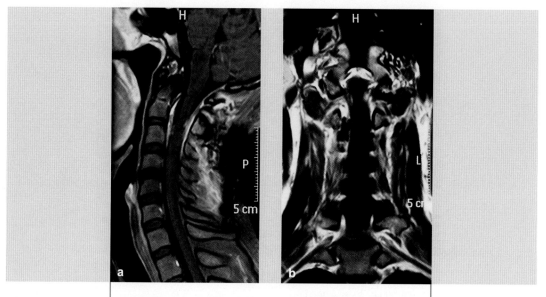

图 1-4-1-5　术后 1 周磁共振(MRI)强化

a. 矢状位;b. 冠状位

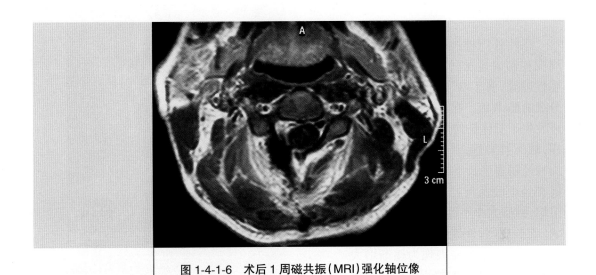

图 1-4-1-6　术后 1 周磁共振（MRI）强化轴位像

　　出院后建议患者行放疗，减少肿瘤复发几率。患者于外院行 30 次颈髓局部放疗。术后半年复查磁共振，未见肿瘤复发（图 1-4-1-7、图 1-4-1-8）。

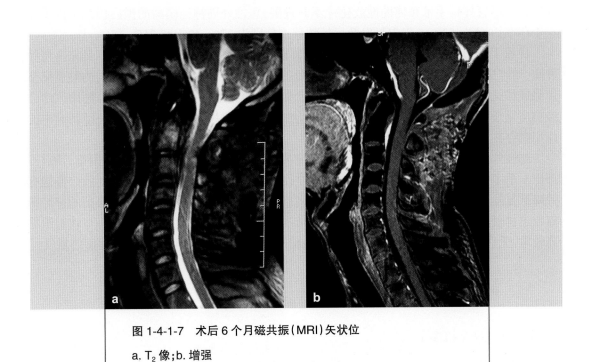

图 1-4-1-7　术后 6 个月磁共振（MRI）矢状位

a. T_2 像；b. 增强

【经验与体会】

恶性外周神经鞘瘤是指来源于周围神经或显示向神经鞘膜分化的恶性肿瘤,属于 WHO 神经系统肿瘤分级的Ⅲ~Ⅳ级。在人群中发病率低,可发生于身体任何部位,临床表现多样,缺乏特异性,预后较差。恶性外周神经鞘瘤生长于神经束,但经常突破神经束膜及神经外膜侵犯邻近软组织,肿瘤大小不等,为结节状,分叶状,或不规则,外周常见厚薄不一的假包膜。临床主要表现为逐渐增大的肿块,伴或不伴肿物引起的压迫症状、远处肢体麻木及放射性疼痛等症状,患者多表现为颈肩痛、腰背痛以及神经分布区域的肢体麻木、乏力等症状。

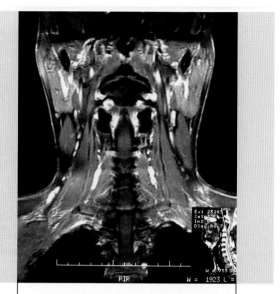

图 1-4-1-8　术后 6 个月磁共振（MRI）冠状位

治疗方面手术切除是首选的方法,手术应做到尽可能全切病变。和其他软组织肉瘤一样,恶性外周神经鞘瘤有较高的复发率,也更加容易原位复发。辅助或新辅助放疗已经被应用于控制软组织肉瘤的复发。化疗作用尚有争议。肿瘤远处转移亦不少见,最常见的为肺部转移。尽管外科手术和辅助性放化疗不断进展,恶性外周神经鞘瘤的预后仍然不乐观,5年生存率约 16%~53%,5 年内复发及远处转移率分别为 27%~42% 和 26%~65%。

目前手术切除是首选的治疗方法,是改善预后最重要的因素。手术的目标是完全切除肿瘤,切缘应达到组织学阴性。要达到这个目的,往往需要行包括神经束干在内的肿瘤完整切除或扩大切除肿瘤周围受侵犯软组织。恶性外周神经鞘瘤有较高的复发率,辅助放疗已经被应用于控制肿瘤的复发,作为术后常规治疗手段。化疗目前在恶性外周神经鞘瘤中的作用尚存在争议。

恶性外周神经鞘瘤是较为少见的一种神经肿瘤,在诊断和治疗上仍然存在困难,预后不理想。手术切除是最为有效的治疗方法,完全切除肿瘤是手术的关键,术后辅助放疗亦能有效降低复发率,化疗的效果尚不确切。该患者临床症状进展较快,术前考虑为典型的神经鞘瘤压迫神经,引起疼痛。术中看肿瘤边界并不是完全清楚,特别是椎管外部分,与软组织粘连较重,无法行全切,结合病理恶性外周神经鞘瘤,术后辅助放疗,可有效控制肿瘤的复发。

二、血管脂肪瘤(T_{5-6})

【病例 1-4-2 摘要】

患者女性,48 岁,半年前无明显诱因感右腿乏力,表现为上楼时抬举吃力,晚间睡眠时感右下肢麻木,活动后有所缓解,此后症状间断发作,偶感小便费劲,于当地医院就诊,按腰椎退行性变行针灸等治疗,无明显缓解。1个月前感麻木范围扩大,左侧膝盖出现麻木感,同时感腰部不适,右侧大腿有束缚感,于当地医院行磁共振检查,发现胸椎椎管内占位,为进一步治疗,来我院门诊就诊,门诊以"椎管内占位性病变"收入我科。

【病例 1-4-2 资料】

(一) 病史

患者中年女性,间断右腿麻木无力半年余,加重伴左膝盖麻木及腰部不适1个月入院。

(二) 查体

神清,双瞳孔等大等圆,对光反射灵敏,颈软,无抵抗,四肢活动正常,肌力及肌张力正常,右侧 T_7 水平支配区以下触觉稍减退,生理反射存在,病理征未引出。

(三) 辅助检查

术前磁共振(MRI):T_{5-6} 椎管及左侧椎间孔内可见不规则状等 T_1 稍长 T_2 信号影,T_5 椎体后缘受累,邻近脊髓受压明显变形并向右前移位,T_{5-6} 左侧椎间孔扩大。胸椎生理曲度存在,胸椎椎间盘未见膨出,各椎间隙宽窄一致。增强扫描后,T_{5-6} 椎管及左侧椎间孔病变可见明显强化影,大小约 4.1cm×2.4cm×3.3cm(图 1-4-2-1~图 1-4-2-3)。

术前CT:T_{5-6} 左侧椎间孔区可见团片状等密度影,CT值约34Hu,大小约 3.1cm×2.1cm×2.1cm,累及椎间孔内外(图 1-4-2-4)。各椎间盘未见明显突出及膨出,胸椎椎管不窄。

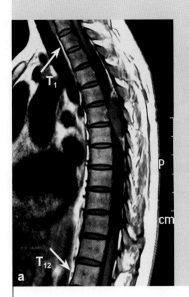
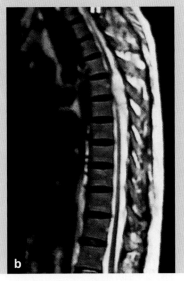
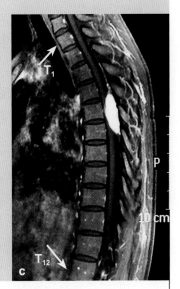

图 1-4-2-1　术前磁共振(MRI)显示 T_{5-6} 水平椎管内梭形等 T_1、长 T_2 异常信号影,强化明显,肿瘤依附于硬膜,两端尖细,呈钢笔尖样

a. T_1 像;b. T_2 像;c. 强化像

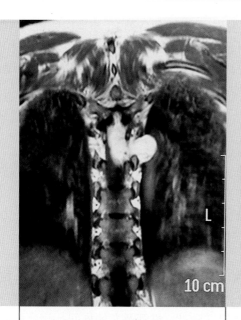

图 1-4-2-2　磁共振(MRI)强化冠状位可见肿瘤通过左侧椎间孔向外生长

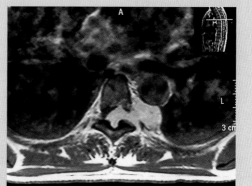

图 1-4-2-3　磁共振(MRI)轴位示肿瘤位于椎管左侧,向左侧椎间孔生长,脊髓受压向侧方移位

(四)术前诊断

椎管内外沟通肿瘤(T_{5-6})。

【术前讨论及临床决策】

(一)手术指征

1. 患者中年女性,间断右腿麻木无力半年余,加重伴左膝盖麻木及腰部不适 1 个月,严重影响生活质量。

2. 术前磁共振(MRI)显示等T_1稍长T_2信号影,强化明显,与神经源性肿瘤影像学特点不相符。

3. 患者左侧肢体麻木明显,脊髓向对侧受压,手术指征明确。

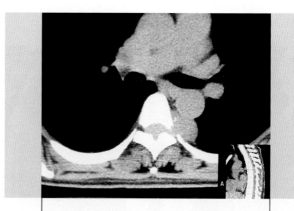

图 1-4-2-4　术前 CT 可见 T_{5-6} 左侧椎间孔略有扩大

4. 肿瘤生长于左侧,通过左侧椎间孔向外生长,且与左侧神经根关系紧密,可行左侧半椎板入路,以保证脊柱稳定性,不需要内固定。

5. 术中给予神经电生理监测,鉴于肿瘤椎管外部分向前外侧生长,且体积较大,术中分块切除肿瘤,显微操作需轻柔仔细,减少对相关神经根的刺激及牵拉,充分松解粘连神经根,对于椎管外部肿瘤可依术中情况决定切除范围。

（二）临床决策

拟行背部后正中半椎板入路椎管内肿瘤切除术。

【治疗过程】

（一）手术过程

全麻成功后，患者俯卧位，安置神经监测电极，取背部后正中直切口，逐层切开皮肤、皮下，分离肌肉，向两侧牵开，暴露 T_{4-6} 棘突及两侧椎板，咬骨钳咬除 T_{5-6} 左侧部分椎板，见肿瘤位于硬膜外，暗红色，质软，血供丰富，边界尚清，通过 T_{5-6} 左侧椎间孔向椎管外生长，椎管内肿瘤镜下全切，大小约 4cm×2cm×2cm，椎管外肿瘤未强行切除，术后电生理监测曲线同术前，逐层缝合肌肉、筋膜、皮下及皮肤。

（二）免疫组织化学标记

CD34（+）；CD31（+）；CD68（-）；FacⅧ（+）；Actin（+）；Desmin（-）；SMA（+）；LCA（-）；ERG（+）；NeuN（-）；GFAP（-）；Olig-2（-）；S-100（+）；Vimentin（+）；Lys（-）；特殊染色：弹力纤维（-）。

（三）病理诊断

（T_{5-6} 椎管内硬膜外）送检破碎组织，镜下见增生的毛细血管，以及扩张的体积较大的血管，似海绵状血管瘤及静脉血管瘤改变；伴有散在分布的成熟脂肪组织。考虑为血管脂肪瘤。（图 1-4-2-5）

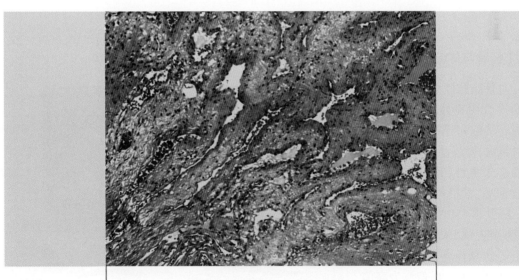

图 1-4-2-5　血管脂肪瘤病理所见（HE 染色 ×200）

（四）术后恢复情况

术后患者恢复顺利，伤口愈合良好。左侧肢体麻木较术前明显减轻。复查磁共振（MRI）示椎管内肿瘤切除彻底（图 1-4-2-6、图 1-4-2-7），椎管外侧肿瘤部分残留（图 1-4-2-8）。

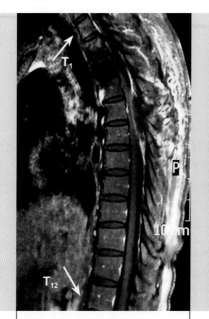

图 1-4-2-6　术后磁共振（MRI）矢状位

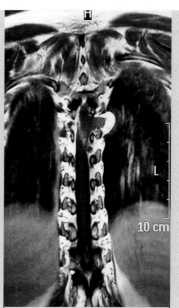

图 1-4-2-7　术后磁共振（MRI）冠状位

【经验与体会】

血管脂肪瘤是一种比较少见的椎管内良性肿瘤,由成熟的脂肪细胞和异常增生的活跃血管组成,常发生于中年患者,女性多于男性,其中胸段硬膜外较常见,常沿椎体呈梭形生长。磁共振（MRI）示肿瘤呈梭形,两端尖细,依附于硬膜,肿瘤由脂肪和血管两部分组成,脂肪组织在 T_1、T_2 像均为高信号,压脂像为低信号,血管组织在 T_1 像为低信号,T_2 像为高信号,强化后明显增强,当肿瘤以脂肪成分为主时 T_1 像信号高,

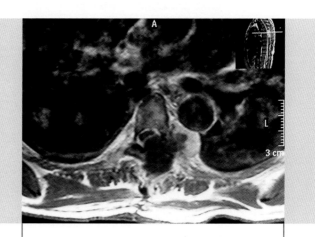

图 1-4-2-8　术后磁共振（MRI）轴位

较硬膜外脂肪像略低,以血管成分为主时 T_1 像低信号区较大,可表现为密度不均影像,当肿瘤中以毛细血管和静脉占优势时,可见不均匀强化。

目前公认椎管内硬膜外血管脂肪瘤的最有效治疗方法为手术切除,手术目的是解除脊髓压迫,促使神经功能最大限度的恢复,当肿瘤出现急性出血,可压迫脊髓引起截瘫。由于肿瘤大多位于硬脊膜的后外侧,且肿瘤与硬脊膜的粘连一般不紧密,手术切除并不困难。但是由于肿瘤含有较多的血管成分,因此剥离肿瘤时可能出血较多,此时应仔细止血,同时注意保护脊髓、神经根等重要结构。血管脂肪瘤常偏一侧生长,可行半椎板入路,从而最大限度地保证脊柱稳定性。血管脂肪瘤中血管丰富,肿瘤出血时及时采用双极电凝或吸收性明胶海绵止血,待止血彻底后再操作。肿瘤与硬膜及神经根粘连紧密时,可先游离肿瘤组织再切除,严禁强行剥离肿瘤,以减少血管出血及神经损伤,在探查硬膜和神经根的同时,小心切除椎管内肿瘤,切除肿瘤后应见硬膜膨起。对于椎管内外沟通的肿瘤,目前大多数认为有条件的也应争取一期切除,先切除椎管内的肿瘤,然后再切除椎管外的部分。鉴于肿瘤生长极为缓慢,术后不需要进行放疗。椎管内血管脂肪瘤的治疗原则为早期诊断和治疗,术前准备充分,预防肿瘤出血,术中手术操作仔细。

三、血管脂肪瘤(T_{4-6})

【病例 1-4-3 摘要】

患者女性,45 岁,病史较短,病情进展迅速,3 个月前患者无明显诱因出现左小腿麻木感,休息后无缓解,无疼痛。数天后左足、左侧大腿、右下肢相继出现麻木感,自诉偶感左腿行走无力,1 个月前麻木范围逐渐扩大至肚脐上,同时偶感腹部束带感,患者诉大便不受控制,2 周前于当地医院住院治疗,给予激素、营养神经、脱水等治疗,疗效欠佳,行磁共振(MRI)检查考虑 T_{4-6} 硬膜外、椎旁占位性病变,后为进一步治疗,来我院门诊就诊,门诊以"椎管内占位性病变"收入我科。

【病例 1-4-3 资料】

(一)病史
患者中年女性,主因双下肢麻木无力感 3 个月余入院。

(二)查体
神清语利,生命体征平稳,双瞳孔等大等圆,对光反射灵敏,颈软,无抵抗,耸肩双侧对称有力左下肢近端肌力 V- 级,余肢体肌力、肌张力正常,腱反射双侧对称引出,T_7 神经支配区以下痛触觉减退。

(三)辅助检查
磁共振(MRI)检查:T_{4-6} 椎管内硬膜外可见梭形状稍长 T_1 长 T_2 信号影,内可见斑片状稍短 T_1 信号影(图 1-4-3-1),相应硬膜囊及脊髓受压左偏,病变累及右侧 T_{4-6} 椎间孔及右椎旁(图 1-4-3-2)。T_5 椎体受累,可见小片状混杂 T_1 长 T_2 信号影。L_1 椎体及右侧椎弓根可见片状短 T_1 长 T_2 信号影。胸椎生理曲度直,胸椎间盘椎间隙宽窄一致。增强后,T_{4-6} 椎管内硬膜外、右侧 T_{4-6} 椎间孔及右椎旁可见不规则明显强化,大小约 4.1cm×2.6cm×11.6cm。L_1 右侧椎弓根区可见片状强化影(图 1-4-3-3)。术前 CT 示骨质破坏。(图 1-4-3-4)

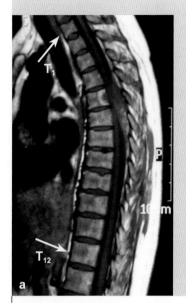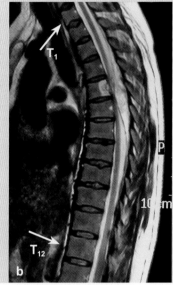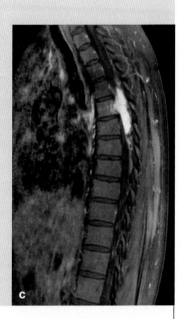

图 1-4-3-1　磁共振(MRI)显示 T_{4-6} 水平椎管内梭形等 T_1、稍高 T_2 信号影,肿瘤强化明显,依附于硬膜

a. T_1 像;b. T_2 像;c. 强化像

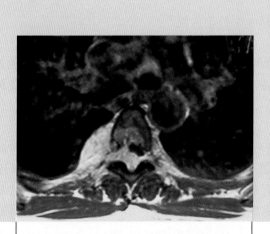

图 1-4-3-2　磁共振(MRI)轴位示肿瘤位于椎管右侧,向右侧椎间孔生长

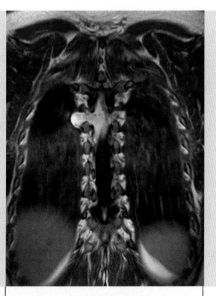

图 1-4-3-3　磁共振(MRI)冠状位可见肿瘤通过右侧椎间孔向外生长

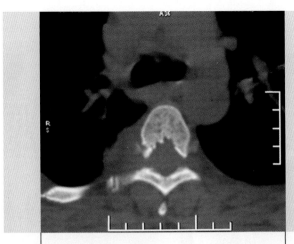

图 1-4-3-4　术前 CT 可见 T_{4-5} 右侧椎间孔骨质受侵蚀

（四）术前诊断

椎管内外沟通性肿瘤（T_{4-6}）

【术前讨论及临床决策】

（一）手术指征

1. 患者病史 3 个月，曾尝试中医按摩等保守治疗无效，临床症状明显，逐渐加重。

2. 影像学检查发现胸椎管内外沟通性占位，脊髓受压明显，存在明确手术指征。

3. 完善术前检查，无绝对手术禁忌证。

4. 患者椎管外病变较大，全切肿瘤困难，可联合胸科医师行开胸手术，鉴于手术创伤大，具体术式可根据术中情况而定。

5. 术前磁共振（MRI）增强扫描病变明显强化，提示血供丰富，术中出血可能较多，预约术中血液回吸收，术前需备血。

（二）临床决策

拟行联合胸科医师行背部后正中入路椎管内病变探查切除术 + 右侧腋后线入路胸腔病变探查切除术。

【治疗过程】

（一）手术过程

术前行 CT 定位 T_{4-6} 棘突，患者取左侧卧位，标记背部后正中定位节段直切口约 8cm，右腋后线纵行直切口约 5cm。逐层切开皮肤、皮下组织，显露 T_{4-6} 棘突，咬除 T_{4-5} 右侧椎板，T_6 右侧上半椎板，见硬膜外部分病变呈灰褐色，质地稍韧，边界尚清。通过 T_{5-6} 椎间孔向椎管外突出。椎管内肿瘤压迫硬膜囊向左侧，局部神经根受压。T_5 椎体右后方被侵袭。分块切除椎管内肿瘤，术中冰冻提示血管源性肿瘤可能性大，出血汹涌（30 分钟，2000ml）。未勉强切除椎间孔及椎旁胸腔内肿瘤，向家属交代情况，终止手术。术中输注自体回收血 1000ml，异体红细胞 400ml，异体血浆 600ml。

术后肢体活动同术前，给予常规激素，脱水，抗炎补液对症支持治疗。轻度贫血给予口服药物纠正。

（二）病理诊断

（T_{4-6} 椎管内外）送检组织，镜下见发育各阶段的成熟毛细血管在纤维结缔组织内呈岛屿状分布，其内散在部分脂肪细胞，考虑诊断血管脂肪瘤。术后患者四肢肌力、肌张力正常，腹部束带感，胸闷喘憋感消失。术后，麻木感有所减轻。复查胸椎磁共振（MRI）提示椎管内病变全切，椎间孔内病变及胸腔内病变残留（图 1-4-3-5~ 图 1-4-3-7）。

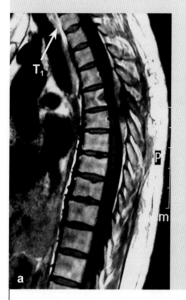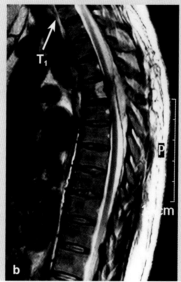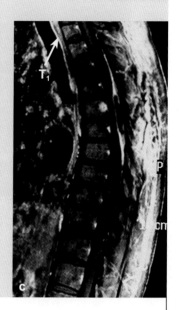

图 1-4-3-5　术后磁共振（MRI）矢状位

a. T$_1$ 像；b. T$_2$ 像；c. 强化像

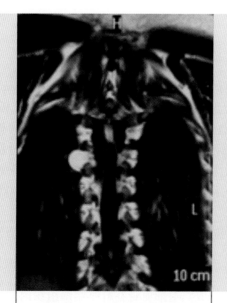

图 1-4-3-6　术后磁共振（MRI）
冠状位

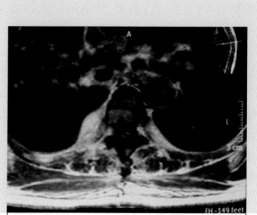

图 1-4-3-7　术后磁共振（MRI）轴位

【经验与体会】

血管脂肪瘤是含成熟脂肪组织和异常血管成分的良性间质肿瘤，多发生于躯干或肢体的皮下及肾脏等部位，位于椎管内的血管脂肪瘤较少见，仅占所有椎管内硬膜外肿瘤的2%~3%。多数学者认为此肿瘤由分化为脂肪或血管组织的多能干细胞受到非特异性刺激而形成。

椎管内血管脂肪瘤中老年女性多发，绝大多数位于胸段，特别是下胸段多见，常位于脊髓背侧，颈、腰段少见。临床表现主要为肿瘤压迫症状，受累平面以下的肢体麻木、疼痛、无力及感觉运动障碍等。往往以双足感觉异常起病，呈进行性加重，发展到下肢无力及僵直，晚期会出现括约肌功能障碍。

MRI 检查为诊断的金标准，肿瘤的 MRI 信号由脂肪和血管两部分构成。脂肪组织 T_1WI 及 T_2WI 为高信号，与皮下脂肪组织信号相近，在脂肪抑制像呈低信号。血管成分在 T_1WI 呈低信号，T_2WI 为高信号，强化明显。有学者根据 MRI 表现提出了非浸润型和浸润型血管脂肪瘤两个概念，非浸润型在女性中多见，浸润型男女发病均等。前者多起源于胸椎硬膜囊后外侧，上下可达 3~4 个椎体，后者多起源于胸椎前侧或前外侧硬膜囊外。尽管浸润型具有局部浸润的特性，能侵犯局部骨质、肌肉、神经和纤维组织，但其病理检查无核异形性和病理性核分裂象，组织学上两个亚型均为良性。本例患者属于浸润型。

当椎管内瘤体逐渐向椎管外扩大时，需注意同纵隔肿瘤相鉴别；淋巴瘤也呈浸润性生长，常引起邻近椎体及软组织受累，在 T_2WI 多呈等或略高信号，信号不如血管脂肪瘤高。当血管成分稀少时，其细条状血管信号极易被脂肪组织的强信号所掩盖，而误诊为脂肪瘤，MRI 检查时应行脂肪抑制成像。神经鞘瘤较大时通常向椎管外生长呈哑铃状，且常发生囊变。海绵状血管瘤及动静脉畸形，在 T_2WI 多出现血管流空影，脂肪抑制序列上病灶信号无改变。

椎管内血管脂肪瘤的治疗原则是一旦临床诊断成立，应尽早手术切除。几乎所有的文献报道都表明，无论浸润型还是非浸润型，因肿瘤不是黏附在硬膜囊表面，易于切除。对于浸润型，完全切除比较困难，可能会导致大量出血，将引起症状的肿瘤椎管内部分切除，即可获得良好的临床效果。

结合本例患者的病史查体及影像学表现看，术前考虑神经鞘瘤可能性大。但患者腹围大，体重指数提示肥胖，磁共振（MRI）检查病变增强明显，且脂肪抑制像部分病变呈低信号，提示血管脂肪瘤可能。术中出血多，解除椎管内病变对脊髓的压迫后及时终止手术，未强行全切肿瘤。术后患者症状缓解。出院时建议患者定期复查的同时，应减轻体重，降低体脂含量，减少病变复发风险。

对于这类较大的椎管内外沟通性血管脂肪瘤，手术全切椎管内肿瘤缓解脊髓受压，即可改善或稳定神经功能。对累及多间隙突出到胸腔内的血管脂肪瘤，不必勉强从后路经椎间孔全切除，否则有可能造成胸腔内大出血而无法控制。胸腔内残留肿瘤可观察随访或Ⅱ期经胸腔手术切除。

四、副神经节瘤（颅颈交界区）

【病例 1-4-4 摘要】

患者中年男性，半年前无明显诱因出现头部疼痛及颈部疼痛，无四肢活动障碍，无吞咽困难，无走路不稳，无头晕、恶心，患者未予诊治。20 天前出现颈部疼痛加重，不能坐起及下床行走，无头晕、恶心。患者 12 天前出现吞咽困难，饮水呛咳，颈部疼痛不能坐起，无四肢活动障碍。于当地医院行颈椎磁共振及增强扫描：寰枕交界区占位性病变。患者为进一步治疗来我院，门诊以"寰枕交界区占位性病变"收入院。

【病例 1-4-4 资料】

（一）病史

患者男性，46 岁，主因头部伴颈部疼痛半年，吞咽困难 12 天入院。

（二）查体

神清语利，双瞳孔等大等圆，对光反射灵敏，伸舌示齿居中，颈部活动因疼痛受限，双肺呼吸音清，四肢活动正常，肌力及肌张力正常，全身感觉无明显异常，病理征未引出。

（三）辅助检查

术前磁共振（MRI）示：右侧颈静脉孔区可见大片状不均匀稍长 T_1 长 T_2 信号影。右侧小脑半球前缘受压（图 1-4-4-1）。

增强扫描，右侧颈静脉孔区可见大片状及环形强化，大小约 53mm×36mm×33mm。右侧颈静脉孔区占位病变（图 1-4-4-2）。

术前 CT 示：颈椎生理曲度存在，C_{5-6} 椎间盘稍后突，硬膜囊前缘受压，相应椎间隙略狭窄。椎体边缘骨质尚光整。各椎间孔未见狭窄，椎管有效前后径在正常范围。右侧颈静

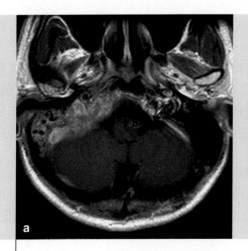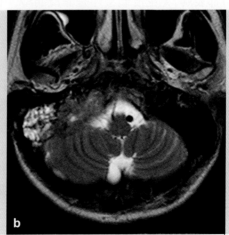

图 1-4-4-1　术前磁共振（MRI）轴位

a. T_1 像；b. T_2 像

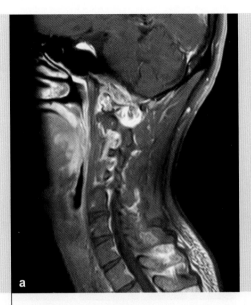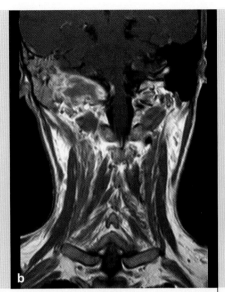

图 1-4-4-2 术前磁共振(MRI)强化

a. 矢状位;b. 冠状位

脉孔及右侧枕骨髁可见骨质吸收破坏,右颈静脉孔扩大,局部可见团块状等低混杂密度影(图 1-4-4-3、图 1-4-4-4)。

术前 CTA 示:双侧颈总及颈内、外动脉管径大小正常,未见异常狭窄及扩张改变,管腔内造影剂充盈良好。右椎动脉稍细,V_5 段受右侧颈静脉孔病变推挤向后内移位(图 1-4-4-5)。

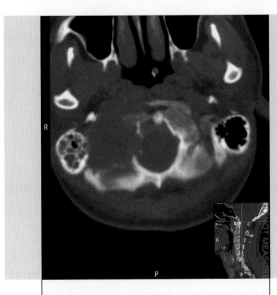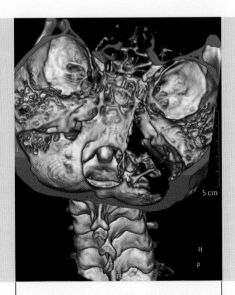

图 1-4-4-3 术前 CT　　　　图 1-4-4-4 术前 CT 三维重建

（四）术前诊断

颅颈交界区占位性病变。

【术前讨论及临床决策】

（一）手术指征

1. 患者头部伴颈部疼痛半年，近期出现吞咽困难，严重影响生活质量。

2. 术前磁共振（MRI）示寰枕交界区占位性病变，患者出现吞咽困难，考虑与后组颅神经（迷走、副、舌咽神经）受压相关，存在明确手术指征，可行枕下后正中入路肿瘤切除术。

3. 鉴于肿瘤体积较大，无法行一期全切，术中主要解决颈静脉孔区肿瘤。

4. 术前结合 CT 及 CTA 结果，为充分暴露肿瘤，需去除枕骨鳞部及右侧 C_1 后弓。

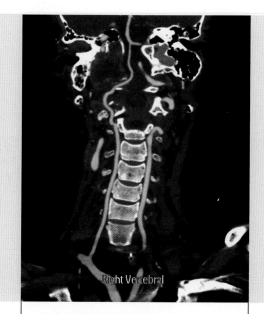

图 1-4-4-5　术前 CTA

5. 鉴于右侧颈静脉孔及右侧枕骨髁骨质吸收破坏严重，寰枕关节存在严重不稳，需同期给予寰枕融合固定。

（二）临床决策

拟行颈后中入路寰枕交界区肿瘤切除、寰枕融合固定术。

【治疗过程】

（一）手术过程

全麻成功后，患者俯卧位，头架固定头部，取枕下直切口，逐层切开皮肤、皮下，分离两侧肌肉，向两侧牵开皮肤肌瓣，显露枕外粗隆、枕大孔后缘及 C_1 后弓、C_2 棘突及两侧椎板，术中咬除右侧枕大孔后缘及枕骨鳞部，咬除右侧 C_1 后弓，见肿瘤呈黄褐色，质地软，血供丰富，与周围软组织关系紧密，肿瘤侵蚀 C_1 侧块及枕骨髁，术中大部切除肿瘤，肿瘤切除后，两侧行枕颈固定融合，人工骨及自体颗粒骨于左侧枕 -C_{1-2} 椎板间植骨，缝合肌肉、筋膜、皮下及皮肤。

（二）病理诊断

镜下见大片出血坏死，仅见少许残留小片状分布的肿瘤细胞，瘤细胞体积中等，大小较均一，围绕血管乳头状、小巢状或"器官样"排列，胞浆较丰富，淡染或半透明，核圆形或略不规则，部分细胞核呈空泡状，可见小核仁，核分裂相可见。免疫组织化学标记示肿瘤细胞不同程度表达神经上皮相关标记，考虑为副神经节瘤。（图 1-4-4-6）

（三）术后恢复情况

患者术后恢复顺利，吞咽饮水困难较术前改善，四肢活动良好，右侧颈肩部略麻木。术后复查磁共振（MRI）及 CT 示肿瘤大部分切除（图 1-4-4-7~ 图 1-4-4-9），枕颈固定良好，颈椎生理曲度良好（图 1-4-4-10）。

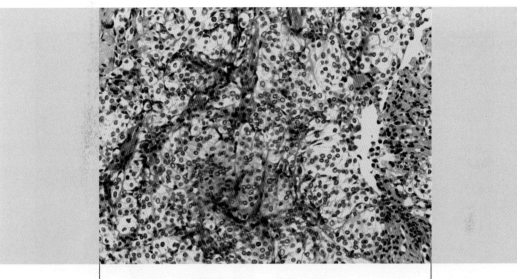

图 1-4-4-6　副神经节瘤（HE 染色 ×200）

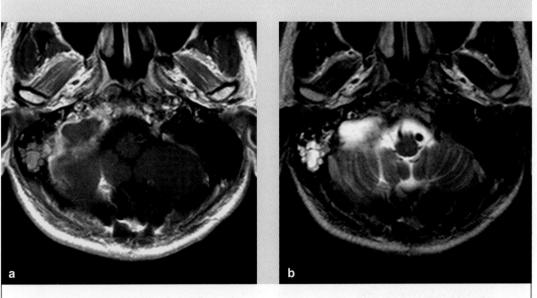

图 1-4-4-7　术后磁共振（MRI）轴位

a. T_1 像；b. T_2 像

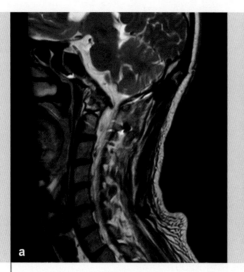
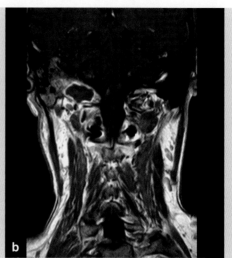

图 1-4-4-8　术后磁共振(MRI)T$_2$像及强化

a. 矢状位；b. 冠状位

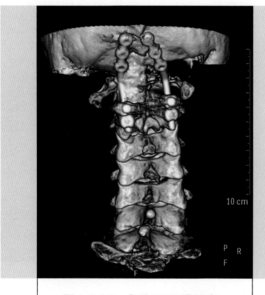

图 1-4-4-9　术后 CT 三维重建

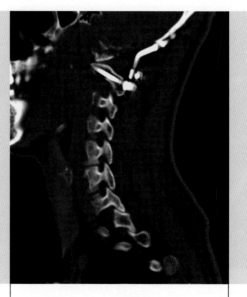

图 1-4-4-10　术后 CT

【经验与体会】

1. 颅颈交界区恶性肿瘤大多会破坏颅底骨质,术前一定要行 CT 和三维重建全面评估手术后枕颈稳定性,必要时在切除肿瘤同时,采用相应的 C_{1-2} 或枕颈固定融合术。

2. 这类肿瘤往往会侵袭颅底骨质,切除时骨质板障和静脉丛出血很多,沿肿瘤周边切除肿瘤,填塞止血时易残余,另外,肿瘤与椎动脉的关系用术前 CTA 充分评估,掌握椎动脉在各个节段的走行及其与肿瘤的关系,切除肿瘤时才能避免损伤椎动脉。

3. 如果肿瘤性质不好,术后需要放射治疗,枕颈或 C_{1-2} 固定后,肿瘤残腔多不植骨,尽量在对侧正常骨质处植骨促成早日骨融合,肿瘤残腔则可接受足够剂量放疗,以防止肿瘤复发。

五、神经鞘瘤(C_{1-2})

【病例 1-4-5 摘要】

患者女性,49 岁,2 年前患者无明显诱因感全身乏力,左侧肢体较明显,表现为活动后无力,疲乏,就诊于当地医院,给予中医治疗,症状无缓解。半年前感左膝麻木感,持续存在,同时感左侧肢体乏力,表现为走路时左腿吃力,步态不稳,左手握持不稳,无明显疼痛,再次就诊于当地医院,行磁共振(MRI)检查,发现颈椎椎管内占位性病变,为进一步治疗,就诊我院,门诊以"椎管内占位性病变"收入我科。

【病例 1-4-5 资料】

(一)病史

患者中年女性,主因全身乏力 2 年余,感左下肢麻木,步态不稳 6 个月入院。

(二)查体

神清,双瞳孔等大等圆,对光反射灵敏,颈软,双肺呼吸音清,左下肢肌力Ⅳ级,余肢体肌力正常,肌张力不高,左下肢浅感觉略减退,生理反射正常存在,病理征未引出。

(三)辅助检查

术前磁共振(MRI):C_2 椎管内脊髓腹侧髓外硬膜下可见片状稍长 T_1 稍长 T_2 信号影(图 1-4-5-1),病变通过 C_{1-2} 左侧椎间孔向外生长(图 1-4-5-2、图 1-4-5-3)。C_{1-2} 段脊髓受压变形。C_{1-2} 左侧椎间孔明显扩大。C_{3-4}、C_{4-5}、C_{5-6} 及 C_{6-7} 椎间盘向后突出,硬膜囊前缘受压变形。颈椎管有效前后径在正常范围。颈椎生理曲度直,C_{4-7} 椎体边缘骨质变尖。各椎间隙宽窄一致。增强后,C_2 椎管左侧内外异常信号可见较均匀强化,大小约 3.2cm×1.2cm×1.4cm。考虑神经鞘瘤可能性大。

(四)术前诊断

椎管内占位性病变(C_{1-2})。

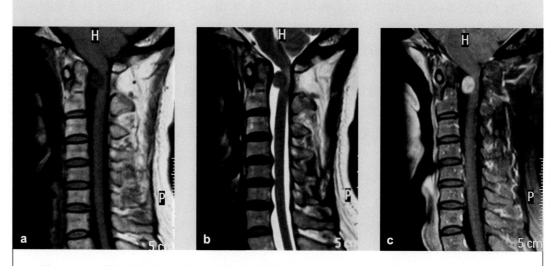

图 1-4-5-1　术前磁共振(MRI)示 C_2 椎管内脊髓腹侧髓外硬膜下可见片状稍长 T_1 稍短 T_2 信号影，强化明显

a. T_1 像；b. T_2 像；c. 强化像

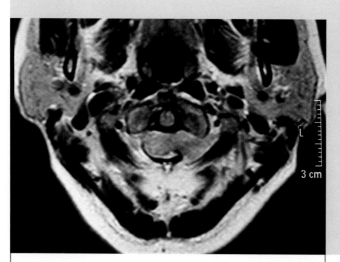

图 1-4-5-2　术前磁共振(MRI)轴位像可见病变通过 C_{1-2} 左侧椎间孔向外生长

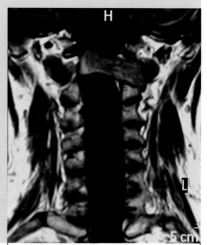

图 1-4-5-3　术前磁共振(MRI)冠状位可见病变通过 C_{1-2} 左侧椎间孔向外生长

【术前讨论及临床决策】

（一）手术指征

1. 患者中年女性，全身乏力 2 年余，感左下肢麻木，步态不稳 6 个月，严重影响生活质量。

2. 磁共振（MRI）示 C_2 椎管内脊髓腹侧髓外硬膜下占位性病变，强化明显，考虑神经鞘瘤。

3. 鉴于患者左侧肢体麻木明显，且椎管内病变存在明显占位效应，手术指征明确。

4. 肿瘤位于腹侧，通过左侧椎间孔向外生长，且与左侧 C_2 神经根关系紧密，可行左侧半椎板入路，以保证脊柱稳定性，不需要内固定。

5. 术中给予神经电生理监测，分别切除椎管内外肿瘤，以减少对相关神经根的刺激及牵拉。

（二）临床决策

拟行颈后正中半椎板入路椎管内肿瘤切除术。

【治疗过程】

（一）手术过程

患者右侧卧位，监测体感诱发电位，提示双上肢体感诱发电位未测出。取颈后正中直切口，逐层切开皮肤、皮下，分离两侧肌肉，向两侧牵开皮肤肌瓣，显露 C_1 后弓及 C_2 棘突及两侧椎板，见 C_{1-2} 左侧椎间孔扩大，咬除 C_2 左侧部分椎板，见病变通过 C_{1-2} 椎间孔向外生长，与 C_2 后根粘连紧密，切除椎管外病变后，纵行剪开硬膜，见椎管内病变位于脊髓腹侧，色灰白，质地稍韧，血供中等，将脊髓压向后方，镜下全切病变，自体脂肪组织修补硬膜，逐层缝合肌肉、筋膜、皮下及皮肤。

（二）免疫组织化学标记

GFAP（−）；Olig-2（−）；S-100（+）；Vimentin（+）；CK（−）；EMA（−）；Syn（+）；NSE（−）；Ki-67（+3%）；P53（个别 +）；NF（边缘部分 +）；MBP（−）；INI-1（+）；Nestin（+）。

（三）病理诊断

（C_{1-2} 椎管内）神经鞘瘤。

（四）术后恢复情况

术后患者恢复顺利，左下肢肌力较术前有所提高，V- 级。复查磁共振（MRI）示椎管内外肿瘤切除彻底（图 1-4-5-4、图 1-4-5-6）。

【经验与体会】

1. C_{1-2} 是椎管内外沟通性神经鞘瘤的好发部位。肿瘤起源于 C_1 和（或）C_2 神经根，往往位于硬脊膜外，在 C_{1-2} 侧块关节的后外侧生长，通常将 C_{1-2} 椎板间隙撑大或侵蚀 C_{1-2} 椎板，而对 C_{1-2} 侧块关节影响较小。术前需要 X 线和 CT 评估 C_{1-2} 的稳定性，能不固定尽量不固定，C_{1-2} 关节对维系头颈部的运动有重要作用。

2. C_{1-2} 神经鞘瘤通常发现时已经很大，周围有丰富的静脉丛，如果 C_{1-2} 椎板受肿瘤侵蚀不大，手术时并不需要切除太多 C_{1-2} 椎板骨质，只需要将 C_{1-2} 椎板间隙撑开，利用肿瘤自身空间即可切除肿瘤。先囊内部分切除肿瘤减压，然后再沿四周分离分块切除肿瘤。

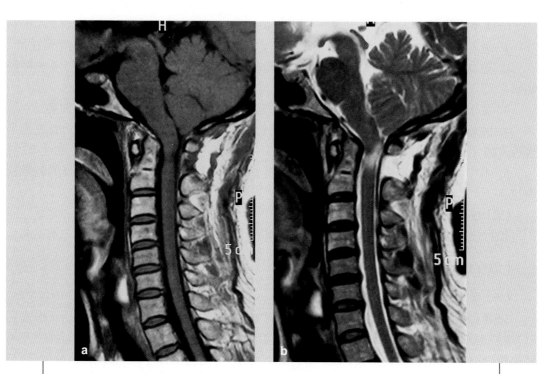

图 1-4-5-4　术后磁共振（MRI）示肿瘤切除彻底

a. T$_1$ 像;b. T$_2$ 像

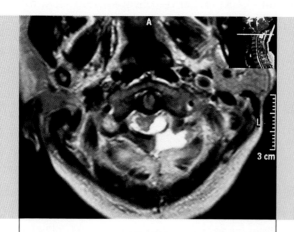

图 1-4-5-5　术后磁共振（MRI）轴位

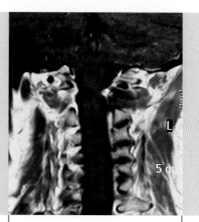

图 1-4-5-6　术后磁共振（MRI）冠状位

3. 术前 CTA 评估肿瘤侧椎动脉走行及其与肿瘤的关系很重要。用吸收性明胶海绵在肿瘤四周填塞止血。以椎板外缘为界,先切除较多的那一侧肿瘤,将一侧载瘤神经根切断后,可一边止血一边将肿瘤沿边界分块切除。在切断近端载瘤神经根时,要注意硬膜下或蛛网膜下是否有肿瘤残余,切除肿瘤后,需要用自体肌肉或筋膜修补或严密缝合硬脊膜防止脑脊液漏。载瘤神经根和 C_{1-2} 神经根可切断以防止肿瘤复发和术后头颈部疼痛。

参 考 文 献

[1] 范涛,孙玉明,石祥恩,等. 椎管内外哑铃型肿瘤的手术治疗(附16例分析). 中国微侵袭神经外科杂志,2009,14(7):309-310.

[2] 范涛,石祥恩,吴斌,等. 半椎板切除在椎管内占位病变手术中的应用(附7例分析). 中国微侵袭神经外科杂志,2006,11(4):182.

[3] 孙鹏,范涛. 间断半椎板开窗治疗椎管硬脊膜动静脉瘘一例. 中华脑科疾病与康复杂志:电子版,2012,2(3):44.

[4] 范涛,赵新岗,孙鹏,等. 显微手术结合脊柱内固定技术治疗椎管内外沟通性肿瘤(附129例报告). 中华神经外科杂志,2013,29(9):871-875.

[5] 韩松,杨亚坤,刘宁,等. 中枢神经系统血管脂肪瘤的诊断及治疗. 中国微侵袭神经外科杂志,2017,22(7):304-307.

[6] Guzey FK,Bas NS,Ozkan N,et al. Lumbar extradural infiltrating angiolipoma:a case report and review of 17 previously reported cases with infiltrating spinal angiolipomas. Spine J,2007,7(6):739-744.

[7] Yen HL,Tsai SC,Liu SM. Infiltrating spinal angiolipoma. J Clin Neurosci,2008,15(10):1170-1173.

[8] 韩芸峰,王振宇. 椎管内副神经节瘤的诊断和治疗. 中国脊柱脊髓杂志,2014,24(11):1047-1049.

[9] Falavigna A,Righesso O,Volquind D,et al. Intraosseous sacral paraganglioma with extradural extension:case report. Acta Neurochirurgica,2010,152(3):475-480.

[10] 张乾营,刘旭红,李嘉家. MRI诊断腰椎管内副神经节瘤一例. 磁共振成像,2016,7(9):697-698.

[11] 李琛,张智弘,潘敏鸿,等. 颅内和椎管内原发散发性恶性外周神经鞘瘤临床病理分析. 中华病理学杂志,2016,45(5):333-335.

[12] Ralli M,Singh S,Hasija S,et al. Intrathoracic Malignant Peripheral Nerve Sheath Tumor:Histopathological and Immunohistochemical Features [J]. J Pathol,2015,10(1):74-78.

[13] Otsubo S,Kamiryo Y,Okumura K,et al. Case of primary retroperitoneal GIST (gastrointestinal stromal tumor) with rapid progression. Nihon Hinyokika Gakkai Zasshi,2013,104(3):525-529.

第五节　椎管内囊肿

一、肠源性囊肿(C_{3-4})

【病例 1-5-1 摘要】

患儿男性,1年前无明显诱因出现颈肩部疼痛,性质为刺痛,自肩部向颈部放射,醒后疼痛明显,久坐站起时疼痛加重,无四肢无力,无大小便失禁。当地医院诊断颈椎病,给予止痛药物治疗后疼痛消失。患者 2 周前再次无明显诱因出现颈肩部疼痛,性质同第一次发作,口服止痛及肌松药物无明显缓解,后行颈椎 MRI 检查示 C_{3-4} 水平椎管内囊性占位,压迫脊髓。患者为进一步治疗来我院就诊,门诊以"颈椎管占位"收入院。

【病例 1-5-1 资料】

(一) 病史

患儿男性,12 岁,主因间断颈肩部疼痛 1 年入院。

(二) 查体

患儿一般状况可,神清,双瞳孔等大等圆,对光反射灵敏,颈软,曲颈受限,双肩部向颈部放射痛,颈部无压痛及反跳痛,四肢活动正常,四肢感觉无明显异常,四肢肌力及肌张力正常,双膝踝反射正常,病理征未引出。

(三) 辅助检查

术前磁共振(MRI)示:C_{3-4} 段椎管内脊髓前缘见圆形长 T_1 长 T_2 信号影(图 1-5-1-1),其边界清晰,内部信号均匀,颈髓受压变形后移,轴位像可见"脊髓嵌入征"(图 1-5-1-2)。颈椎生理曲度变直,各椎间隙未见明显狭窄,椎间盘未见突出。增强扫描后,C_{3-4} 椎管内病变未见明显强化(图 1-5-1-3)。

(四) 术前诊断

颈椎管内占位性病变(C_{3-4})。

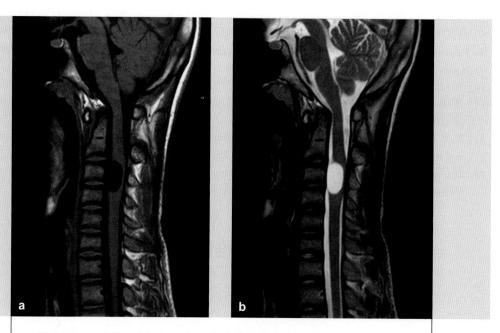

图 1-5-1-1　术前磁共振(MRI)C_{3-4} 段椎管内脊髓前缘可见圆形长 T_1 长 T_2 信号影

a. T_1 像;b. T_2 像

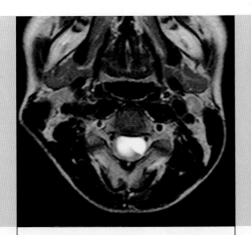

图 1-5-1-2 术前磁共振(MRI)
轴位 可见"脊髓嵌入征"

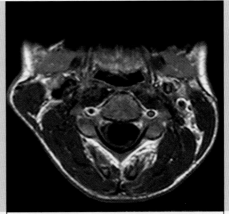

图 1-5-1-3 术前磁共振(MRI)
增强扫描后,C$_{3-4}$段椎管内病变
未见明显强化

【术前讨论及临床决策】

(一)手术指征

1. 患儿慢性起病,间断颈肩部疼痛 1 年。

2. 磁共振(MRI)示 C$_{3-4}$ 椎管内脊髓前缘异常信号影,依据其影像学特点,长 T$_1$ 信号、长 T$_2$ 信号,并可见"脊髓嵌入征",无明显强化,考虑肠源性囊肿。

3. 该病变存在占位效应,脊髓受压明显,手术指征明确。

4. 鉴于该病变成囊性,且偏左侧,可行左侧半椎板间入路病变切除术,术中减少骨质咬除范围,最大限度保证脊柱稳定性,不需要内固定。

5. 术中可在神经电生理监测下,保存脊髓功能的前提下全切囊壁,以减少复发几率。

(二)临床决策

拟行颈部后正中半椎板入路椎管内肿瘤切除术。

【治疗过程】

(一)手术过程

全麻成功后,安置神经监测电极,患者右侧卧位,取颈后正中切口,依次切开皮肤、皮下,分离两侧肌肉,显露 C$_2$ 左侧椎板,将外侧部分椎板咬除,可见硬膜较膨隆,切开硬膜,可见脑脊液流出,显微镜下可见肿瘤位于硬膜下,灰白色包膜,血供中等,质地韧,包膜完整,包膜内可见无色透明液体,镜下全切肿瘤,充分止血并严密缝合硬膜,术中体感监测未见异常。

(二)术后恢复情况

患儿术后恢复良好,颈肩部疼痛明显缓解,肢体活动良好。术后复查颈椎磁共振(MRI)示肿瘤切除彻底(图 1-5-1-4、图 1-5-1-5)。

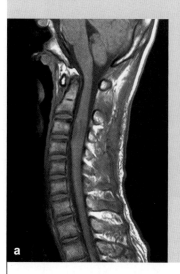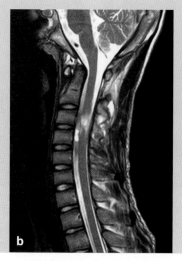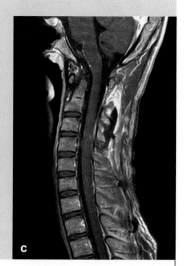

图 1-5-1-4　术后磁共振（MRI）示肿瘤切除彻底

a. T_1 像；b. T_2 像；c：强化像

【经验与体会】

肠源性囊肿是一种先天性疾病，起源目前仍不清楚。多数学者认为在三胚层形成期，胚胎发育障碍时脊索与原肠分离障碍导致原肠管与神经管持续粘连并被包入椎管内形成囊肿。本病多见于男性青年，囊肿好发于下颈段上胸段硬膜下脊髓腹侧，发生腰骶段罕见。多位于髓外硬膜下间隙，少数可位于髓内或硬膜外。其临床症状与所生长部位有关，首发症状多为受病变压迫或囊液刺激所致的神经根性疼痛，其次可出现肢体运动障碍、感觉障碍以及括约肌功能障碍。由于病变多位于脊髓腹侧，运动障碍常出现较早。

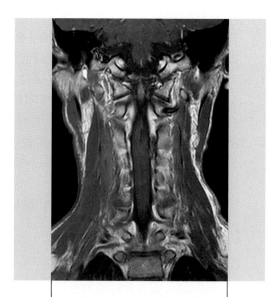

图 1-5-1-5　术后磁共振（MRI）冠状位

多数肠源性囊肿 MRI 平扫表现为圆形、类圆形或椭圆形，一般边界清楚，脊髓局部受压变扁。主要表现为长 T_1 信号、长 T_2 信号，信号强度取决于其内容物的成分，如含较多蛋白质成分或囊内出血，增强扫描多数肠源性囊肿无强化效应，少数病例可见囊壁不均匀环状强化，术中一般发现囊壁较厚，强化机制可能与囊肿壁含有其他成分有关。

磁共振(MRI)轴位或矢状位图像上囊肿部分或全部被镶嵌在脊髓中呈"脊髓嵌入征"，病灶小者可显示病灶与脊髓带蒂相连，病灶大者则表现病灶与脊髓界面边界锐利，呈不同程度的"成角征"，病灶与脊髓交界面锐利，部分界面不规整。肠源性囊肿常常合并有其他先天发育畸形，如颅骨凹陷、寰枕畸形、椎体融合、脊椎裂、半椎体、脊膜膨出、脊柱侧弯等；另外还伴有消化道、呼吸道畸形，如肠襞异位、食管或气道憩室、支气管和纵隔囊肿、纵隔或枕骨鳞部缺损等，其中前方的脊柱裂畸形最有可能伴发该病。

手术切除囊壁是椎管内肠源性囊肿最有效并有望治愈的手段。本病应早期治疗，必要时急诊手术；应在脊髓出现不可逆损害之前行囊肿切除术或抽吸囊液 + 囊壁剥除术，肠源性囊肿往往偏一侧生长，术前轴位相评估囊肿主体部位后，选择单侧半椎板入路可减少创伤和并发症；全切囊壁可治愈本病，部分切除者可能复发。这类患者多为青少年和青壮年，手术尽量避免采用全椎板切除，否则术后很容易造成脊柱后凸畸形。如果肿瘤复发再合并术后脊柱畸形，给再次手术带来很大麻烦和风险。

囊肿周围铺以棉片防止囊壁破裂、囊液外渗产生无菌性炎症反应，尽量留取囊液及组织标本行病理检查，囊液外溢后囊内容物将随脑脊液播散可导致术后复发或者引起无菌性脑脊髓炎。术中在保存脊髓功能的前提下最大限度切除囊壁，运用显微外科技术及神经电生理监测可明显提高椎管内肠源性囊肿的全切率。对于囊肿与脊髓粘连紧密者，不宜强求全切以免损伤脊髓，可部分切除，残留囊壁给予电灼或大块吸收性明胶海绵贴敷以减少复发。切除囊肿时要锐性处理肿瘤边缘和松解粘连，必要时可采用不吸收人工脊柱膜垫衬，防止术后粘连。

二、蛛网膜囊肿(L_2-S_1)

【病例 1-5-2 摘要】

患者男性，55 岁，30 年前无明显诱因感腰痛，向双下肢放射，活动受限，脊柱僵直，当地医院诊断为强直性脊柱炎。后就诊于多家医院，行相关治疗，疼痛感逐渐消失，但脊柱活动度明显受限。12 年前患者无明显诱因感右足底麻木，后麻木范围逐渐扩大至骶尾部、会阴部、右下肢后方及右足，伴性功能障碍。5 年前逐渐出现大便不受控制。近半年，出现二便失禁。于当地医院行 B 超检查考虑神经源性膀胱，行腰椎磁共振(MRI)检查发现椎管内外多发占位。后就诊于我院，以"椎管内多发占位性病变"收入我科。

【病例 1-5-2 资料】

(一)病史

患者中年男性，主因腰背痛 30 年，间断下肢麻木十余年，加重伴二便失禁半年入院。

(二)查体

神清，双瞳孔等大等圆，对光反射灵敏，脊柱生理曲度存在，颈椎、腰椎活动度明显减弱，腹壁反射存在，提睾反射存在，肛门反射消失，腰骶椎压痛，右拇趾背伸、屈曲肌力稍弱，余肢体肌力、肌张力正常，生理反射存在，病理征未引出。

（三）辅助检查

腰椎磁共振（MRI）：L_2-S_1 水平椎管内偏后方见多发长 T_1 长 T_2 信号影，部分呈串珠样改变，较大者大小约 1.2cm×3.7cm，边界清楚，邻近椎板及硬膜囊受压（图 1-5-2-1~ 图 1-5-2-3）。

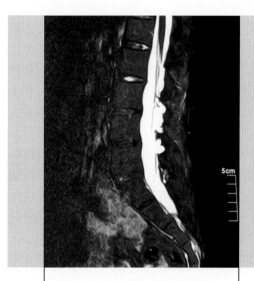

图 1-5-2-1　术前磁共振(MRI)
矢状位

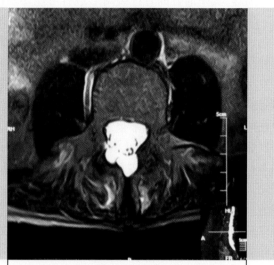

图 1-5-2-2　术前磁共振(MRI)轴位像

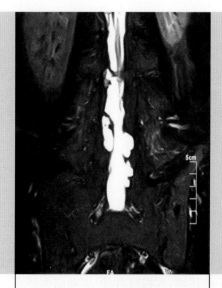

图 1-5-2-3　术前磁共振(MRI)
冠状位

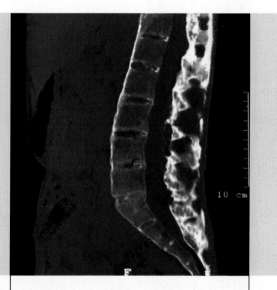

图 1-5-2-4　术前 CT 矢状位

腰椎CT:腰椎曲度变直,稍侧弯。T_{11}-S_1椎体椎板融合,各小关节融合,T_{11}-L_5椎体呈方形,椎旁各韧带可见骨化(图1-5-2-4),L_2-S_1椎管后椎板内可见多发囊条片状不均匀低密度影,相应椎板骨质吸收破坏(图1-5-2-5)。T_{12}-S_1椎间隙见条状高密度影。双侧骶髂关节融合(图1-5-2-6)。

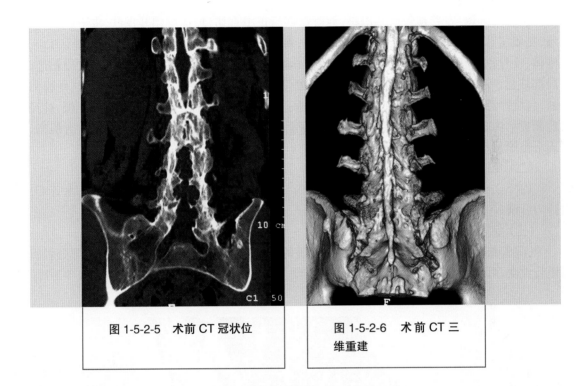

图 1-5-2-5　术前 CT 冠状位　　　　图 1-5-2-6　术前 CT 三维重建

(四) 术前诊断

椎管内多发占位(L_2-S_1蛛网膜囊肿),强直性脊柱炎。

【术前讨论及临床决策】

(一) 手术指征

1. 患者中年男性,慢性起病,腰背痛30年,间断下肢麻木十余年,加重伴二便失禁半年,严重影响生活质量。

2. 腰椎磁共振(MRI)示L_2-S_1水平椎管内偏后方见多发占位性病变。

3. 依据患者病史、查体及辅助检查,骶管多发蛛网膜囊肿诊断明确,鉴于患者骶管内为多发囊肿,磁共振(MRI)显示与神经关系紧密,囊肿占位效应明确,可导致骶尾神经根受压,存在明确手术指征,可行囊肿切除、神经根减压术。

4. 术中辅助神经监测,切除囊肿同时,有效保护、松解神经根,鉴于骶骨侵蚀较严重,局部囊壁、蛛网膜、硬膜粘连,术中尽量全切囊壁,必要时扩大骨窗,防止术后囊肿复发。

5. 骶尾部手术术后愈合较困难,术中须严密修补硬膜,放置硬膜外引流管,减少术后伤口脑脊液漏发生。

（二）临床决策

腰部后正中入路椎管内肿瘤切除术。

【治疗过程】

（一）手术过程

患者俯卧位，安置神经监测电极，取腰骶部后正中直切口，逐层切开皮肤、皮下组织、肌层，见肌层菲薄，两侧牵开组织，见脊上韧带，棘间韧带骨化，相邻椎间关节融合，确认 L_2-S_1 椎体，咬骨钳咬开棘突及钙化韧带，磨钻磨除局部骨质，见椎管内黄韧带钙化，与硬膜粘连，局部缺损，咬除并扩大骨窗，见多发病变多数位于硬膜外，与硬膜粘连，个别病变与硬膜沟通，包绕神经根生长，囊壁色灰白，内有无色清亮囊液，镜下仔细分离囊壁，松解神经根，神经监测提示功能保留满意，人工脊柱膜及自体筋膜修补硬膜，放置皮下引流管，逐层缝合肌肉、皮下组织及皮肤。

（二）免疫组织化学标记

CK(−)；EMA(−)；Vimentin(+)；SMA(部分+)；Actin(血管+)；S-100(部分+)；CD34(血管+)；弹力纤维(+)。

（三）病理诊断

(L_2-S_1椎管内硬膜外)送检组织，镜下见破碎骨、骨髓、增生的纤维及脂肪组织，部分骨质退行性变，可见束状弹力纤维，局灶少许炎症细胞浸润，另见少许横纹肌组织。(图1-5-2-7)

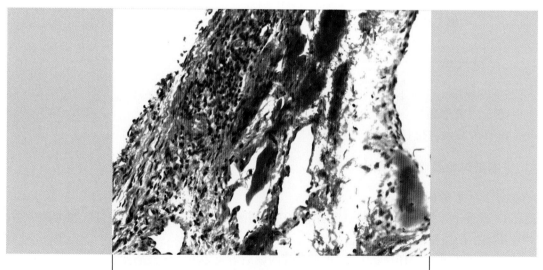

图 1-5-2-7　增生纤维及脂肪组织(HE染色 ×200)

（四）术后恢复情况

患者术后病情恢复顺利，伤口愈合良好，无红肿、渗出。出院时患者可佩戴腰围下床活动，间断感下肢及骶尾部麻木、疼痛，二便感觉较术前有所好转，四肢肌力同术前，肌张力不高。复查磁共振(MRI)提示蛛网膜囊肿切除彻底(图1-5-2-8、图1-5-2-9)。

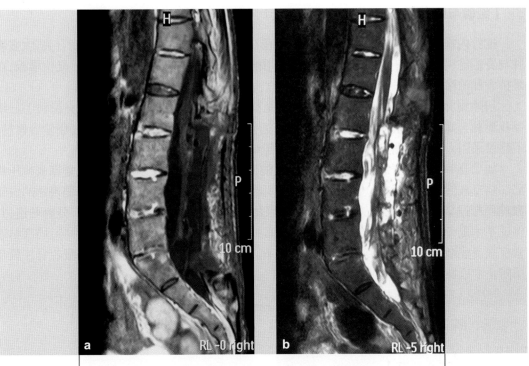

图 1-5-2-8　术后磁共振（MRI）示蛛网膜囊肿切除彻底

a. T$_1$ 像；b. T$_2$ 像

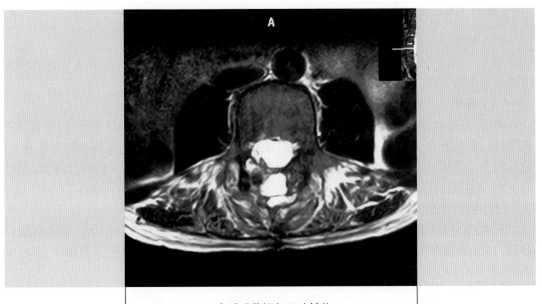

图 1-5-2-9　术后磁共振（MRI）轴位

【经验与体会】

椎管内蛛网膜囊肿多位于硬脊膜外,其形成与神经根袖套发育不全或外伤有关,大多囊肿与脊髓蛛网膜下腔有相通之处。通常采用椎板切开复位的方式切除囊肿并复位椎板,以维持脊柱的稳定性。

切除囊肿时,要找到囊肿的上下极,在完整切除囊壁的过程中,要在手术显微镜下仔细寻找囊肿与蛛网膜下腔相通或移行的漏口,通常采用5-0可吸收线取自体肌筋膜缝合修补。不建议采用人工胶粘贴,以免化学变性影响组织愈合和神经刺激引发术后疼痛。

如果囊肿位于硬脊膜,则要在手术显微镜下广泛切除并穿破囊肿壁,使脊髓彻底减压和局部脑脊液流动完全通畅。囊壁要尽量全切除。当蛛网膜囊肿与脊髓以及脊髓表面的血管和神经粘连紧密时,不必勉强切除,我们多采用锐性分离切除,尽量切除囊壁,分离粘连,并保证手术局部脑脊液循环的畅通。在处理那些复发和再次手术的蛛网膜囊肿时,局部粘连紧密或炎症增生已形成瘢痕,及时分离后也有再粘连的可能,建议使用人工不吸收脊柱膜垫层防止术后蛛网膜与硬脊膜的再次粘连。

三、蛛网膜囊肿(C_7-S_3)

【病例 1-5-3 摘要】

患儿女性,9 岁,既往体健,主因步态不稳 3 年入院,磁共振(MRI)示 C_7-S_3 椎管内占位性病变,呈长 T_1、长 T_2 异常信号,考虑蛛网膜囊肿可能性大。综合患者病情,存在手术指征,建议手术治疗。

【病例 1-5-3 资料】

(一) 病史

患儿女性,9 岁,既往体健,足月剖宫产。主因步态不稳 3 年入院。患儿 3 年前无明显诱因出现步态不稳,后逐渐出现跛行,影响日常生活。

(二) 查体

神清,查体合作,双侧瞳孔等大等圆,直径约3mm,对光反射灵敏,眼动充分,面部感觉对称,咬肌、颞肌有力。额纹对称,鼻唇沟对称;双耳听力粗试无明显异常,耸肩双侧对称有力,伸舌居中。颈软,无抵抗。上身前倾,站立不直,强迫体位,痛温觉正常,四肢肌力Ⅴ级,肌张力正常,双侧膝腱反射消失,跟腱反射正常,病理征阴性。

(三) 辅助检查

术前磁共振(MRI)示 C_7-S_3 水平椎管内髓外等 T_1,长 T_2 信号影,其内见不规则线样分隔,部分分隔内含脂肪信号。局部脊髓受压移位,部分层面囊性灶向椎间孔膨出,病变无增强(图 1-5-3-1)。

(四) 术前诊断

椎管内占位性病变(C_7-S_3 蛛网膜囊肿可能性大)。

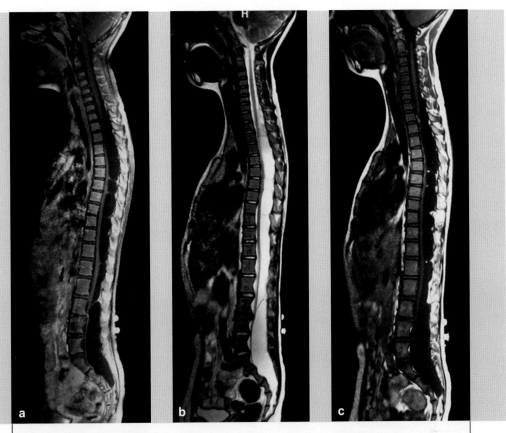

图 1-5-3-1　磁共振(MRI)扫描示椎管内 C_7-S_3 长 T_1、长 T_2 信号囊性占位

a. T_1 像;b. T_2 像;c. 强化像

【术前讨论及临床决策】

(一) 手术指征

1. 患儿慢性起病,无明显诱因出现步态不稳,跛行,且呈进行性加重,严重影响日常生活。

2. 磁共振(MRI)检查发现 C_7-S_3 水平椎管内脊髓外等 T_1,长 T_2 信号影,其内见不规则线样分隔,局部脊髓受压移位,考虑为超长节段的脊髓蛛网膜囊肿。

3. 患儿年幼,临床症状逐渐加重,存在手术指征。

4. 鉴于病变节段长,一次手术切除全部病变,行椎板切开节段较长,如行脊柱内固定,脊柱功能损失严重,且严重影响患儿生长发育,不适宜进行内固定。

5. 术中根据具体情况,尽量给予椎板复位。

6. 手术的目的为缓解当前症状,防止病情进一步加重,故拟先处理胸椎管内囊肿,根据术中情况再决定是否切除腰段病变。

（二）临床决策

拟行胸背部后正中入路椎管内病变切除术。

【治疗过程】

（一）手术过程

患儿取俯卧位,安置神经电生理监测电极。取 T_{2-12} 胸背部后正中直切口约 35cm,逐层切开皮肤、肌肉,铣刀铣除 T_{2-11} 棘突及两侧椎板,见囊肿位于硬脊膜外,灰白色,质地软,张力较高,有波动感,血供丰富(图 1-5-3-2)。暴露节段共分离出 9 个囊肿(图 1-5-3-3)。鉴于囊肿切除顺利,出血较少,与家属沟通后,继续给予切除腰段病变,取 L_{2-4} 水平后正中直切口,切除腰椎管内囊肿(图 1-5-3-4)。病变节段均行椎板复位(图 1-5-3-5)。术中出血 300ml,输自体回收血 125ml。

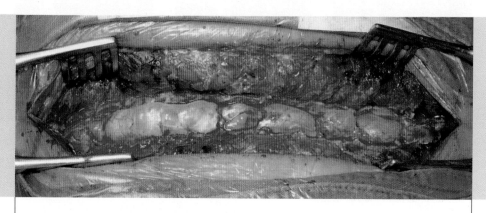

图 1-5-3-2　暴露胸椎管内硬脊膜外囊肿

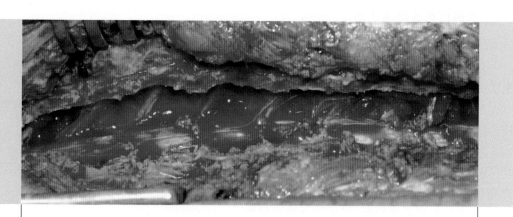

图 1-5-3-3　完整切除 9 个囊肿

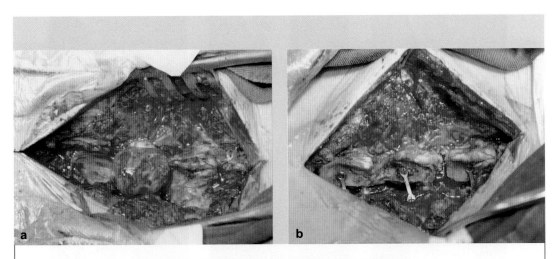

图 1-5-3-4 取 L_{2-4} 水平后正中直切口,切除腰椎管内囊肿,后行椎板复位

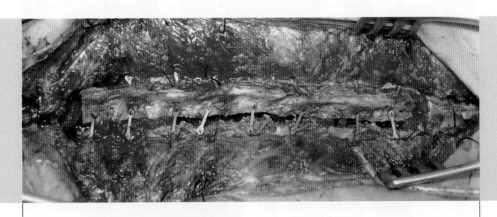

图 1-5-3-5 病变节段均行椎板复位

(二)病理诊断

(C_7-S_5 椎管内)送检囊壁样组织,部分被覆蛛网膜皮细胞,部分胶原变性。并可见少量神经纤维素,考虑为多发蛛网膜囊肿。

(三)术后恢复情况

术后给予激素、补液等对症支持治疗。肢体活动同术前,患儿手术后 2 周顺利出院,出院时上身可直立,行走较术前改善,切口愈合好,无发热、感染等情况,复查磁共振(MRI)示囊肿切除彻底(图 1-5-3-6)。患儿出院后半年、2 年随访,行走平稳,正常上学,复查磁共振(MRI)未见囊肿复发,脊柱生理曲度良好(图 1-5-3-7)。

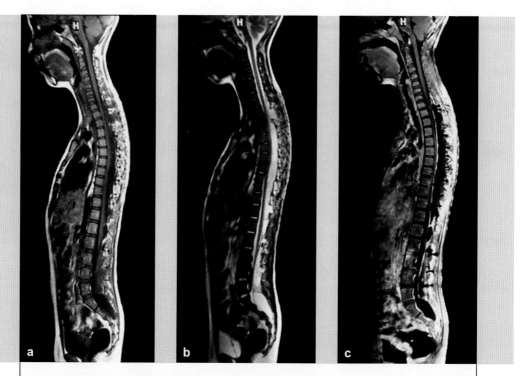

图 1-5-3-6　术后磁共振（MRI）示囊肿切除彻底

a. T_1 像；b. T_2 像；c. 强化像

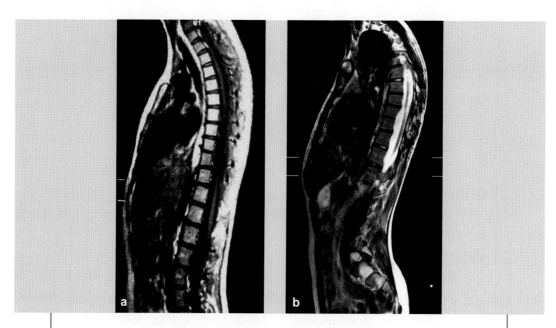

图 1-5-3-7　术后长期随访未见囊肿复发，脊柱生理曲度良好

a. 术后半年；b. 术后 2 年

【经验与体会】

1. 此例蛛网膜囊肿范围较大,多发,手术证实囊肿各自独立分隔,共有 9 个囊肿。具体切除方法请参考 1-5-2 病例。关键是要仔细切除并探查每个囊肿的可能漏口,并及时修补封堵。这种囊肿通常有分隔,不建议采用分流的办法减压。

2. 该患儿年龄较小,脊柱尚在发育阶段。我们采用了长节段椎板复位的办法,来尽量保证脊柱的发育和稳定性。随访 2 年后发现,虽然复位的椎板已经有了很好的融合,椎板对位和棘突序列都不错,但患儿依然有轻度脊柱侧弯。长节段的椎板复位尽管可以促成椎板骨质融合,但不一定就可以完全阻止脊柱畸形的发展,尤其在生长发育期的青少年,更要注意加强外支架矫正和随访。对合并严重脊柱畸形病例,要尽早积极采取内固定矫正。

四、复发蛛网膜囊肿(T_{4-9})

【病例 1-5-4 摘要】

患者中年男性,13 年前无明显诱因出现双下肢麻木、无力,不伴有其他不适,就诊于当地医院,行脊髓 MRI 检查,发现 T_{4-10} 椎管内囊肿,行囊肿切除术,术后症状缓解。2 年前再次出现双下肢麻木、无力症状,且伴有左下肢感觉减退,于当地医院行脊髓 MRI 检查,结果示囊肿复发,后患者为进一步治疗来我院就诊,门诊以"椎管内囊肿"收入我科。

【病例 1-5-4 资料】

(一)病史

患者男性,45 岁,主因蛛网膜囊肿切除术后 13 年,双下肢麻木、无力 2 年入院。

(二)查体

神志清楚,查体合作,双侧瞳孔等大等圆,直径约 3mm,对光反射灵敏,眼动充分,面部感觉对称,咬肌、颞肌有力。额纹对称,鼻唇沟对称。左侧肋弓以下及左下肢痛温觉减退,四肢肌力 V 级,双下肢肌张力高,双侧膝腱、跟腱反射亢进,提睾反射及肛门反射未引出,双侧巴宾斯基征(+)。

(三)辅助检查

术前磁共振(MRI)示椎管病变切除术后改变,T_{4-9} 椎管内可见长 T_1、长 T_2 异常信号,无强化(图 1-5-4-1)。

术前 CT 及三维重建提示 T_{4-9} 去椎板术后改变,胸椎后凸畸形(图 1-5-4-2、图 1-5-4-3)。

(四)术前诊断

椎管内囊肿术后复发(T_{4-9}),胸椎后凸畸形。

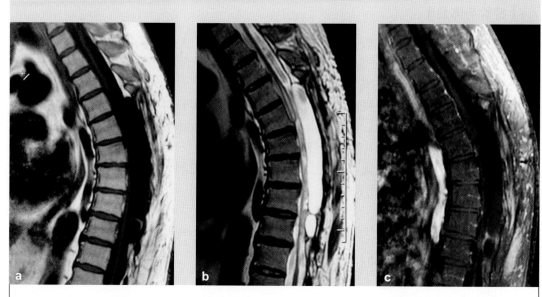

图 1-5-4-1　磁共振(MRI)示 T_{4-9} 椎管内长 T_1、长 T_2 信号囊性占位,无明显强化

a. T_1 像;b. T_2 像;c. 强化像

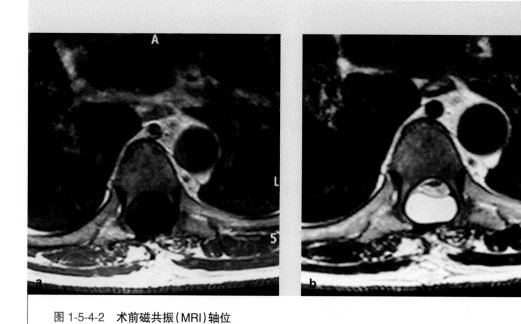

图 1-5-4-2　术前磁共振(MRI)轴位

a. T_1 像;b. T_2 像

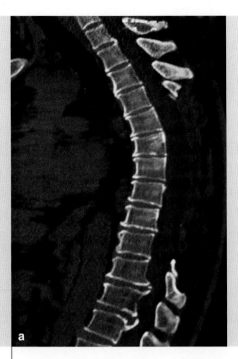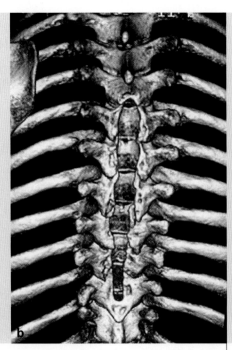

图 1-5-4-3　术前 CT 示 T_{4-9} 去椎板术后改变，胸椎后凸畸形

a. CT 矢状位；b. 三维重建

【术前讨论及临床决策】

（一）手术指征

1. 患者慢性起病，蛛网膜囊肿切除术后 13 年，双下肢麻木、无力 2 年，且呈进行性加重，严重影响生活质量。

2. 磁共振（MRI）示 T_{4-9} 椎管内占位性病变，脊髓受压明显。

3. 鉴于患者临床症状逐渐加重，存在手术指征。

4. 鉴于患者为二次手术，胸椎部分椎板去除，脊柱稳定性造成破坏，已出现明显胸椎后凸畸形，因此切除复发囊肿同时进行脊柱内固定，以防止后凸畸形进一步加重。

5. 患者为 T_{4-9} 椎板去除，故选择 T_{5-10} 椎弓根内固定术。

（二）临床决策

拟行胸背部后正中原切口入路 T_{4-9} 囊肿切除及 T_{5-10} 椎弓根内固定术。

【治疗过程】

（一）手术过程

患者取俯卧位，安置神经电生理监测电极，取 T_{4-10} 胸背部后正中直切口，逐层切开皮肤、肌肉，仔细分离瘢痕组织，见囊肿位于硬脊膜外，灰白色，质地软，给予全切囊肿，后行 T_{5-10} 椎弓根内固定，手术顺利。

（二）免疫组织化学标记

Vimentin（+）；S-iOO（-）；NFH：actin（+）；CD34（+）。

（三）病理诊断

（T_{4-9}椎管内硬膜外）送检胶原变性纤维组织形成的囊壁样结构，未见被覆上皮，考虑为单纯性囊肿。

（四）术后恢复情况

患者术后 20 天顺利出院，经胸椎椎弓根固定术后，身高增高了 3cm。查体双下肢麻木无力较术前好转，刀口愈合好，左侧肋弓以下及左下肢痛温觉较术前好转，四肢肌力Ⅴ级，肌张力不高，双下肢膝腱及跟腱反射（++），双侧巴宾斯基征（-）。复查磁共振（MRI）CT 及三维重建示囊肿切除彻底（图 1-5-4-4），椎弓根螺钉位置良好，胸椎生理曲度良好（图 1-5-4-5）。

【经验与体会】

椎管内蛛网膜囊肿是一种临床十分少见的椎管内良性肿瘤，其发病率极低，仅占原发性椎管肿瘤的 0.01%。其病因未明，多数学者认为本病是在硬膜憩室或蛛网膜疝等先天性缺陷基础上，因创伤、炎症感染与医源性等后天因素作用导致。对于是否有家族性遗传，查阅国内外相关文献，鲜有报道。

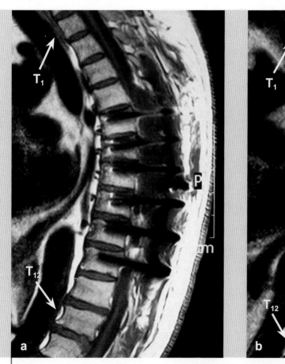
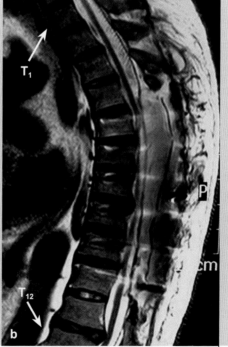

图 1-5-4-4　术后磁共振（MRI）示囊肿切除彻底

a. T_1 像；b. T_2 像

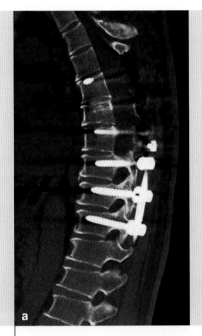 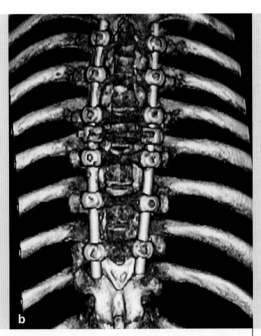

图 1-5-4-5　术后复查 CT 示椎弓根螺钉位置良好,胸椎生理曲度良好

a. CT 矢状位;b. 三维重建

椎管内蛛网膜囊肿可发生于椎管任何节段,以胸腰段多见,颈段少见,临床表现主要取决于囊肿所在位置。囊肿位于颈段者可引起颈肩背部疼痛及双上肢症状,位于胸段者可引起胸背部疼痛及双下肢无力,而位于腰骶部者除腰骶部疼痛外还可引起下肢痛。括约肌功能障碍多在后期发生,部分病例可出现排尿、排便障碍。MRI 是椎管内蛛网膜囊肿的首选检查方法,其信号强度与脑脊液信号一致,在 T_1 像呈低信号,T_2 像呈高信号。

为减少创伤,治疗可考虑行囊肿腹腔分流术,依据患者症状调整分流泵压力。此方法适合单个囊肿,对于长节段的蛛网膜囊肿且囊肿之间有分隔者,不适用此方法。

对于长节段椎管内蛛网膜囊肿的处理方法倾向于囊肿全切与半椎板手术,其优点是创伤小,能保持脊柱稳定性,防止脊柱后期发生后凸或侧弯畸形;缺点是不能清晰显示术野,尤其是囊肿壁和硬膜表面粘连或穿过神经根者,容易造成神经损伤,漏口修补不彻底易造成囊肿复发。全椎板手术优点是术野显示清晰,能明确囊肿与神经的关系,分离囊肿时对神经损伤较小,更重要的是术后囊肿复发可能性较小;缺点是创伤大,如椎板不能复位,术后易发生脊柱后凸或侧弯畸形。

该病例为复发囊肿,再次手术时,囊肿壁已合并炎性变,不完整,切除时要仔细辨认与切除,切不可损伤正常硬脊膜造成人为的脑脊液漏。另外,要在手术显微镜下仔细找到引起囊肿复发的漏口,严密缝合修补。患者 13 年前手术切除囊肿时,将相应节段的椎板去除了 3 个节段,影响了脊柱稳定性,随着时间的推移,逐渐出现了脊柱后凸畸形。再次手术切除囊肿后,需要同时行经胸椎椎弓根螺钉固定脊柱后凸畸形矫正术。

五、椎管内脓肿（T_{8-11}）

【病例 1-5-5 摘要】

患者女性,45 岁,1 年前无明显诱因,平卧位双下肢不自主抽动,数天发作 1 次,未予重视,入院前 2 周突发高热,感双下肢抽动加重,晚间数次,腰部酸痛,同时出现双足麻木感,拇趾明显,伴行走无力。当地医院给予抗炎,对症治疗,体温回落,症状未缓解,逐渐感排便排尿困难,入院前已下尿管,需甘油灌肠剂才可排便。行磁共振（MRI）检查发现 T_{8-11} 椎管内硬膜外占位,后为进一步治疗,来我院就诊,遂以"椎管内占位性病变"收入我科。

【病例 1-5-5 资料】

（一）病史

患者中年女性,主因间断双下肢不自主抽动 1 年,加重伴行走无力,大小便困难 2 周入院。患者入院后体温每日波动在 36.5~37.8℃。既往额窦内肿瘤手术病史两次,病理未明确性质,考虑低度恶性,术后规律放疗。

（二）查体

神清,双瞳孔等大等圆,对光反射灵敏,颈软无抵抗,颈椎活动度可,双肺呼吸音清,深浅感觉未见异常,下胸背段脊柱压痛,双足背屈肌力Ⅳ级,余肢体肌力正常,病理征未引出。

（三）辅助检查

血常规:白细胞数 $6.79×10^9$,中性粒细胞比率 73.5%。

C 反应蛋白:48.82mg/L。

术前磁共振（MRI）:可见 T_{8-11} 占位性病变,T_1 呈稍低信号,T_2 呈高信号,强化表现为不均一强化（图 1-5-5-1~图 1-5-5-3）。

（四）术前诊断

椎管内外占位性病变（T_{8-11}）。

【术前讨论及临床决策】

（一）手术指征

1. 患者中年女性,间断双下肢不自主抽动 1 年,加重伴行走无力,大小便困难 2 周,严重影响生活质量。

2. 磁共振示 T_{8-11} 占位性病变,强化不均匀,占位效应明显。

3. 患者中性粒细胞比率高,结合影像学特点,考虑脓肿可能。

4. 鉴于患者肢体无力呈进行性加重,椎管内病变存在明显占位效应,手术指征明确。

5. 可行胸背部后正中入路椎管内外病变探查切除术,如术中明确为感染病变,可不行椎板复位,以免增加术后感染几率。

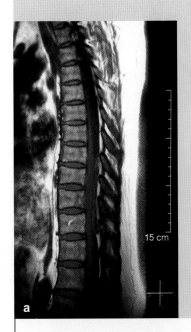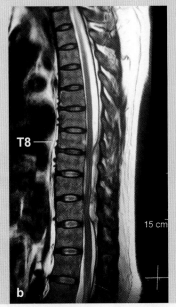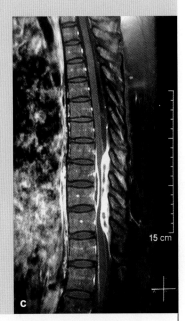

图 1-5-5-1　术前磁共振示 T_{8-11} 占位性病变

a. T_1 像；b. T_2 像；c. 强化像

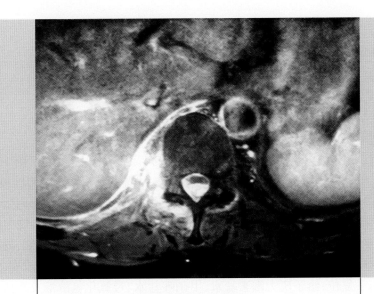

图 1-5-5-2　术前磁共振（MRI）轴位

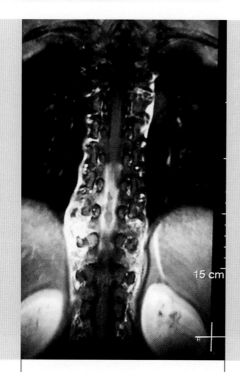

图 1-5-5-3　术前磁共振(MRI)
冠状位

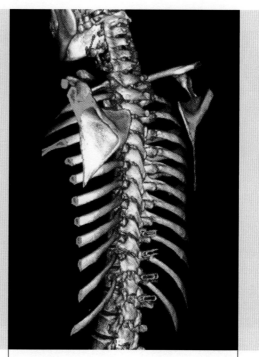

图 1-5-5-4　术前 CT 三维重建定位

（二）临床决策

拟行胸背部后正中入路椎管内占位性病变切除术。

【治疗过程】

（一）手术过程

全麻成功后,安置神经监测电极,患者俯卧位,取胸背部后正中直切口(图 1-5-5-4),逐层切开皮肤、皮下,分离两侧肌肉,向两侧牵开皮肤肌瓣,显露 T_{8-11} 棘突及两侧椎板,T_{10} 棘突右侧肌肉质地韧,渗血明显,T_{10} 棘突右侧椎板局部可见烂鱼肉样组织,向椎管内生长,咬除 T_{8-9} 脊上韧带、棘间韧带,咬开椎板及黄韧带后可见少量黄色泥沙样液体流出,铣刀铣下 T_{9-11} 棘突及两侧椎板,见病变位于硬膜外,局部包绕硬膜囊生长,色灰黄,质地软韧,局部有白色脓苔(图 1-5-5-5),镜下仔细分离并切除硬膜外病变,术中冰冻病理考虑炎性改变,局部肉芽组织形成。椎板未予复位,给予庆大霉素盐水、甲硝唑盐水、过氧化氢溶液及碘伏反复冲洗术区,皮下放置引流管一根,逐层缝合肌肉、筋膜、皮下及皮肤。

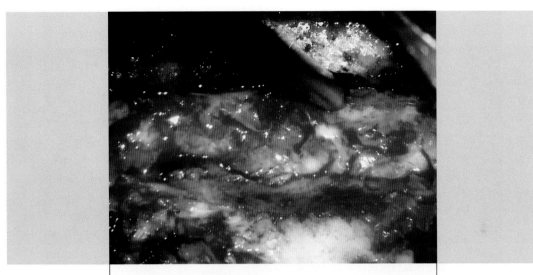

图 1-5-5-5　术中可见病变位于硬膜外,色灰黄,质地软韧,局部有白色脓苔

(二) 免疫组织化学标记

LCA(+);CD3(+);CD20(部分 +);CD68(+);MPO(+);Pax-5(散在 +);CD30(少数 +);CD38(+);CD138(+);CK(−);EMA(散在 +);Vimentin(+);SMA(−);Actin(−);CD34(−)3 :IgG(+);IgG4(少数 +);4 :TB(−);PAS(−)。

(三) 病理诊断

(T_{8-11} 椎管内硬膜外)送检组织,镜下见纤维组织及脂肪结缔组织内大量中性粒细胞、淋巴细胞及浆细胞浸润,局灶小脓肿形成,并可见散在单核及吞噬细胞浸润,伴有成纤维细胞及小血管增生,并管腔扩张、瘀血,局部脂肪液化坏死。考虑为急性化脓性炎的病理改变。(图 1-5-5-6)

(四) 术后恢复情况

术后患者病情恢复顺利,感双下肢肌力较术前明显好转。术后给予抗感染治疗 2 周,伤口愈合良好,复查磁共振(MRI)示椎管内脓肿清除彻底(图 1-5-5-7~ 图 1-5-5-9),后患者转回当地继续治疗。

【经验与体会】

硬脊膜外脓肿平均年龄 57 岁,胸段最常见(50%),其次为腰段(35%),颈段(15%),82%位于脊髓后方,18% 脓肿位于脊髓前部,报道最长累及 13 个节段。有理论认为硬脊膜外脓肿是由于炎症累及硬脊膜外静脉,造成血栓性静脉炎、静脉梗死和水肿,有时脊髓本身也存在感染。术中致病菌培养有助于诊断,但阴性率较高,至少 25% 的患者无法确定致病菌,病菌培养大部分为金黄色葡萄球菌,约超过 50%。慢性感染:结核分枝杆菌最常见。

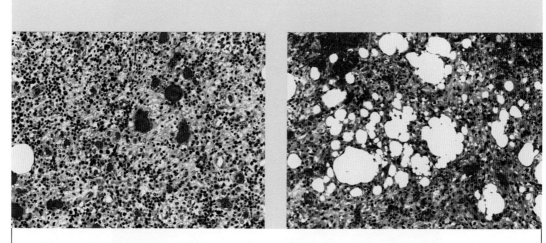

图 1-5-5-6   急性化脓性炎病理所见（HE 染色 ×200）

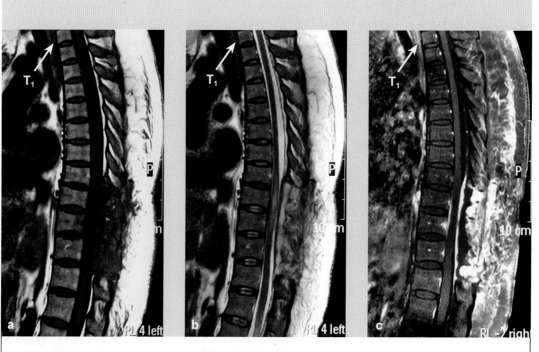

图 1-5-5-7   术后磁共振（MRI）示脓肿切除彻底

a. T_1 像；b. T_2 像；c. 强化像

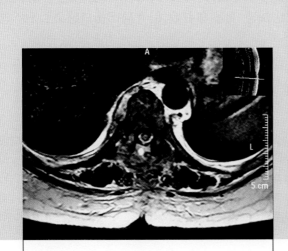

图 1-5-5-8　术后磁共振（MRI）T$_2$像轴位

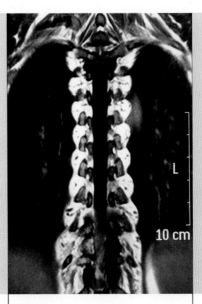

图 1-5-5-9　术后磁共振（MRI）强化冠状位

术前检查血常规，急性期白细胞高，慢性期多正常，血沉升高；腰椎穿刺检查须谨慎进行，穿刺点应远离病变部位，若抽到脓液立即停止进针，脑脊液表现为白细胞、蛋白高，糖正常；血培养：可能阳性；磁共振（MRI）表现为 T$_1$ 等低信号，T$_2$ 高信号占位性改变，强化可表现为均一强化或散在强化。

临床表现常有脊柱病变部位剧痛，脊柱叩击痛。多先出现肠道、膀胱功能障碍，腹胀，肌力下降，逐渐可进展至截瘫或四肢瘫，不一定所有患者都有发热、寒战，15% 的患者可有皮肤疖肿，症状不一定完全由机械压迫引起。

目前对于椎管内脓肿，可采用手术清除病灶＋抗生素联合治疗，对于存在明确手术禁忌证、病变累及广泛节段、全瘫超过 3 天以上的患者，可采取非手术治疗。通过手术可清除脓液肉芽组织，进一步明确诊断，确定致病菌，从而指导抗生素使用。对于不合并骨髓炎的患者，椎板切除减压一般不会造成脊柱不稳定。病原菌确定后，根据药敏选择抗生素，如病原菌不确定，首先按金黄色葡萄球菌经验性治疗，使用三代头孢或万古霉素，抗生素静点 3~4 周，后改为口服 4 周，定期复查血常规、血沉。

原发性椎管内硬膜外感染是较为少见的疾病，随着抗生素应用的增多及基础病发病率增加，其发病率有升高的趋势。本病发病早期特异性症状较少，影像学表现与肿瘤、结核相似，早期明确诊断较为困难，容易误诊、漏诊，造成预后不良。临床症状可表现为脊柱局部疼痛及压痛，由于感染炎症的免疫反应加上脓液占位的机械压迫对神经的刺激产生，神经功能损伤并不早期出现，但出现后会快速加重，容易错过治疗的机会。

目前手术治疗效果显著,硬膜外穿刺活检有时能直接抽出脓液,但是同时有穿破硬膜引起硬膜内感染和颅内感染的可能,故不宜广泛推广。鉴于本疾病发展快,可留下不可逆的神经损伤后遗症,故应尽早手术清除脓肿解除压迫,指导后续治疗,从而有效减少后遗症。另外手术治疗对脊柱局部剧痛的缓解明显优于保守治疗,并且可保证患者更早进行功能锻炼。开放手术清除脓肿和局部引流的治疗方法快速、可靠和有效,但有局部伤口感染长期不愈合的风险。

参 考 文 献

［1］邱军,范涛,赵新岗,等. 父女同患椎管内蛛网膜囊肿 2 例报告及文献复习. 中国微侵袭神经外科杂志, 2014,19(10):464-465.

［2］侯哲,范涛,赵新岗,等. 脊髓蛛网膜炎合并脊髓空洞的显微手术治疗. 中国微侵袭神经外科杂志, 2013,18(11):490-492.

［3］范涛,孙玉明,卢霞,等. 复发性椎管内蛛网膜囊肿脊髓黏连的再手术体会. 中国微侵袭神经外科杂志, 2007,12(3):136-137.

［4］Qi W,Zhao L,Fang J,et al. Clinical characteristics and treatment strategies for idiopathic spinal extradural arachnoid cysts:a single-center experience. Acta Neurochirurgica,2015,157(3):539-545.

［5］Nakai E,Takemura M,Nonaka M,et al. Use of fat-suppressed T2-weighted sagittal images after infusion of excess saline into the subarachnoid space as a new diagnostic modality for cerebrospinal fluid hypovolemia: technical note. J Neurosurg,2016,124(2):1-4.

［6］Funao H,Nakamura M,Hosogane N,et al. Surgical treatment of spinal extradural arachnoid cysts in the thoracolumbar spine. Neurosurgery,2012,71(2):278-284.

［7］Lee CH,Hyun SJ,Kim KJ,et al. What is a reasonable surgical procedure for spinal extradural arachnoid cysts: is cyst removal mandatory? Eight consecutive cases and a review of the literature. Acta Neurochirurgica,2012, 154(7):1219-1227.

［8］于涛,黄正通,王振宇. 椎管内脊膜囊肿的临床特征和治疗方法. 中国临床神经外科杂志,2015,20(11): 654-657.

［9］Tucker A,Miyake H,Tsuji M,et al. Neurenteric cyst of the lower clivus. Neurosurgery,2010,66(1):224-225.

［10］Henrichon S,Hu B,Kurzrock EA. Detailed Assessment of Stomal Incontinence after Malone Antegrade Continence Enema:Development of a New Grading Scale. J Urol,2012,187(2):652-655.

［11］Alton TB,Patel AR,Bransford RJ,et al. Is there a difference in neurologic outcome in medical versus early operative management of cervical epidural abscesses? Spine J,2015,15(1):10-17.

［12］Adogwa O,Karikari IO,Carr KR,et al. Spontaneous spinal epidural abscess in patients 50 years of age and older:a 15-year institutional perspective and review of the literature:clinical article. J Neurosurg Spine,2014, 20(3):344-349.

［13］Davis DP,Salazar A,Chan TC,et al. Prospective evaluation of a clinical decision guideline to diagnose spinal epidural abscess in patients who present to the emergency department with spine pain. J Neurosurg Spine, 2011,14(6):765-770.

［14］曹兴兵,邱勇,朱锋,等. 胸段软组织感染合并椎管内硬膜外脓肿伴截瘫 1 例报告. 中国脊柱脊髓杂志, 2009,19(2):153-154.

［15］张少伟,牛光明,娄金峰,常克亮. 椎管内脓肿的诊断与显微外科治疗[J]. 中国实用神经疾病杂志,

2012,15(12):12-13

[16] 王杉,钱丽霞.布氏杆菌性脊柱炎与脊柱结核的磁共振成像特征对比分析.中国药物与临床,2014,14
(7):934-935.

[17] 孙厚杰,蔡小军,韩建华,等.非特异性脊柱感染的诊断与治疗.中国脊柱脊髓杂志,2013,23(6):508-
513.

脊髓脊柱外科
典型病例诊治解析

第二章

寰枕畸形

第一节 小脑扁桃体下疝畸形

一、单纯小脑扁桃体下疝畸形

【病例 2-1-1 摘要】

患者老年女性,于 1 年余前无明显诱因出现间断颈部不适,以颈部胀痛、僵硬为著,给予针灸、理疗等治疗后症状未见明显缓解,行颈椎 CT 检查后考虑颈椎病,未予其他特殊治疗,同时伴有饮水呛咳。步态不稳,间断头晕,曾就诊于当地医院,行颈椎 MRI 检查示小脑扁桃体下疝畸形。患者为行进一步诊治,就诊于我院,以"小脑扁桃体下疝畸形"收入院。

【病例 2-1-1 资料】

(一)病史

患者老年女性,主因间断颈部不适、饮水呛咳、步态不稳一年余入院。

(二)查体

神志清楚,查体合作,双侧瞳孔等大等圆,直径约 3mm,对光反射灵敏,眼动充分,面部感觉对称,咬肌、颞肌有力。额纹对称,鼻唇沟对称;双耳听力粗试无明显异常,耸肩双侧对称有力,伸舌居中。颈软,无抵抗。四肢活动正常,肌力及肌张力正常。全身感觉无明显异常。双膝腱、跟腱反射正常,双巴宾斯基征阳性;轮替试验、跟膝胫试验均为阴性,闭目难立征阳性。

（三）辅助检查

术前磁共振（MRI）：小脑扁桃体位置明显下移，超过枕骨大孔前后缘连线下约20mm。颈椎生理曲度直（图2-1-1-1）。C$_{4-6}$椎体边缘变尖。C$_{4-5}$、C$_{5-6}$、C$_{6-7}$椎间盘略后突。C$_{5-6}$前纵韧带可见骨化。颈椎管有效前后径在正常范围。双侧颈总动脉及左侧颈内外动脉起始管壁可见斑片状钙化影，左侧为著。

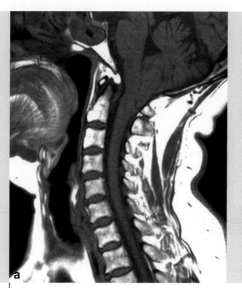
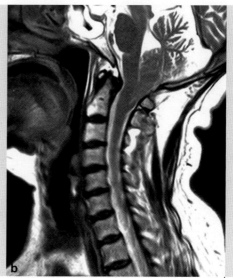

图2-1-1-1　术前磁共振（MRI）

a. T$_1$像；b. T$_2$像

脑脊液电影：枕骨大孔脑脊液流动信号稍弱。中脑导水管结构通畅。中脑导水管及桥前池脑脊液流动未见明显异常（图2-1-1-2）。

术前CT示小脑扁桃体变尖下移，其下缘达枕骨大孔连线下约20mm。齿突后倾，压迫延颈髓前缘（图2-1-1-3、图2-1-1-4），水平位可见寰齿间隙正常（图2-1-1-5）。颈椎生理曲度存在。C$_{6-7}$椎间盘膨出伴略后突，硬膜囊前缘轻受压。颈段脊髓形态及信号未见异常。颈椎各间盘T$_2$信号减低。C$_6$椎体边缘变尖。

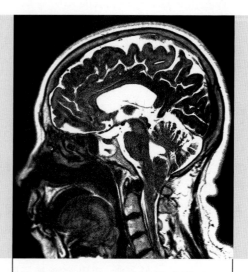

图2-1-1-2　术前磁共振（MRI）

脑脊液电影

（四）术前诊断

小脑扁桃体下疝畸形。

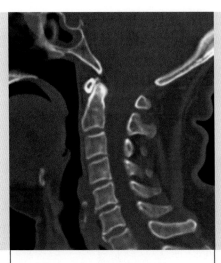

图 2-1-1-3 术前 CT 矢状位

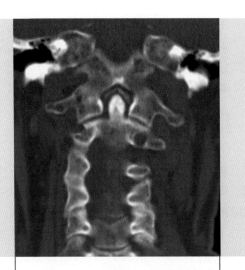

图 2-1-1-4 术前 CT 冠状位

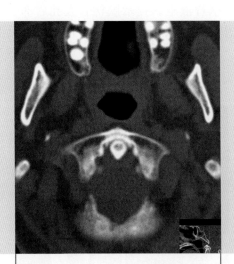

图 2-1-1-5 术前 CT 轴位示寰齿间隙正常

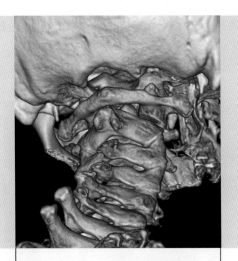

图 2-1-1-6 术前 CT 三维重建

【术前讨论及临床决策】

（一）手术指征

1. 患者慢性起病，间断颈部不适、饮水呛咳、步态不稳 1 年，严重影响生活质量。

2. 颈椎 MRI 提示小脑扁桃体下移超过枕骨大孔连线 20mm，考虑小脑扁桃体下疝畸形，脑脊液电影示枕骨大孔脑脊液流动信号稍弱，结合患者呛咳及步态不稳病史，考虑小脑扁桃体下疝为主要致病因素。

3. 术中可行骨性减压,下疝扁桃体切除,打通第四脑室、导水管脑脊液通路。

4. 患者未存在明显颅底凹陷及寰枢椎脱位征象,不需要行特殊固定。

(二)临床决策

拟行小脑扁桃体切除、寰枕畸形减压术。

【治疗过程】

(一)手术过程

患者左侧卧位,取枕后正中直切口,自枕外粗隆下至 C_2 棘突,逐层切开皮肤、皮下及两侧肌肉,显露枕大孔后缘、C_1 后弓,咬除枕大孔后缘,大小约 2cm,见局部寰枕筋膜增厚,剪除增厚的寰枕筋膜,正中切开硬膜,两侧悬吊,见蛛网膜增厚,右侧明显,两侧小脑扁桃体下移至 C_1 后弓水平,延脊髓两侧受压,局部粘连,松解粘连后,软膜下切除下疝的小脑扁桃体,见第四脑室闩部脑脊液流出通畅,严密缝合硬膜,硬膜外铺外科隔离膜,逐层缝合肌肉、筋膜、皮下及皮肤。

(二)术后恢复情况

术后患者恢复顺利,饮水时稍有呛咳,四肢肌力、肌张力正常,下床活动良好。术后复查磁共振(MRI)符合术后改变(图 2-1-1-7),脑脊液电影提示脑枕骨大孔后部脑脊液流动信号较术前增强,中脑导水管结构通畅,中脑导水管及桥前池脑脊液流动未见明显异常(图 2-1-1-8)。

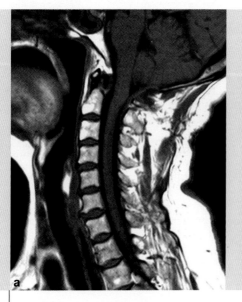
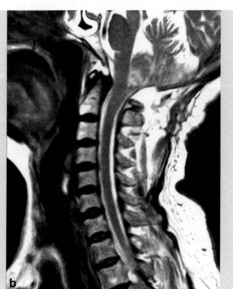

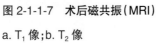

图 2-1-1-7　术后磁共振(MRI)

a. T_1 像;b. T_2 像

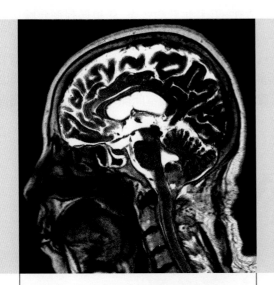

图 2-1-1-8　术后磁共振（MRI）脑脊液电影

【经验与体会】

小脑扁桃体下疝常合并脊髓空洞及枕颈部骨性畸形（如颅底凹陷、寰枢椎脱位、寰枕融合、扁平颅底等）。发病率约为 0.7%，而在儿童可能达到 4%。平均发病年龄 41 岁（12~73 岁），女性稍多（男∶女 =1∶1.3）。30%~76% 的 Chiari 畸形患者出现脊髓空洞，合并 Chiari 畸形Ⅰ型和脊髓空洞的患者中，7%~9% 出现脑积水。与 Chiari 畸形明确相关症状的持续时间平均为 3.1 年（1 个月至 20 年），如果包括头痛等不典型症状，则为 7.3 年。常见的临床症状为：疼痛，包括头痛、颈痛和（或）背痛；后组颅神经功能障碍，包括吞咽功能障碍、睡眠呼吸暂停、打鼾；小脑功能障碍，包括步态不稳、共济失调；运动和感觉异常。

Chiari 畸形，又称小脑扁桃体下疝畸形。其中Ⅰ型较为常见，小脑扁桃体超过枕骨大孔下缘 5mm 以上，通常合并脊髓空洞。近年来有学者认为，虽然小脑扁桃体下疝不足 5mm，但由于小脑扁桃体下疝造成局部脑脊液循环受阻，并出现脊髓空洞和相应临床症状的属于 Chiari 畸形 0 型。Chiari 0 型和Ⅰ型最常见，均需手术治疗。

目前对单纯 Chiari 畸形（不合并颅颈交界区骨质畸形与不稳）手术治疗方法的选择仍然存在争议。从我们的经验并结合文献来看，目前的减压方法有单纯的骨性减压、硬脊膜下减压（保持蛛网膜完整）和蛛网膜下彻底减压三种减压方法：

1. 骨性减压的骨窗范围不可过大，宽度以椎管宽度为准，上缘达枕骨鳞部下缘，下缘达 C_1 后弓下缘，有时可保留 C_1 后弓骨皮质完整。单纯骨性减压仅对个别骨质增生压迫的病例有效，对大部分脊髓空洞的缓解和治疗效果不好，所以不提倡单纯骨性减压治疗 Chiari 畸形。有时骨窗过大超过枕骨鳞部，还会造成小脑下垂及后组颅神经障碍等严重并发症。

2. 硬脊膜下减压（保持蛛网膜完整）的方法，近年来受到很多学者的认可和推崇，其骨窗减压范围同上，强调在显微镜下 Y 形剪开硬脊膜而保证蛛网膜的完整，从而起到扩大枕骨大孔后区容积的作用，以改善颅颈交界区局部脑脊液循环的目的。在许多病例证实是既安全又有效，且并发症少的好办法。但对许多小脑扁桃体下疝和脊髓空洞严重的病例，这种方法虽然安全，并发症少，但很难起到有效的治疗作用，需要慎重选择。

3. 蛛网膜下彻底减压是最传统和经典的方法，随着对 Chiari 畸形的进一步认识和显微技术的提高，目前采用的蛛网膜下减压方法可以通过很小的手术切口和创伤即可做到软膜下小脑扁桃体部分切除和环脑干 360° 彻底减压。这也是目前公认的治疗 Chiari 畸形脊髓空洞最有效的方法。但是,相对硬脊膜下减压方法,手术并发症较多,要想做到彻底减压就会增加手术风险。

我们通过术前 MRI 和脑脊液电影检查,将 Chiari 畸形 0 型和 I 型的颅颈交界区脑脊液流体动力学分为三型,I 型:小脑扁桃体后间隙脑脊液循环障碍;II 型:小脑扁桃体后间隙 + 第四脑室间隙脑脊液循环障碍;III 型:脑干腹侧间隙 + 第四脑室间隙 + 小脑扁桃体后间隙脑脊液循环障碍。

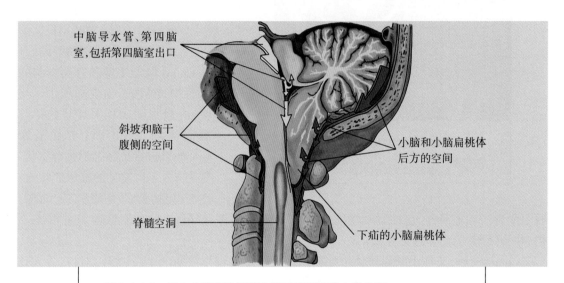

图 2-1-1-9   Chiari 畸形的颅颈交界区脑脊液动力学分型

根据以上 Chiari 畸形的颅颈交界区脑脊液动力学分型选择有效的针对性减压方法,既可减少手术并发症,又可提高手术治疗效果。通常 I 型采用硬膜下减压即可达到治疗目的;III 型则往往需要采用蛛网膜下减压的方式;对于 II 型,则需根据经减压骨窗的术中超声探查结果,选择不同的减压方式。如果术中超声探查显示骨性减压后,第四脑室正中孔和小脑扁桃体背侧蛛网膜间隙开放,脑脊液流动通畅,则只行硬膜下减压即可。如果超声探查这两个区域的脑脊液循环仍然不通畅,则需要剪开蛛网膜彻底减压。

就本病例而言,临床症状不是非常明显,而且 MRI 显示没有脊髓空洞。在这种情况下,如果小脑扁桃体下疝不严重,症状也不典型,建议患者可观察随访。如果下疝严重,症状明显或合并后组颅神经症状,则建议手术治疗。一旦决定手术,那就建议彻底蛛网膜下减压,切除下疝严重的小脑扁桃体,环脑干 360° 减压。只有这样才能达到有效治疗目的,防止术后小脑下垂和脊髓空洞形成等严重并发症。

二、小脑扁桃体下疝畸形合并脊髓空洞

【病例 2-1-2 摘要】

患者青年女性,于 1 年前无明显诱因出现右侧颈肩部及右上肢麻木,能忍受,未予重视,间断口服止痛药物治疗(具体不详)。近 3 周麻木症状加重,在当地医院就诊,行颈椎磁共振(MRI)检查,提示小脑扁桃体下疝畸形伴脊髓空洞,为求进一步治疗来我院就诊,遂以"小脑扁桃体下疝畸形脊髓空洞"收入院。自发病以来,精神饮食可,无声音嘶哑,吞咽困难、饮水呛咳,自诉二便无异常。

【病例 2-1-2 资料】

(一)病史

患者女性,17 岁,主因间断右侧颈肩部及右上肢疼痛麻木 1 年入院。

(二)查体

神清,双侧瞳孔等大等圆,直径约 3.0mm,对光反应灵敏,眼动充分,面部针刺无异常,伸舌居中,无声音嘶哑、吞咽困难、饮水呛咳,两侧耸肩对称有力。右侧颈肩部及右上肢、右侧胸部至右侧肋缘水平针刺减退明显,四肢肌力 V 级,肌张力不高,右侧肱二、三头肌腱反射、两侧桡骨膜反射减弱,左侧肱二头肌腱反射(+),左侧肱三头肌腱反射减弱,两侧膝腱反射亢进,两侧跟腱反射减弱,巴宾斯基征阴性;两侧腹壁反射亢进;两侧指鼻试验、跟膝胫试验未见异常;闭目难立征阴性;两点辨别觉、震动觉未见异常。

(三)辅助检查

术前磁共振:小脑扁桃体下部变尖,延髓及小脑扁桃体下部向椎管内移位,小脑扁桃体下端超过枕大孔前后缘连线下约 15mm,颈髓-T_2胸髓中央可见长条带状长 T_1 长 T_2 信号影。齿状突未见明显移位。颈椎曲度稍变直,颈椎间盘形态及信号未见明显异常,椎管内未见占位性病变(图 2-1-2-1)。

脑脊液电影:中脑导水管通畅,桥前池、枕骨大孔脑脊液流动未见异常,中脑导水管及第四脑室脑脊液流动信号减弱(图 2-1-2-2)。

术前 CT:小脑扁桃体位置下移,超过枕骨大孔前后缘连线水平下约 15mm。颈段脊髓内可见条状低密度影。C_{5-6} 椎间盘略后突,硬膜囊前缘受压。颈椎生理曲度直。各椎体骨质形态未见异常。颈椎管有效前后径在正常范围(图 2-1-2-3、图 2-1-2-4)。

(四)术前诊断

小脑扁桃体下疝畸形、脊髓空洞。

【术前讨论及临床决策】

(一)手术指征

1. 患者慢性病程,间断右侧颈肩部及右上肢疼痛麻木 1 年。

2. 磁共振(MRI)示小脑扁桃体下端超过枕大孔前后缘连线下约 15mm,CT 提示无颅底凹陷及寰枢椎脱位等骨性畸形。

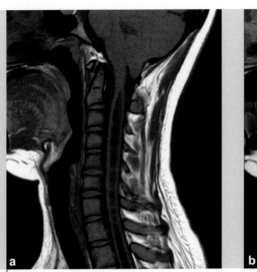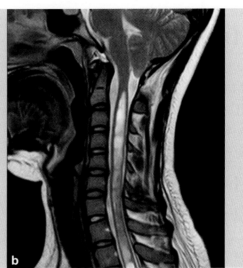

图 2-1-2-1　术前磁共振

a. T₁ 像；b. T₂ 像

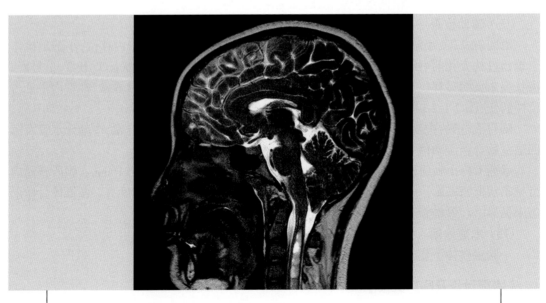

图 2-1-2-2　术前磁共振（MRI）脑脊液电影

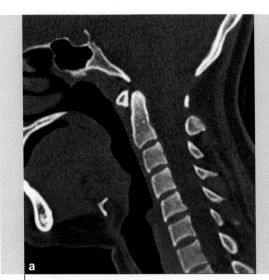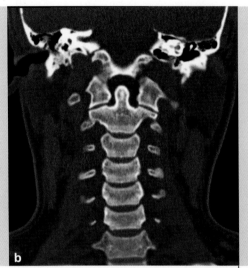

图 2-1-2-3 术前 CT

a. 矢状位;b. 冠状位

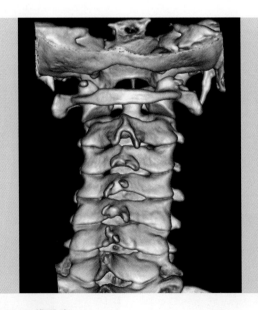

图 2-1-2-4 术前 CT 三维重建

3. 患者症状与小脑扁桃体下疝相关,存在手术指征。

4. 可行单纯枕下减压,因小脑扁桃体下疝较重,脊髓空洞直径较大,脑脊液电影示中脑导水管及第四脑室脑脊液流动信号减弱明显,可行硬膜下减压,切除下疝的小脑扁桃体,疏通第四脑室闩部。

5. 颈椎病程度较轻,可暂不处理。

(二)临床决策

拟行小脑扁桃体下疝切除、寰枕畸形减压术。

【治疗过程】

(一)手术过程

患者左侧卧位,头架固定,取枕后正中直切口,自枕外粗隆至 C_2 棘突,逐层切开皮肤、皮下及两侧肌肉,显露枕外粗隆、枕大孔后缘、C_2 棘突及两侧椎板,见枕颈间枕筋膜褶皱压迫硬膜囊,先咬除褶皱增厚的寰枕筋膜以及 C_1 后弓及枕大孔后缘,剪开硬膜后见小脑扁桃体下缘至 C_1 后弓水平,下疝的小脑扁桃体呈"活塞式"搏动,剪开蛛网膜,双极电凝软膜下切除下疝的小脑扁桃体,探查第四脑室正中孔,见第四脑室出口通畅,取部分自体肌肉筋膜组织,原位缝合硬膜,逐层缝合肌肉、筋膜、皮下及皮肤。

(二)术后恢复情况

术后患者恢复良好,右肩部及右上肢疼痛基本缓解,仍感麻木,较术前明显减轻。术后1周复查磁共振(MRI)符合术后改变,小脑扁桃体切除彻底,脊髓空洞较术前明显缩小(图2-1-2-5)。脑脊液电影示中脑导水管及第四脑室脑脊液流动信号较术前增强(图2-1-2-6)。

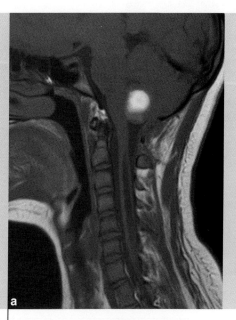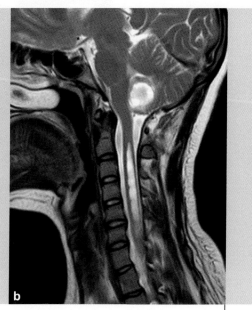

图 2-1-2-5　术后磁共振(MRI)

a. T_1 像;b. T_2 像

术后 3 个月患者右肩部及右上肢疼痛及麻木基本消失,无头痛症状,四肢肌力、肌张力正常。复查磁共振(MRI)示脊髓空洞基本消失(图2-1-2-7),脑脊液循环基本正常(图2-1-2-8)。

【经验与体会】

我们根据磁共振相位对比电影检查结果评估脑脊液动力学异常情况,当脑脊液流动信号减弱或消失的时候定义为"异常的脑脊液流动"。其中主要关注以下三个部位:在枕骨大孔水平的斜坡和脑干腹侧的空间(A);中脑导水管、第四脑室,包括第四脑室出口(B);小脑和小脑扁桃体后

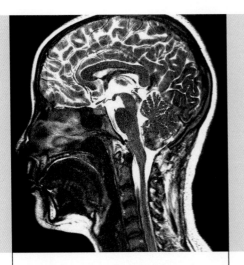

图 2-1-2-6　术后磁共振(MRI)脑脊液电影

方的空间(C);根据颅颈交界区脑脊液流动梗阻的程度,将脑脊液动力学的异常分为三种类型:Ⅰ型:小脑扁桃体后间隙脑脊液循环障碍(C);Ⅱ型:小脑扁桃体后间隙 + 第四脑室间隙脑脊液循环障碍(B+C);Ⅲ型:脑干腹侧间隙 + 第四脑室间隙 + 小脑扁桃体后间隙脑脊液循环障碍(A+B+C)。

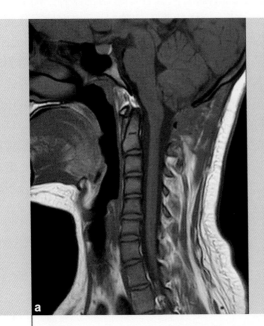
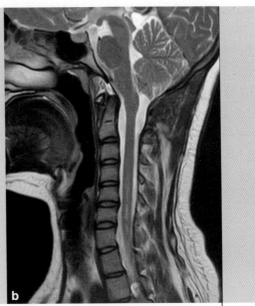

图 2-1-2-7　术后 3 个月磁共振(MRI)T$_1$ 像 T$_2$ 像

Ⅰ型可行硬膜下减压:后颅窝小骨瓣切除,标准的 C_1 内层椎板切除和 Y 形剪开硬膜并且保持蛛网膜完整。当需要进行硬膜成形术时,将三角形的人工硬膜固定于切开的硬膜边缘。Ⅱ型需术中 B 超再次根据减压区域脑脊液流速及蛛网膜下腔容积变化确定减压方式;Ⅲ型可行蛛网膜下减压:电凝和(或)切除下疝的小脑扁桃体,硬膜采用原位缝合或者采用人工硬膜行硬膜扩大成形术。将下疝的小脑扁桃体切除至枕骨大孔上缘水平。常规对第四脑室闩部进行探查,并松解第四脑室出口的粘连。

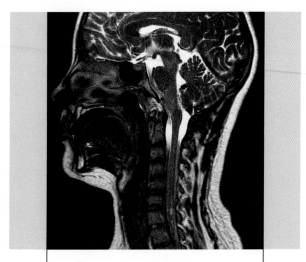

图 2-1-2-8　术后 3 个月磁共振(MRI)脑脊液电影

该病例 Chiari 畸形诊断明确,根据 MRI 和术前脑脊液电影检查,将其颅颈交界区脑脊液循环障碍诊断为Ⅱ型,手术行骨窗减压后,经术中超声探查,发现第四脑室正中孔和小脑扁桃体后方区域脑脊液流动改善不明显,所以直接行蛛网膜下彻底减压,术后脊髓空洞随即减小,治疗效果确切。

对于小脑扁桃体下疝的蛛网膜下减压手术方法,关键是要做到彻底的粘连松解和减压。当小脑扁桃体下疝严重时,需要软膜下切除部分小脑扁桃体,往往小脑扁桃体有一侧下疝严重,也就是说有时下疝的小脑扁桃体有“夺获效应”。这样软膜下切除时,可根据情况软膜下切除一侧或双侧小脑扁桃体达到减压目的,同时疏通第四脑室及脑干背侧脑脊液循环通路。另外环脑干 360° 松解和减压也很重要,也就是说通过电凝和松解蛛网膜粘连将脑干两侧的脑脊液循环打通也很重要。特别是患者术前即存在声音嘶哑或饮水呛咳等后组颅神经症状时,脑干侧方的后组颅神经的充分减压,对术后症状改善非常重要。环脑干 360° 充分减压的概念是充分减压,疏通枕骨大孔区脑脊液循环的关键。

充分蛛网膜下减压后,硬脊膜原位缝合或采用人工脊柱膜扩大成形缝合是防止术后粘连和保证手术效果的关键。通常在内减压彻底的情况下,原位缝合硬脊膜术后反应小,康复快。对翻修病例,往往需要在彻底减压后用人工脊柱膜减张缝合硬脊膜,这时如果缝合不严密,容易出现脑脊液漏和颅内感染等严重并发症。

参 考 文 献

[1] Fan T,Zhao H,Zhao X,et al. Surgical management of Chiari I malformation based on different cerebrospinal fluid flow patterns at the cranial-vertebral junction. Neurosurg Rev,2017:1-8.
[2] 侯哲,范涛,赵新岗,等 . 颅底凹陷寰枢椎稳定性的研究进展 . 中华脑科疾病与康复杂志:电子版,2014,4(1):40-42.

［3］尚国松,范涛. 磁共振相位对比电影法在脑脊液流体动力学领域的研究现状. 中华脑科疾病与康复杂志:电子版,2013,3(2):62-64.

［4］范涛,侯哲,赵新岗,等. 先天性颅底凹陷症的临床分型及手术治疗体会(附103例报告). 中华神经外科杂志,2014,30(7):658-662.

［5］尚国松,范涛,赵新岗,等. 脊髓空洞-胸腔分流手术的临床应用(附26例报告). 中华神经外科杂志,2013,29(9):912-915.

［6］邱军,范涛,赵新岗,等. Chiari畸形合并颅底凹陷症1例. 中国临床神经外科杂志,2017,22(2):121.

［7］杨俊,徐宇伦,范涛,等. Chiari畸形并脊髓空洞症的MRI分型及其治疗. 中华神经外科杂志,2000,16(2):82-84.

［8］Brockmeyer DL,Oakes WJ,Rozzelle C,et al. Chiari malformation Type 1 and atlantoaxial instability:a letter from the Pediatric Craniocervical Society. J Neurosurg Spine,2015,23(6):820-821.

［9］Pomeraniec IJ,Ksendzovsky A,Awad A J,et al. Natural and surgical history of Chiari malformation Type I in the pediatric population. J Neurosurg Pediatr,2016,17(3):343-352.

［10］Poretti A,Ashmawy R,Garzonmuvdi T,et al. Chiari Type 1 Deformity in Children:Pathogenetic,Clinical,Neuroimaging,and Management Aspects. Neuropediatrics,2016,47(5):293-307.

［11］Mcvige JW,Leonardo J. Neuroimaging and the Clinical Manifestations of Chiari Malformation Type I(CMI). Curr Pain Headache Rep,2015,19(6):18.

［12］王曲,高方友,刘窗溪,等. Chiari畸形Ⅰ型并脊髓空洞症术后翻修的疗效观察. 中华神经外科杂志,2014,30(8):819-823.

［13］闫煌,朱泽章,吴涛,等. Chiari畸形Ⅰ型患者小脑扁桃体下疝程度及脊髓空洞形态与后颅窝容积的相关性. 中国脊柱脊髓杂志,2012,22(6):495-499.

［14］Assina R,Meleis AM,Cohen MA,et al. Titanium mesh-assisted dural tenting for an expansile suboccipital cranioplasty in the treatment of Chiari 1 malformation. J Clin Neurosci,2014,21(9):1641-1646.

［15］Udani V,Holly LT,Chow D,et al. Posterior fossa reconstruction using titanium plate for the treatment of cerebellar ptosis after decompression for chiari malformation. World Neurosurgery,1900,81(6):836-841.

［16］Clarke EC,Fletcher DF,Stoodley MA,et al. Computational fluid dynamics modelling of cerebrospinal fluid pressure in Chiari malformation and syringomyelia. J Biomech,2013,46(11):1801-1809.

［17］Zhu Z,Wu T,Zhou S,et al. Prediction of Curve Progression after Posterior Fossa Decompression in Pediatric Patients with Scoliosis Secondary to Chiari Malformation. Spine Deformity,2013,1(1):25-32.

第二节　颅底凹陷

一、寰枢椎脱位伴陈旧性齿状突骨折

【病例2-2-1摘要】

患者青年男性,19岁,主因发作性头晕伴步态不稳3年入院,3年前无明显诱因出现头晕、恶心呕吐,双手抖动,步态不稳,查颈椎MRI提示寰枢椎脱位,齿状突骨折,为求进一步治疗来我院,以"寰枢椎脱位"收入院。

【病例 2-2-1 资料】

（一）病史

患者青年男性,19 岁,发作性头晕伴步态不稳 3 年入院。

（二）查体

神清,双瞳孔等大等圆,对光反射灵敏,颈软,双肺呼吸音清,脊柱无畸形,四肢皮肤针刺觉正常,肌力、肌张力正常,四肢腱反射亢进,两侧霍夫曼征(+/−),巴宾斯基征(−),踝阵挛、髌阵挛(−)。

（三）辅助检查

影像学检查发现陈旧性齿状突骨折,陈旧性寰椎前弓、后弓骨折,寰枢椎脱位。

（四）术前诊断

陈旧性齿状突骨折,陈旧性寰椎前弓、后弓骨折,寰枢椎脱位(图 2-2-1-1~ 图 2-2-1-3)。

【术前讨论及临床决策】

（一）手术指征

1. 发作性头晕伴步态不稳 3 年。

2. 术前颈椎 MRI 及 CT 提示寰枢椎脱位、寰椎前弓、后弓陈旧骨折、齿状突陈旧骨折,存在颈椎不稳,压迫脑干及延髓。

3. 目前患者出现头晕及步态不稳,主要是局部不稳定所致,故行后路固定手术即可缓解症状。后路固定可行椎弓根固定,也可行椎板钩固定,椎弓根固定操作复杂,椎动脉及脊髓损伤风险大,椎板钩固定操作简单,只涉及椎板固定,所以采用椎板钩后路手术。

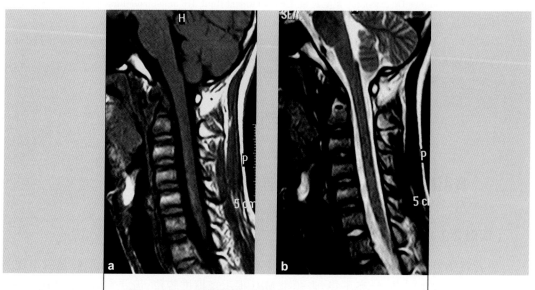

图 2-2-1-1　术前磁共振(MRI)

a. T_1;b. T_2 像

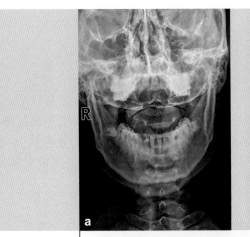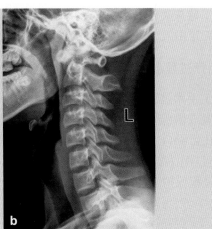

图 2-2-1-2　术前 X 线片

a. 正位;b. 侧位

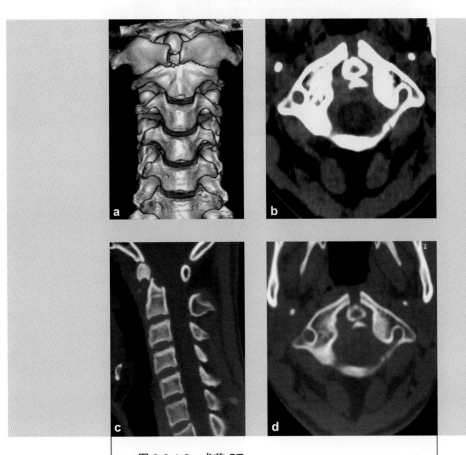

图 2-2-1-3　术前 CT

a. 三维重建;b. 轴位;c. 矢状位;d. 轴位骨窗像

（二）临床决策

颈后正中入路寰枢椎脱位复位固定融合术。

【治疗过程】

（一）手术过程

患者取俯卧位,三钉头架固定头部,取颈后正中直切口 7cm,术中辅助电生理监测。显露枕大孔后缘、C_1 后弓及 C_2 棘突及两侧椎板,见 C_1 后弓骨折,且向后隆起,分离 C_1 后弓、C_2 两侧椎板（图 2-2-1-4）,应用椎板钩将 C_{1-2} 上下椎板撑开后固定（图 2-2-1-5）,固定牢靠,硬膜囊及神经根保护完好。逐层缝合。

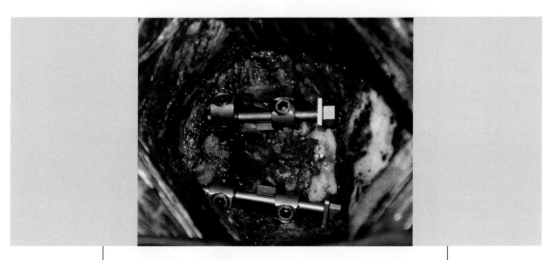

图 2-2-1-4　椎板钩将 C_{1-2} 上下椎板固定并植骨

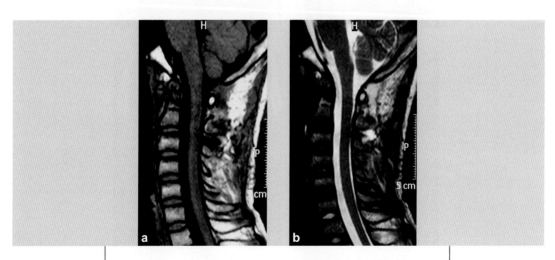

图 2-2-1-5　术后磁共振（MRI）示颈椎序列恢复,减压满意

a. T_1 像;b. T_2 像

（二）术后恢复情况

术后患者头晕及步态不稳缓解,四肢肌力、肌张力正常,腱反射活跃,病理反射未引出。复查颈椎 MRI 示 C_{1-2} 椎体序列恢复,减压满意(图 2-2-1-6)。

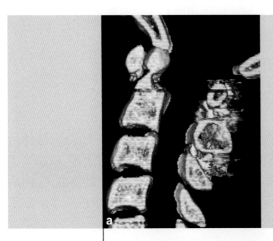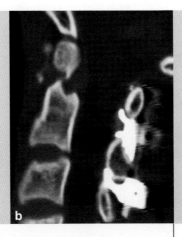

图 2-2-1-6　术后 CT 示寰枢椎位置良好,椎板钩固定满意

a. 三维重建;b. 矢状位

【经验与体会】

寰枢椎脱位是指先天畸形、创伤、退变、肿瘤、感染炎症及手术等因素造成的寰椎与枢椎骨关节面失去正常的对合关系,发生关节功能障碍和(或)神经压迫的病理改变。

寰枢椎脱位的原因可分为先天性、外伤性、充血性三类。先天性寰枢椎脱位主要是由于枢椎齿状突发育障碍和(或)寰椎横韧带的不健全,这是先天性寰枢椎脱位的病理基础改变。齿状突的发育畸形可分为以下几种类型:①齿状突骨畸形即齿状突未与枢椎椎体融合;②终末骨畸形即齿状突尖未与齿状突根相融合;③齿状突不发育即齿状突缺如;④齿状突基底发育不全即仅有齿状突尖;⑤齿状突尖不发育即仅有一短的齿状突根。

临床表现为枕颈部疼痛、头晕、胸闷、心悸等;上位脊髓损害可表现为全身肌肉紧张,双手持物不稳,行走无力,踩棉感,严重可四肢瘫。X 线检查:①寰齿前间隙(ADI)15~10mm,有横韧带断裂和部分辅助韧带断裂;10~12mm 则全部韧带断裂。②寰枢椎管储备间隙(SAC)14mm 以下时,发生脊髓受压症状;15~17mm 有脊髓受压可能;18mm 以上不产生脊髓压迫症状。③寰枢椎不稳定指数:>30% 有脊髓压迫症状,>40% 时有手术指征。CT 及 MRI 检查能更清楚地观察脊髓受压形态、位置、程度、范围及是否合并脊髓变性。治疗目的主要是通过寰枢椎复位解除脊髓压迫、恢复颈椎稳定性。

保守治疗:通过颌枕牵引、颅骨牵引等方法,使寰枢椎复位,促进骨质愈合并恢复稳定。手术治疗:主要是通过前路或后路手术,通过牵引或钉棒撑开使寰枢椎复位,再行内固定保持稳定。

本病例属外伤陈旧齿状突骨折,患者表现的症状主要由寰枢椎不稳造成。

术前磁共振(MRI)显示骨折处没有骨痂形成,在全麻下即可通过头架牵引复位。采用特制的 C_{1-2} 椎板钩将复位的 C_1 后弓和 C_2 椎板相互连接并固定(图 2-2-1-4)。这种椎板钩固定操作简易,避免了 C_{1-2} 置钉的出血多等风险,是个很好的 C_{1-2} 固定方法。但复位力量小,内固定强度也不如 C_{1-2} 螺钉固定更坚强。需要根据实际病例的具体情况来选择。

二、颅底凹陷伴寰枢椎脱位(BIa+0)

【病例 2-2-2 摘要】

患者中年男性,自诉 2 个月前在无明显诱因情况下出现左侧手指麻木,无疼痛、肢体活动障碍等其他不适,症状逐渐加重,后自觉左下肢乏力,无左下肢麻木及疼痛表现,就诊于当地医院,查颈椎 CT 及磁共振(MRI)示:颅底凹陷,寰枢椎脱位,C_{3-4}、C_{4-5} 椎间盘突出,C_2 向后上移位,相应水平脊髓损伤,颈椎退行性变,无明显脊髓空洞形成。患者为求进一步治疗来我院,遂以"小脑扁桃体下疝、颅底凹陷"收入院。

【病例 2-2-2 资料】

(一)病史

患者中年男性,主因左侧手指麻木及左下肢乏力 2 个月余来院。

(二)查体

患者步入病房,行走稍向左倾。神清语利,对答切题,双侧瞳孔等大等圆,直径 3.0mm,对光反射灵敏,余颅神经查体未见明显异常,四肢肌力 V 级,肌张力正常,左手浅感觉稍减弱,余全身浅、深感觉未见明显异常,生理反射存在,病理反射未引出。

(三)辅助检查

颈椎磁共振(MRI)示齿状突位置向后向上移位,延颈髓明显受压屈曲后弓,C_{1-2} 髓内见条片状长 T_1 长 T_2 信号影(图 2-2-2-1),无明显脊髓空洞形成。增强扫描后,颈髓内未见明显异常强化影。

颈椎 CT 示齿状突位置向后上移位,超过 Chamberlain 线上约 10mm,延颈髓受压屈曲后弓(图 2-2-2-2),寰齿间隙增宽,约 5mn,寰椎前后弓分别与枕骨大孔前后缘融合,寰椎侧块与枕骨髁相互融合,C_{2-3} 椎体及棘突相互融合(图 2-2-2-3)。

(四)术前诊断

颅底凹陷症、寰枕融合、寰枢椎脱位。

【术前讨论及临床决策】

(一)手术指征

1. 患者中年男性,慢性起病,左侧手指麻木及左下肢乏力 2 个月余,严重影响生活质量。

2. 颈椎 CT 及磁共振(MRI)示齿状突位置向后向上移位,延颈髓明显受压屈曲后弓,脊髓可见受损改变,无明显脊髓空洞形成,寰齿间隙增宽,寰椎与枕骨大孔部分融合,寰椎侧块与枕骨髁相互融合。

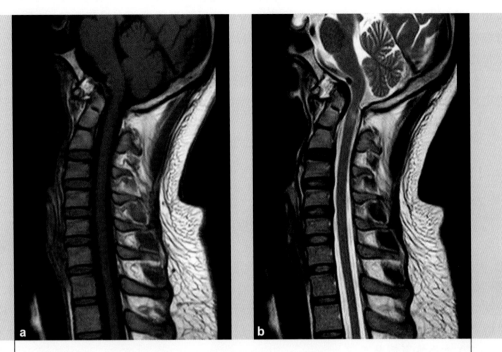

图 2-2-2-1　术前磁共振（MRI）见条片状长 T_1 长 T_2 信号影

a. T_1 像；b. T_2 像

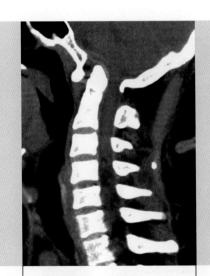

图 2-2-2-2　术前 CT 示齿状突位置向后向上移位

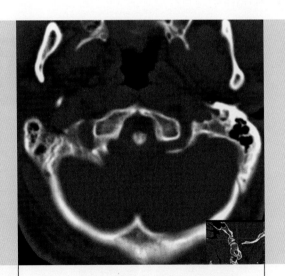

图 2-2-2-3　术前 CT 示寰齿间隙增宽

3. 患者目前症状为左手麻木及左手浅感觉减退,逐渐出现左下肢乏力,考虑寰枢椎脱位可能导致走路左倾,颅底凹陷及寰枢椎脱位可能导致局部颅颈交界区不稳,导致 C_2 水平脊髓高信号,从而导致出现左侧肢体麻木乏力及浅感觉减退症状,并且左侧肢体麻木乏力症状呈进行性加重趋势,具备手术指征。

4. 可行局部骨性减压,并一期行枕颈固定融合术,进一步稳固颅颈交界区,减轻因局部不稳定对脊髓的损伤,而 C_2 水平脊髓高信号,考虑脊髓受压损伤,术后可进一步神经营养治疗。

(二)临床决策

拟行枕下后正中入路寰枕畸形减压及枕颈固定融合术。

【治疗过程】

(一)手术过程

患者俯卧位,取枕后正中切口,逐层切开皮肤、肌肉,暴露充分后咬除寰椎后弓及枕大孔后缘,可见寰椎后弓与枕大孔后缘融合,C_2、C_3 棘突融合,咬除融合的寰椎后弓及枕大孔后缘,大小约 2cm,局部硬膜向后膨起,剪除寰枕筋膜,局部彻底止血,然后先分别在 C_2 两侧置椎弓根万向螺钉各 1 枚,塑形两侧连接杆,先将连接杆预固定于螺钉上,后固定枕骨端,用 4 枚枕骨钉固定,固定满意后,枕枢椎间稍撑开后,加压固定两侧螺钉顶丝,两侧枕骨与 C_2 椎弓根之间颗粒植骨,硬膜外铺外科隔离膜,逐层缝合肌肉、筋膜、皮下及皮肤。

(二)术后恢复情况

术后患者病情恢复顺利,伤口愈合良好。左侧肢体麻木无力症状缓解,左手针刺较前灵敏,四肢肌力、肌张力正常。术后复查磁共振(MRI)(图 2-2-2-4)及 CT:符合术后改变,齿状突下移(图 2-2-2-5),寰齿间隙缩小(图 2-2-2-6),寰椎后弓及 C_2 椎板部分缺如,颈椎生理弯曲良好,钉棒固定位置良好(图 2-2-2-7)。

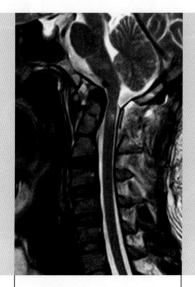

图 2-2-2-4　术后磁共振(MRI)

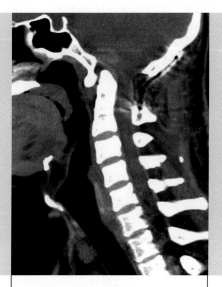

图 2-2-2-5　术后 CT 矢状位示齿状突下移

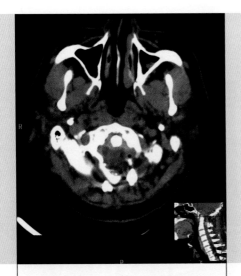

图 2-2-2-6 术后 CT 轴位示寰齿间隙缩小

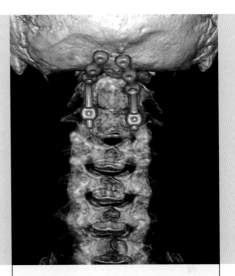

图 2-2-2-7 术后三维重建示钉棒位置良好

【经验与体会】

1. 目前对先天性颅底凹陷和寰枢椎不稳的病理机制研究和新技术层出不穷。我们在 Goel 颅底凹陷分型（Neurosurgery 1998）的基础之上，根据颅底凹陷合并与不合并寰枢椎脱位及脊髓空洞的分类特点，进一步将先天性颅底凹陷细分为四型：① BIa+0 型颅底凹陷（图 2-2-2-8）：寰齿间距增大，不合并脊髓空洞；② BIa+S 型颅底凹陷（图 2-2-2-9）：寰齿间距增大，合并脊髓空洞；③ BIb+0 型颅底凹陷（图 2-2-2-10），寰齿间距无增大，不合并脊髓空洞；④ BIb+S 型颅底凹陷（图 2-2-2-11）：寰齿间距无增大，合并脊髓空洞。针对不同类型的颅底凹陷，通过术前 MRI、MRI-cine、三维 CT 进行影像学评估，进一步揭示先天性颅底凹陷的病理机制，根据不同类型颅底凹陷的寰枢椎脱位情况及合并脊髓空洞的形成机制，采用减压复位结合枕颈固定或 C_{1-2} 固定融合技术，为不同类型的颅底凹陷提供相应的个体化手术治疗策略并提高其手术治疗效果。

2. 该病例 CT 影像显示存在先天性枕颈骨质融合，同时又有寰枢椎脱位合并颅底凹陷。MRI 显示脑干颈髓受压，但没有脊髓空洞。从病理机制分类，属 BIa+0 型。这类患者的临床症状，也是由于寰枢椎脱位颅底凹陷造成的脑干受压所引发。该患者临床症状与影像诊断符合。从治疗的角度看，只要寰枢椎复位，齿突下移，脑干受压即可解除，患者的临床症状也会消失或缓解。所以齿突复位是手术的关键。可选择前路直接复位固定，也可选择牵引复位后枕颈固定融合术，或者直接后路撑开齿突复位固定术。我们选择了直接后路寰枢关节松解及齿突撑开复位固定术。

3. 该病例手术中用头架固定头部，呈自然头位。术中解剖出 C_2 椎弓根后，先用撑开器试验行撑开，观察 C_2 的活动度和可撑开距离。患者韧带结构韧性尚好，从 T_2 相磁共振（MRI）看（图 2-2-2-1），C_1 后弓与齿状突前缘之间的软组织呈长 T_2 信号，组织水含量高，关节间又没

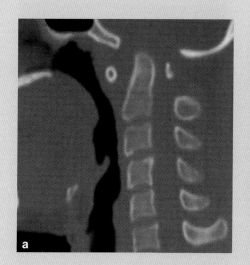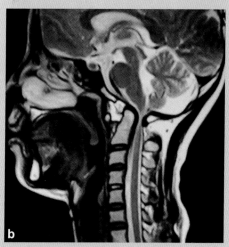

图 2-2-2-8　BⅠa+0 型:颅底凹陷,寰齿间距增大,不合并脊髓空洞

a. 矢状位 CT;b. 矢状位 T₂ 像核磁

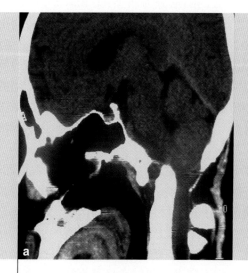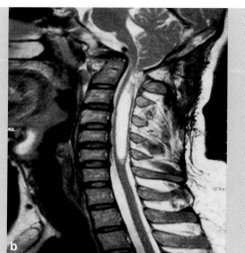

图 2-2-2-9　BⅠa+S 型:颅底凹陷,寰齿间距增大,合并脊髓空洞

a. 矢状位 CT;b. 矢状位 T₂ 像核磁

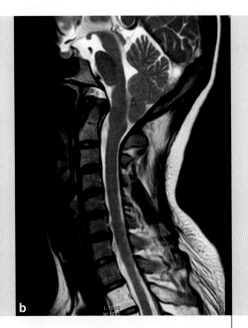

图 2-2-2-10 BIb+0 型:颅底凹陷,寰齿间距无增大,不合并脊髓空洞

a. 矢状位 CT;b. 矢状位 T$_2$ 像核磁

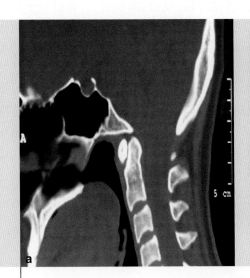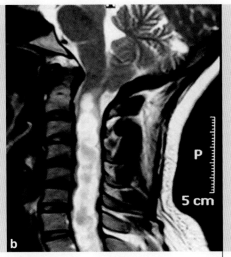

图 2-2-2-11 BIb+S 型:颅底凹陷,寰齿间距无增大,合并脊髓空洞

a. 矢状位 CT;b. 矢状位 T$_2$ 像核磁

有骨痂形成,所以未行关节间松解。在先天性枕颈融合病例,C_{1-2}关节位置较高且往往有倾斜,松解时比较困难,有的需要切断C_2神经根且出血较多。通过评估撑开距离和调整连接棒的角度,来控制齿状突顶端的水平复位。本病例齿突的水平复位和垂直复位都比较满意,斜坡椎管角在术后有明显改善(图2-2-2-5)。颈椎生理曲度在术后也得到了很好的维护(图2-2-2-5)。

三、颅底凹陷伴寰枢椎脱位(BIa+0)

【病例 2-2-3 摘要】

患者女性35岁,1个月前无明显诱因出现双手指尖、双足麻木,伴头晕,无头痛、恶心、呕吐,睡眠后症状稍好转,于当地中医院诊治,考虑为"血液瘀滞症",给予活血化瘀类药物。3日后,患者突然头晕加重,伴双足踩棉花感,双下肢无力,步态不稳,双手持物无力,于当地医院行颈椎MRI提示:齿状突位置向后向上移位,压迫延髓。后为求进一步治疗来我院就诊,遂以"颅底凹陷、寰枢椎脱位"收入院。

【病例 2-2-3 资料】

(一)病史

患者中年女性,四肢麻木伴四肢无力1个月余。

(二)查体

神志清,查体合作,声音低沉,额纹对称,双侧瞳孔等大等圆,直径约3mm,对光反射灵敏,眼球向各方向活动自如,鼻唇沟对称,面部感觉对称,咬肌、颞肌有力,耸肩双侧对称有力,伸舌居中,颈软,无抵抗,颈椎活动度可,双手及双下肢感觉减退,四肢肌力Ⅳ级,肌张力正常,指鼻试验、轮替试验、跟膝胫试验欠稳准,双膝踝反射正常,双侧巴宾斯基征阴性。JOA评分:9分。

(三)辅助检查

术前影像学检查:齿状突位置向后向上移位,超过Chamberlain连线上约9mm,推挤压迫延颈髓变形后弓(图2-2-3-1)。寰椎前后弓与枕骨大孔前后缘、寰椎侧块与枕骨髁相互融合,寰齿间隙明显增宽,直径约6mm。枕骨大孔前后径变窄(图2-2-3-2~图2-2-3-4)。C_{3-4}、C_{4-5}、C_{5-6}、C_{6-7}椎间盘膨出伴略后突,硬膜囊前缘受压。

(四)术前诊断

颅底凹陷、寰枢椎脱位、寰枕融合。

【术前讨论及临床决策】

(一)手术指征

1. 患者中年女性,四肢麻木伴四肢无力1个月余,严重影响生活质量。

2. 术前影像学检查示齿状突位置向后向上移位,超过Chamberlain连线上约9mm,考虑颅底凹陷,寰齿间隙明显增宽,ADI约6mm,齿状突向后压迫延颈髓,考虑寰枢椎脱位。

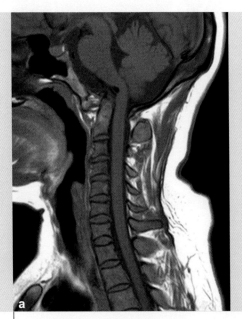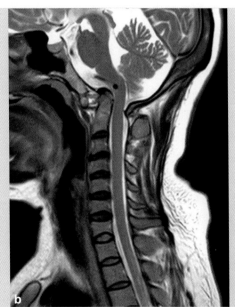

图 2-2-3-1　术前磁共振（MRI）

a. T$_1$ 像；b. T$_2$ 像

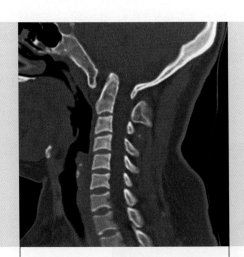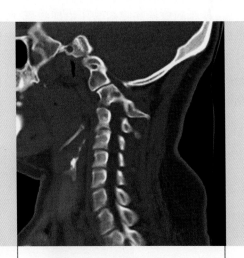

图 2-2-3-2　术前 CT 示齿状突位置向后向上移位

图 2-2-3-3　术前 CT 示寰枕关节融合

3. 患者无脊髓空洞,考虑四肢麻木伴无力与延髓受压相关,综合患者病情及辅助检查,手术风险较大,如行保守治疗,随时可出现寰枢椎不稳定导致延髓受压,至呼吸停止,危及生命,故建议行手术治疗。

4. 患者延髓受压明显,可行枕骨大孔后方减压,后路固定促进寰枢椎稳定,CT上可见寰椎前后弓与枕骨大孔前后缘、寰椎侧块与枕骨髁相互融合,寰枢椎侧块关节尚存在,术中可行侧块关节松解,枕颈撑开后固定,使齿状突下移,以减轻齿状突向后压迫,并保证寰枕交界区稳定。

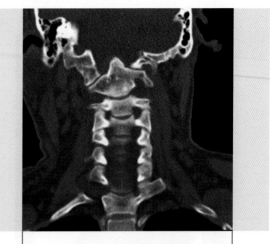

图 2-2-3-4　术前 CT 冠状位

(二) 临床决策

拟行枕下后正中寰枕畸形减压、枕颈固定融合术。

【治疗过程】

(一) 手术过程

患者俯卧位,取枕后正中直切口,自枕外粗隆至 C_2 棘突,逐层切开皮肤、皮下及两侧肌肉,显露枕外粗隆、枕大孔后缘、C_2 棘突及两侧椎板,见 C_1 后弓与枕大孔后缘融合,C_2 棘突分叉较宽,枕颈间寰枕筋膜褶皱压迫硬膜囊,咬除骨窗约 2.5cm × 3.0cm,并咬除后方寰枕筋膜,可见硬膜搏动可,未见明显压迫,在手术显微镜下松解 $C_{1\text{-}2}$ 侧块关节(图 2-2-3-5)。C_2 两侧置椎弓根螺钉各 1 枚,共 2 枚,使用枕骨板塑形后固定于 C_2 螺钉上,4 枚枕骨螺钉固定后适当撑开后上紧螺母。C_1、C_2 侧块关节咬除关节面后,两侧侧块间及枕颈关节间植骨,植骨固定满意后,逐层缝合肌肉、筋膜及皮肤。

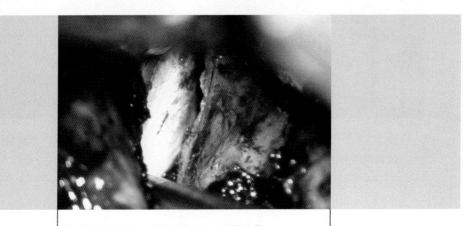

图 2-2-3-5　术中松解 $C_{1\text{-}2}$ 侧块关节

（二）术后恢复情况

术后患者恢复良好,四肢麻木及肢体无力症状较术前明显好转,四肢肌力 V- 级。术后复查 CT 示颈椎曲度良好,齿状突下移,寰齿间隙缩小(图 2-2-3-6、图 2-2-3-7),三维重建示钉棒位置良好(图 2-2-3-8)。

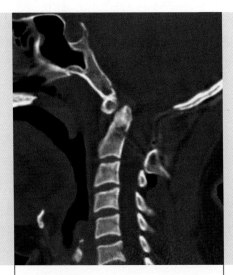

图 2-2-3-6 术后 CT 示齿状突下移,寰齿间隙缩小

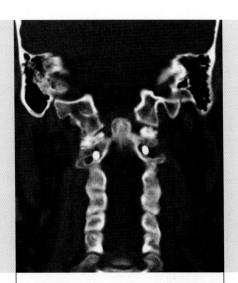

图 2-2-3-7 术后 CT 冠状位示齿状突下移

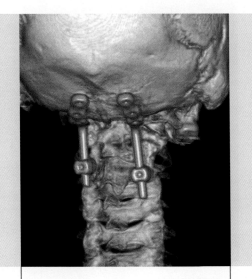

图 2-2-3-8 术后 CT 三维重建示钉棒位置良好

【经验与体会】

该例患者属于 IBa+0 型颅底凹陷。齿突复位是手术治疗的关键。患者比较年轻,韧带结构、相对韧性好一些,从磁共振(MRI)T_2 像看(图 2-2-3-1),C_1 后弓与齿状突前缘之间的软组织呈长 T_2 混杂信号,CT 也没有看到 C_{1-2} 之间有骨痂形成,这些特征均可预示术中直接在 C_{1-2} 之间撑开复位的可行性。根据术中的试验性撑开,C_2 活动度较差,我们选择先行 C_{1-2} 双侧关节间松解术,没有切断 C_2 神经根,打开后方关节囊即可保证有效撑开距离(图 2-2-3-5)。撑开固定后,破坏关节面,在关节面之间有效植骨是促进术后骨融合的保证(图 2-2-3-7)。

四、颅底凹陷伴寰枢椎脱位（BIa+O）

【病例 2-2-4 摘要】

患者女性，44 岁。2 年前右足掌麻木，持续存在，无疼痛，无行走障碍。当地医院磁共振（MRI）检查，发现小脑扁桃体下疝，给予保守治疗，效果欠佳，麻木范围逐渐扩大，由右足掌扩散至右足 - 右小腿外侧及右大腿。近 1 个月，间断感头晕、恶心，劳累后加重，于当地医院复查磁共振（MRI），提示小脑扁桃体下疝加重，遂为求进一步治疗来我院就诊，门诊以"小脑扁桃体下疝畸形、颅底凹陷"收入院。

【病例 2-2-4 资料】

（一）病史

患者中年女性，主因右下肢麻木 2 年，加重伴间断头晕、恶心 1 个月入院。

（二）查体

神清，双瞳孔等大等圆，对光反射灵敏，伸舌示齿居中，颈软，双肺呼吸音清，右下肢痛触觉稍减退，余肢体深、浅感觉基本正常，四肢肌力基本正常，病理征未引出。颈椎 JOA 评分：15/17 分。

（三）辅助检查

术前磁共振（MRI）示小脑扁桃体下缘延伸至枕骨大孔下，同时存在寰枢椎脱位。C_{1-2} 髓内见条片状长 T_1 长 T_2 信号影（图 2-2-4-1），无明显脊髓空洞形成。

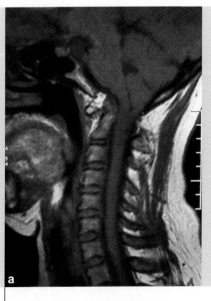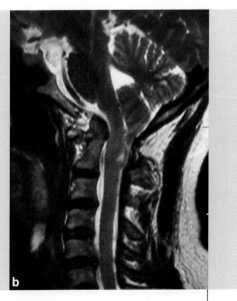

图 2-2-4-1　术前磁共振（MRI）C_{1-2} 可见脊髓损伤

a. T_1 像；b. T_2 像

脑脊液电影:中脑导水管开放,其内可见脑脊液流动信号,第四脑室及枕骨大孔脑脊液流动稍弱,桥前池脑脊液流动信号可。

术前 CT 示齿状突上移(图 2-2-4-2、图 2-2-4-3),寰齿间隙增大(图 2-2-4-4),三维重建可见寰椎后弓缺如(图 2-2-4-5)。

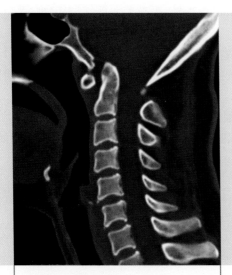

图 2-2-4-2 术前 CT 矢状位示齿状突上移

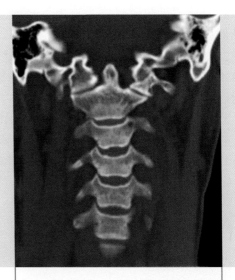

图 2-2-4-3 术前 CT 冠状位示齿状突上移

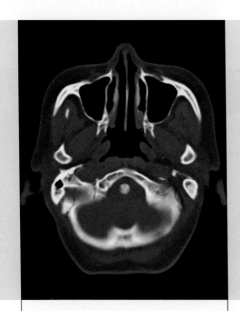

图 2-2-4-4 术前 CT 轴位示寰齿间隙增大

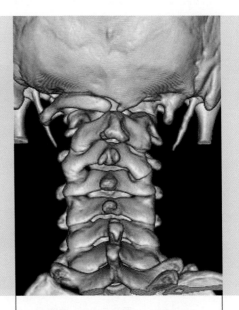

图 2-2-4-5 术前 CT 三维重建示寰椎后弓缺如

(四) 术前诊断

小脑扁桃体下疝畸形、颅底凹陷、寰枢椎脱位、寰枕融合。

【术前讨论及临床决策】

(一) 手术症状

1. 患者慢性起病, 右下肢麻木 2 年, 加重伴间断头晕、恶心 1 个月, 行走困难, 严重影响生活质量。

2. 患者存在小脑扁桃体下疝, 合并颅底凹陷及寰枢椎脱位, 无脊髓空洞, 考虑头晕伴肢体麻木与颅底凹陷及寰枢椎不稳相关, 综合患者病情及辅助检查, 降低因寰枢椎不稳带来的严重影响, 建议行手术治疗。

3. 术中给予寰枢椎固定及植骨融合, 保证颈椎稳定的前提下, 保留颈枕关节生理功能。

4. 鉴于患者没有形成脊髓空洞, 术前脑脊液电影示枕颈交界区脑脊液流动信号尚可, 可行骨性减压, 小脑扁桃体下疝暂不行处理。

(二) 临床决策

拟行枕下后正中入路寰枕畸形枕下减压、寰枢椎固定融合术。

【治疗过程】

(一) 手术过程

患者俯卧位, 取枕下后正中切口, 显露枕外粗隆、枕大孔后缘、C_1 后弓及 C_2 棘突及两侧椎板, C_1 右侧后弓发育不良, 咬除后弓宽约 1.5cm, 咬除枕大孔后缘 2.5cm × 1.5cm, 去除增厚的寰枕筋膜。C_1 两侧侧块置万向螺钉各 1 枚, C_2 两侧椎弓根置万向螺钉各 1 枚, 塑形连接杆, 固定于 C_1 螺钉, C_{1-2} 间撑开约 8mm 后, 连接杆固定于 C_2 螺钉, 侧块间颗粒植骨 (图 2-2-4-6)。

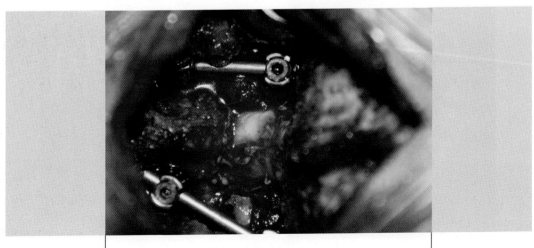

图 2-2-4-6　术中 C_{1-2} 间撑开固定

（二）术后恢复情况

术后患者恢复良好,右下肢麻木感较术前减轻,查体四肢肌力、肌张力正常。复查磁共振（MRI）及 CT 示齿状突向下移位（图 2-2-4-7、图 2-2-4-8）,对延髓压迫较术前减轻,颈椎曲度良好,螺钉位置良好（图 2-2-4-9）。术后 JOA 评分:16/17 分。

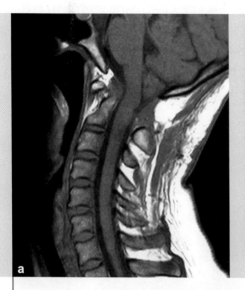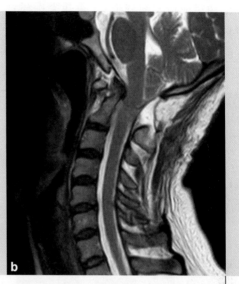

图 2-2-4-7　术后磁共振（MRI）示齿状突向下移位,对延髓压迫较术前减轻,颈椎曲度良好

a. T$_1$ 像;b. T$_2$ 像

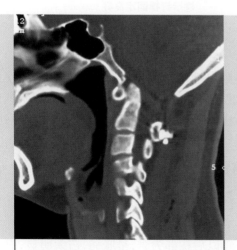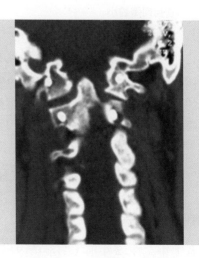

图 2-2-4-8　术后 CT 矢状位示齿状突下降

图 2-2-4-9　术后 CT 冠状位示螺钉入钉点位置良好

【经验与体会】

该例患者与病例 2-2-2 和 2-2-3 同属于 BIa+0 型颅底凹陷。齿突复位仍然是手术治疗的关键。该病例术前磁共振（MRI）显示 C_1 与齿突之间软组织间隙含水成分高（图 2-2-4-1），CT 显示 C_1 后弓发育不全（图 2-2-4-5），但 C_1 两侧侧块大小可满足螺钉植入，故选择 C_{1-2} 螺钉固定。

要通过分析术前三维 CT 重建来选择 C_1 侧块螺钉置钉点。如果术前有 3D 打印的 1：1 模具标本作参考和钉道设计，就更能增加置钉的准确性和安全性。术中沿骨膜完整分离，保护好静脉血管壁，可减少出血，提高效率。按术前三维重建来选择 C_2 椎弓根螺钉置钉点，植入 C_2 椎弓根螺钉的长度多在 28~30mm。通过 C_{1-2} 之间螺钉加压撑开，促使齿状突下移并贴近 C_1 后弓（图 2-2-4-10、图 2-2-4-11），效果满意。齿状突的有效复位即可缓解和解除脑干腹侧受压。

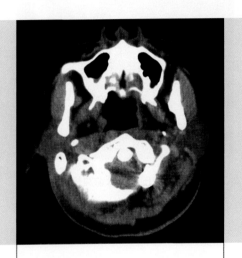

图 2-2-4-10　术后 CT 轴位示寰齿间隙缩小

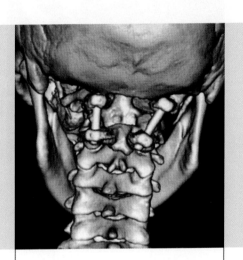

图 2-2-4-11　术后 CT 三维重建示钉棒固定良好

该例患者术前磁共振（MRI）显示的轻度小脑扁桃体下疝，是由于寰枢椎脱位和枕颈不稳造成的，且并未形成脊髓空洞，说明虽然颅底凹陷合并小脑扁桃体下疝，但局部颅颈交界区脑脊液流动尚通畅，所以，C_{1-2} 复位固定后，小脑扁桃体下疝会自动回复，不需要特殊处理。

五、颅底凹陷伴寰枢椎脱位（BIa+0）

【病例 2-2-5 摘要】

患者中年女性，2 年前无明显诱因出现头痛，以后枕部为著，呈胀痛，白天明显，夜间减轻，同时存在伴右颈肩部僵硬，右脚掌麻木，无头晕，无恶心、呕吐，无发热，无行走不稳，口服镇痛药后可缓解。就诊于当地医院，按"颈椎病"给予营养神经等治疗（具体不详），症状稍好转。此后相同症状间断出现。7 个月前，上述症状明显加重。麻木不适感扩大至右上肢及右下肢,于当地医院行颈椎 CT 及 MRI 检查提示:齿状突后移并轻度左偏,考虑寰枢关节脱位。患者为进一步治疗来我院就诊,门诊以"小脑扁桃体下疝畸形寰枢椎脱位、颅底凹陷"收入院。

【病例 2-2-5 资料】

(一) 病史

患者女性,45 岁,主因间断头痛伴右侧肢体麻木 2 年,加重 7 个月入院。

(二) 查体

神清语利,双瞳孔等大等圆,对光反射灵敏,面纹对称,伸舌居中,脊柱生理曲度可,棘突无压痛,四肢肌力 V 级,肌张力正常,四肢腱反射亢进,双侧巴宾斯基征(+)。JOA 评分:12 分。

(三) 辅助检查

术前磁共振(MRI)示:小脑扁桃体下缘变尖下移,其下端位于 C_1 水平,延髓下段受压变形,齿突略后倾,延颈髓前缘受压(图 2-2-5-1)。颈椎生理曲度存在。椎体边缘骨质规整。各椎间隙等宽。C_{2-3}、C_{5-6} 椎间盘稍后突,硬膜囊前缘略受压。

术前 CT:齿突位置升高,位于 Chamberlian 线上约 15mm(图 2-2-5-2)。寰椎前弓与斜坡骨质有融合,寰椎后弓缺如(图 2-2-5-3)。寰齿间隙在正常范围(图 2-2-5-4)。枕骨大孔前后径约 31mm,齿突略后倾,延颈髓前缘受压。颈椎管前后径在正常范围,椎管内未见异常密度影。颈椎各椎体附件未见明显异常。

(四) 术前诊断

颅底凹陷、寰枢椎脱位、小脑扁桃体下疝畸形。

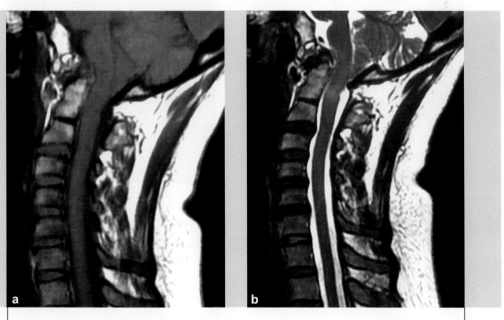

图 2-2-5-1 术前磁共振(MRI)

a. T_1 像;b. T_2 像

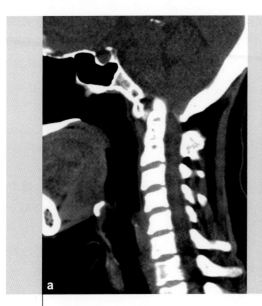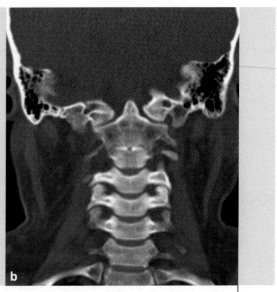

图 2-2-5-2　术前 CT 示齿突位置升高，寰椎前弓与斜坡骨质有融合

a. 矢状位；b. 冠状位

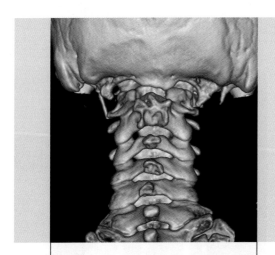

图 2-2-5-3　术前 CT 三维重建
示寰椎后弓缺如

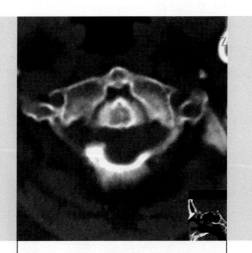

图 2-2-5-4　术前 CT 示寰齿间
隙在正常范围

【术前讨论及临床决策】

（一）手术指征

1. 患者慢性起病，间断头疼伴右侧肢体麻木 2 年，近 7 个月肢体麻木呈进行性加重。

2. 术前影像学检查提示颅底凹陷、寰枢椎脱位、小脑扁桃体下疝，患者无脊髓空洞，考虑寰枢椎不稳为主要致病因素,鉴于患者目前头痛及肢体麻木症状较严重,继续保守治疗可造成不可逆神经损伤,建议行手术治疗。

3. 鉴于患者未形成脊髓空洞,可行充分骨性减压,小脑扁桃体下疝暂不行处理。

4. 患者寰枢椎脱位较严重,不适行寰枢椎固定融合,可行枕颈固定,并行加压撑开,从而使齿状突下降,减轻对延髓压迫。

(二) 临床决策

拟行枕下后正中入路寰枕畸形枕下减压、枕颈固定融合术。

【治疗过程】

(一) 手术过程

患者取俯卧位,取枕下后正中直切口,暴露枕骨大孔后方、C_2棘突,见寰椎后弓与枕骨融合,C_2椎弓根向上异常增生压迫椎管。显微镜下咬除枕骨大孔后缘,骨性减压窗约$2.0cm \times 1.5cm$,松解增厚寰枕筋膜及脂肪组织。显微镜下咬除部分异常增生骨质。松解两侧关节囊。分别于C_2两侧椎弓根置入万向螺钉1枚,塑形连接棒后,于枕骨置入螺钉4枚,加压撑开后,上紧C_2顶丝。人工骨及自体骨植骨于连接棒下外方,人工脊柱膜覆盖于硬膜外防粘连,逐层缝合肌层、筋膜及皮肤。

(二) 术后恢复情况

术后患者恢复良好,双下肢肌力Ⅴ级,右侧肢体麻木自述较术前明显好转。复查磁共振(MRI)示延髓受压明显减轻,齿状突较术前有所下移,枕骨大孔后方减压充分(图2-2-5-5)。出院时患者JOA评分14分。

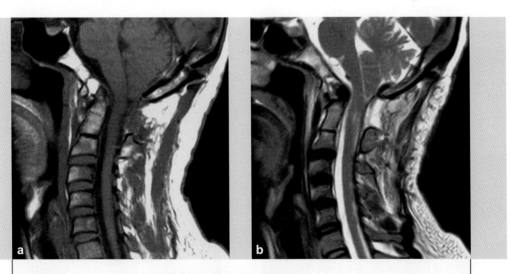

图2-2-5-5 术后磁共振(MRI)示延髓受压明显减轻

a. T_1像;b. T_2像

【经验与体会】

　　该病例与病例 2-2-2、2-2-3 和 2-2-4 同属 BIa+0 型颅底凹陷。齿状突的复位固定仍然是手术的关键。此例从术前磁共振（MRI）看，T_2 相 C_1 与齿突之间软组织呈短 T_2 信号，预示组织含水成分低，CT 显示 C_1 与齿突前缘之间有少量隐约的骨痂形成，所以选择后路直接撑开复位比较困难。如果 C_1 与齿突间骨痂形成严重，就需要考虑前路齿突和骨痂切除或松解，然后再行后路固定手术。本例患者为中年女性，术前分析考虑，骨痂尚未完全形成，所以依然选择了直接后路手术。从 CT 看 C_1 侧块很小，从减少手术风险和增强支架固定的稳定性，我们选择了后路枕颈固定手术。手术中需要尽量松解两侧关节囊并切除部分增生骨质。

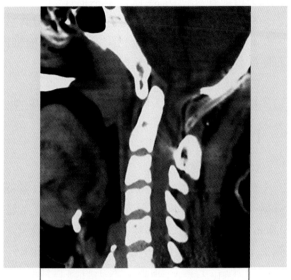

图 2-2-5-6　术后 CT 示齿状突较术前有所下移

加压撑开后显示齿状突复位满意。斜坡椎管角和颈椎生理曲度均改善良好（图 2-2-5-6~ 图 2-2-5-8）。发病的小脑扁桃体下疝也不需要特殊处理。

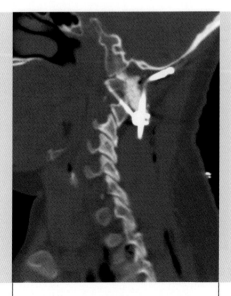

图 2-2-5-7　术后 CT 示 C_2 椎弓根螺钉位置良好

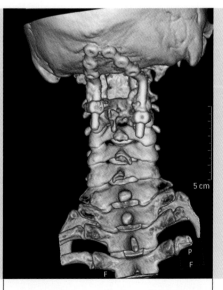

图 2-2-5-8　术后 CT 三维重建示颈枕融合固定良好

六、颅底凹陷伴寰枢椎脱位 + 脊髓空洞(BIa+S)

【病例 2-2-6 摘要】

患者中年女性,于 5 年前无明显原因出现颈部不适,颈部僵硬,伴头晕、头痛。无恶心、呕吐,无四肢麻木。未予诊治。患者 2 年前因颈部不适到当地医院行颈部 CT 检查提示:颈椎病。给予牵引治疗后症状略有好转。患者半年前颈部不适加重,伴头晕、头痛、四肢麻木无力。无恶心、呕吐,无大小便障碍。后就诊于我院,行磁共振(MRI)检查示:颅底凹陷、寰枕融合畸形,寰齿间距增大,小脑扁桃体下疝合并脊髓空洞,C_{3-4}、C_{5-C6} 椎间盘突出,以"颅底凹陷、寰枕融合畸形,小脑扁桃体下疝畸形,脊髓空洞"收入院。

【病例 2-2-6 资料】

(一) 病史

患者主因颈部不适 5 年,加重伴四肢麻木无力 6 个月入院。

(二) 查体

神清语利,双侧瞳孔等大等圆,直径约 3.0mm,对光反射灵敏,眼动充分,左侧面部麻木,枕部、颈肩部、双上肢感觉针刺觉减退。双上肢近端肌力Ⅳ级,双手、双腕肌力Ⅲ +,肌张力高,精细活动差,躯干感觉未见异常。会阴区感觉未见异常,双下肢深浅感觉未见明显异常,双下肢肌力Ⅳ– 级,肌张力高,闭目难立征阳性,指鼻试验、跟膝胫试验欠稳准,轮替试验迟缓,生理反射正常引出,病理反射未引出。

(三) 辅助检查

术前磁共振检(MRI)查示:颅底凹陷、寰枕融合畸形,寰齿间距增大,小脑扁桃体下疝合并脊髓空洞(图 2-2-6-1)。

脑脊液电影示中脑导水管、第四脑室及枕骨大孔脑脊液流动明显减弱(图 2-2-6-2)。

术前 CT:齿突位置升高,寰齿间隙增大(图 2-2-6-3、图 2-2-6-4)。枕骨大孔前后径约 31mm,齿突略后倾,延颈髓前缘受压。颈椎管前后径在正常范围,椎管内未见异常密度影。颈椎各椎体附件未见明显异常。

(四) 术前诊断

小脑扁桃体下疝畸形、颅底凹陷、寰枕融合、寰枢椎脱位、脊髓空洞、C_{3-4}、C_{5-6} 椎间盘突出。

【术前讨论及临床决策】

(一) 手术指征

1. 患者慢性起病,感颈部不适 5 年,近 6 个月感颈部不适呈进行性加重,伴四肢麻木无力。

2. 查体存在左侧面部麻木,枕部、颈肩部、双上肢感觉针刺觉减退,双上肢近端肌力Ⅳ级,双手、双腕肌力Ⅲ + 级,双下肢肌力Ⅳ– 级,四肢肌张力稍高。

3. 磁共振(MRI)检查示颅底凹陷、寰枕融合畸形,寰齿间距增大,小脑扁桃体下疝合并脊髓空洞。

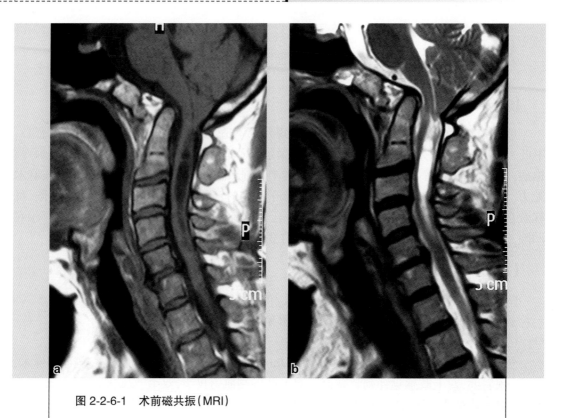

图 2-2-6-1　术前磁共振（MRI）

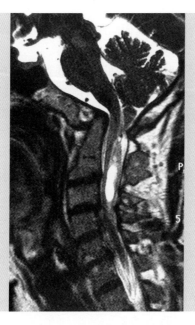

图 2-2-6-2　术前磁共振（MRI）脑
脊液电影示脑脊液流动明显减弱

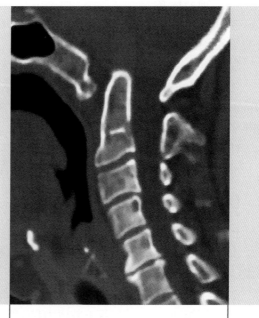

图 2-2-6-3　术前 CT 矢状位示
齿状突上移

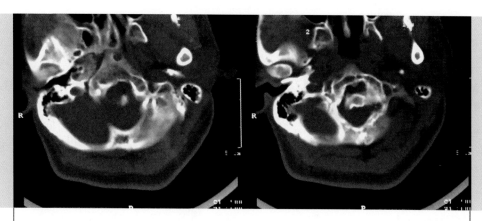

图 2-2-6-4　术前 CT 轴位示寰齿间隙增大

4. 根据目前症状及体征,考虑与寰枕畸形、脊髓空洞关系密切,颈椎间盘突出可再观察。

5. 脑脊液电影示中脑导水管、第四脑室及枕骨大孔脑脊液流动明显减弱,枕骨大孔区脑脊液流动正常,考虑给予枕骨大孔区骨性减压。

6. 患者存在颅底凹陷及寰枢椎脱位,术后可能导致颅颈交界区局部不稳,给予枕颈固定融合术。

(二)临床决策

拟行枕下后正中入路寰枕畸形减压及枕颈固定融合术。

【治疗过程】

(一)手术过程

全麻下行枕下后正中入路寰枕畸形减压及枕颈固定融合术,术中充分暴露 C_2 棘突及椎板、枕骨粗隆、枕大孔后缘,可见寰枕融合,自枕骨大孔后缘向上咬除 1.5cm×2.5cm,减压充分后,见局部硬膜膨起,C_2 两侧各放置万向螺钉 1 枚,共 2 枚,塑形两侧连接棒,枕骨钉及螺钉将连接棒牢靠固定于枕骨上,后减压窗两端稍作撑开约 5mm后上紧 C_2 两侧万向螺钉螺帽(图 2-2-6-5),硬膜外铺外科隔离膜,两根钛棒之间放置横连接杆并牢靠固定,逐层缝合,手术顺利。

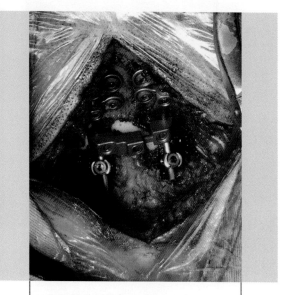

图 2-2-6-5　术中照片

(二) 术后恢复情况

术后患者恢复良好,神清语利,刀口愈合良好,双侧瞳孔等大等圆,直径约3.0mm,对光反应灵敏,四肢肌力Ⅳ+级,肌张力略高。右手活动较前灵活,骨间肌力量增加。术后复查颈椎MRI及CT,提示齿状突较前下移,寰齿间隙较前变小,脊髓空洞变细(图2-2-6-6)。脑脊液电影示中脑导水管、第四脑室脑脊液流动信号较术前增强(图2-2-6-7)。术后CT示齿状突较术前下移明显(图2-2-6-8),C_2椎弓根螺钉位置良好(图2-2-6-9),寰齿间隙缩小(图2-2-6-10)。术后半年复查颈椎MRI示脊髓形态良好,脊髓空洞基本消失(图2-2-6-12)。磁共振(MRI)脑脊液电影显示桥前池、中脑导水管、第四脑室及枕骨大孔脑脊液流动基本正常(图2-2-6-13)。

【经验与体会】

该病例属BIa+S型颅底凹陷:寰枢椎有脱位,寰齿距离增大,同时合并小脑扁桃体下疝和脊髓空洞。需要特别思考的是,寰枢椎脱位与脊髓空洞是两个独立的病理现象,并不是每个寰枢椎脱位都合并脊髓空洞。目前普遍认可,颅颈交界区脑脊液循环障碍是Chiari畸形脊髓空洞形成的主要原因(图2-1-1-9)。也就是说当寰枢椎脱位影响颅颈交界区脑脊液循环到一定程度时,才会形成脊髓空洞。在我们临床实践中也发现,寰枢椎脱位的严重程度与脊髓空洞的发生率也不呈正相关。

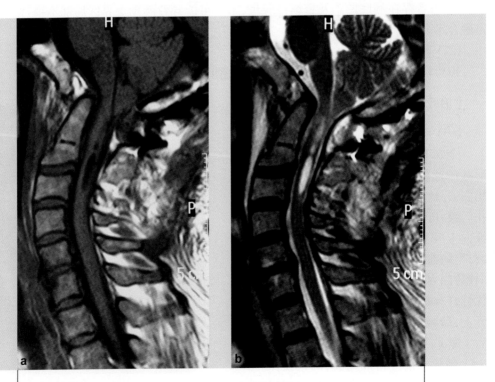

图2-2-6-6　术后磁共振(MRI)示脊髓空洞明显缩小

a. T_1像;b. T_2像

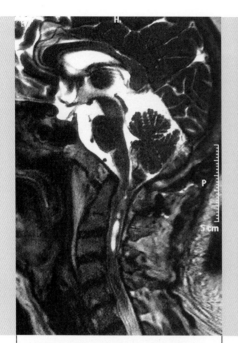

图 2-2-6-7　术后磁共振（MRI）脑脊液电影示中脑导水管、第四脑室脑脊液流动信号较术前增强

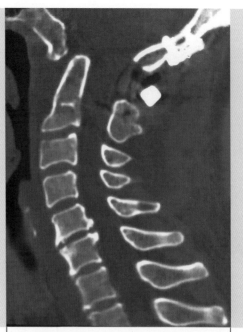

图 2-2-6-8　术后 CT 示齿状突较术前下移明显

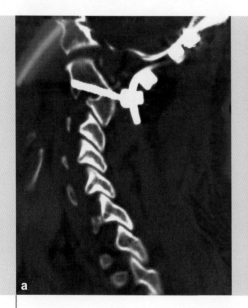

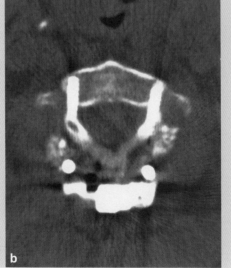

图 2-2-6-9　术后 CT 示 C$_2$ 椎弓根螺钉位置良好

a. 矢状位；b. 轴位

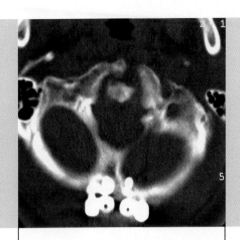

图 2-2-6-10　术后 CT 示寰齿
间隙缩小

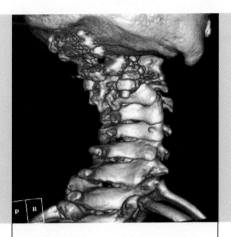

图 2-2-6-11　术后 CT 三维重
建示颈枕融合固定良好

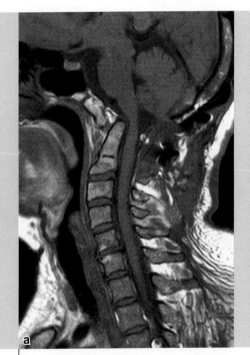

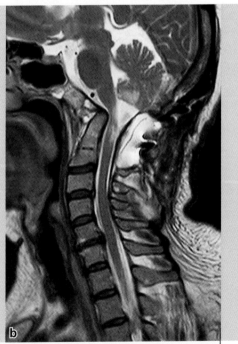

图 2-2-6-12　术后半年复查磁共振（MRI）示脊髓空洞基本消失

a. T_1 像；b. T_2 像

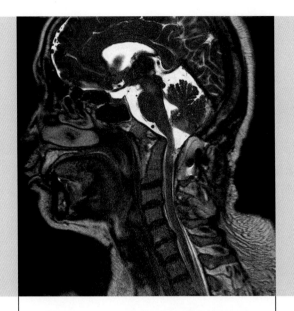

图 2-2-6-13 术后半年复查磁共振（MRI）脑脊液电影示桥前池、中脑导水管、第四脑室及枕骨大孔脑脊液流动基本正常

该例患者与病例 2-2-2、2-2-3、2-2-4 及 2-2-5 虽都诊断为颅底凹陷和寰枢椎脱位，但只有这一病例存在明显的脊髓空洞。在手术治疗寰枢椎脱位时，要特别关注脊髓空洞的变化。通常情况下，随着寰枢椎脱位的复位及固定和颅颈交界区的稳定，原来存在或合并的小脑扁桃体下疝会有所复位，脊髓空洞也会随之减小或消失。对于本病例，我们遵循常规寰枢椎脱位治疗的方法，术前通过 MRI 和 CT 评估，肯定了后路直接撑开复位方法的可行性。由于 C_1 侧块很小且合并先天性枕颈融合，故选择了枕骨 -C_2 固定融合术。当撑开复位满意后（图 2-2-6-8，图 2-2-6-11），通过局部减压骨窗，用术中超声探查枕大孔，发现当寰枢椎复位网膜后，脑干腹侧和背侧的蛛网膜下腔间隙均增宽，脑脊液流动也明显改善（图 2-2-6-7），所以，就不再打开硬脊膜实施彻底的蛛网膜下腔减压。但有时寰枢椎脱位合并严重小脑扁桃体下疝或脊髓空洞时，即使寰枢复位良好，小脑扁桃体下疝和脊髓空洞改善不理想，这时就有可能需要打开硬脊膜实施彻底的蛛网膜下腔减压，特别是当患者术前即存在严重后组颅神经症状和脊髓空洞张力较高时，这样做术后恢复情况可立竿见影，治疗效果更好。

当然，在枕颈固定的同时又增加打开硬脊膜行蛛网膜下减压方法，在大多数寰枢椎脱位合并脊髓空洞的病例是不需要这样做的。这样做既增加了手术的难度，又增加了术后脑脊液漏、颅内感染等严重并发症的发生率。所以，在手术治疗 BIb+S 型颅底凹陷时，寰枢椎的复位与固定融合，仍然是手术成败的关键和焦点，至于合并的脊髓空洞，能不打开硬脊膜减压就最好不打开。

七、颅底凹陷伴小脑扁桃体下疝（BIb+O）

【病例 2-2-7 摘要】

患者青年女性，16 岁，主因自幼步态不稳，加重 1 年入院。患儿自能行走后，家长即发现步态不稳，不明显，偶伴有头痛，程度较轻，不伴有恶心、呕吐等，未特殊治疗。7 岁时在当地医院行颅脑 MRI 检查，提示未见异常。1 年前，步态不稳较前加重，夜间明显，伴有头痛，呈钝痛，间断发作，再次行颅脑 MRI 检查，考虑小脑扁桃体下疝畸形，建议手术。为求进一步治疗来我院,以"小脑扁桃体下疝畸形"收入院。

【病例 2-2-7 资料】

（一）病史

患者青年女性,16 岁,自幼步态不稳,加重 1 年入院。

（二）查体

神清,双瞳孔等大等圆,对光反射灵敏,颈软,双肺呼吸音清,脊柱无畸形,四肢皮肤针刺正常,肌力、肌张力正常,腹壁反射(+),双上肢腱反射(++),右侧膝腱反射、跟腱反射(+),左侧膝腱反射、跟腱反射(++),左侧巴宾斯基征(+),右侧巴宾斯基征(−),两侧霍夫曼征(−)。

（三）辅助检查

影像学检查发现小脑扁桃体下移,达 C_2 下缘水平(图 2-2-7-1);颈椎退行性改变,颅底凹陷症,颈椎生理曲度后凸(图 2-2-7-2)。

（四）术前诊断

小脑扁桃体下疝畸形、先天性颅底凹陷。

【术前讨论及临床决策】

（一）手术指征

1. 自幼步态不稳,加重 1 年。

2. 术前颈椎 MRI 及 CT 提示小脑扁桃体下疝明确,齿状突向上陷入,诊断寰枕畸形明确。

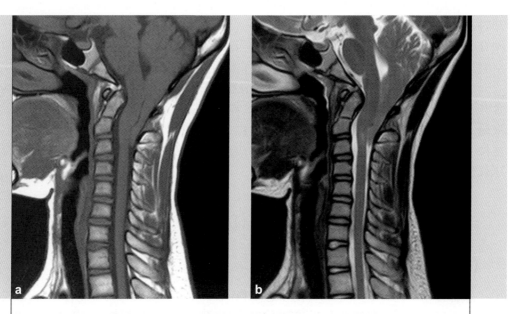

图 2-2-7-1　颈椎磁共振(MRI)矢状位像显示小脑扁桃体下疝非常严重至 C_2 下缘

a. T_1 像;b. T_2 像

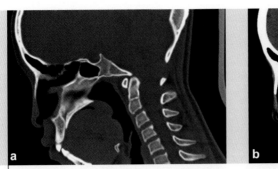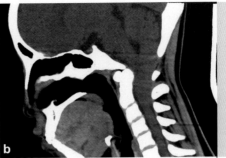

图 2-2-7-2　术前颈椎矢状位 CT 示齿状突上移,有颅底凹陷,但寰枢椎没有脱位

a. 骨窗;b. 软组织窗

3. 该类疾病可行后路减压及固定融合术,考虑患儿年龄小,且 C_1 侧块发育良好,可行寰枢椎固定融合术;因小脑扁桃体下移较长,术中应切除下移的扁桃体,以彻底减压。

(二) 临床决策

枕下后正中入路寰枕畸形减压 + 寰枢椎固定融合术。

【治疗过程】

(一) 手术过程

患者取俯卧位,三钉头架固定头部,取颈后正中直切口 7cm,术中辅助电生理监测。显露枕大孔后缘、C_{1-2} 棘突及两侧椎板,显微镜下充分显露 C_1 两侧侧块及 C_2 上关节突,分别在 C_1 两侧侧块及 C_2 两侧椎弓根上置万向螺钉各 1 枚,共 4 枚,塑形连接杆,C_{1-2} 之间撑开后将连接杆固定于螺钉上。然后咬除 C_1 后弓宽约 2cm,剪开硬膜,见小脑扁桃体尖部下移明显,分离周围粘连,行软膜下切除,与延髓及脊髓背侧粘连紧密,探查第四脑室闩部,可见有一蛛网膜覆盖闩部,予剥离,见脑脊液流出通畅,冲洗清亮,取人工脊柱膜严密缝合硬膜。C_{1-2} 两侧侧块间颗粒植骨,逐层缝合。

(二) 术后恢复情况

术后患者步态不稳症状缓解,四肢肌力、肌张力正常,腱反射检查同前,巴宾斯基征左侧(+),右侧(−)。术后 1 周复查颈椎 MRI 示小脑扁桃体切除满意,局部减压彻底(图 2-2-7-3);复查颈椎三维 CT 示颈椎生理曲度恢复,内固定物位置满意(图 2-2-7-4);术后半年复查颈椎 MRI 提示颅颈交界区脑干无受压,颈椎生理曲度正常(图 2-2-7-5)。

【经验与体会】

本例属于颅底凹陷分型的 BIb+0 型,即颅底凹陷,寰齿间隙无增大,无脊髓空洞。这类型颅底凹陷患者如果没有明显的临床症状,可以观察随访。

该例患儿有头痛、步态不稳等症状,没有后组颅神经受累和脊髓空洞症状。颈椎 MRI 影像检查显示小脑扁桃体向下移位明显,达到 C_2 下缘水平(图 2-2-7-1),压迫延髓和上颈髓。临床结合影像手术指征明确。枕下减压需彻底切除严重下疝的小脑扁桃体,我们采用软膜

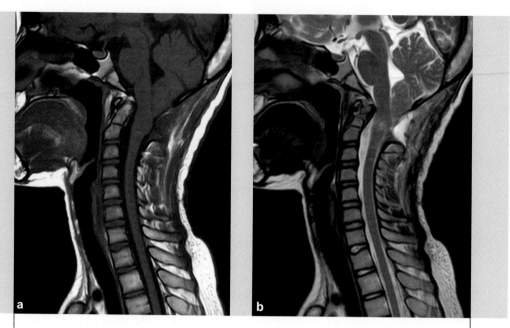

图 2-2-7-3　术后颈椎磁共振（MRI）示小脑扁桃体切除满意，局部减压彻底

a. T_1 像；b. T_2 像

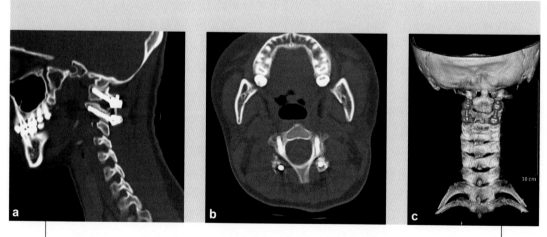

图 2-2-7-4　术后颈椎 CT 示颈椎生理曲度恢复，内固定物位置满意

a. 矢状位；b. 轴位；c. 重建

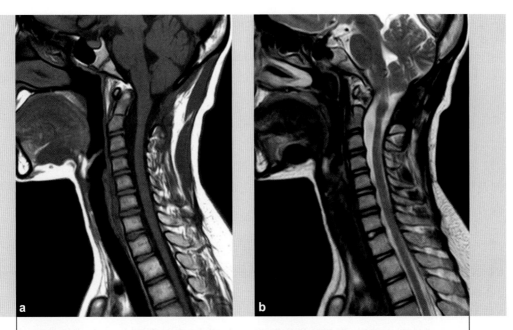

图 2-2-7-5 术后半年复查颈椎磁共振(MRI)示颅颈交界区脑干无受压,颈椎生理曲度正常

a. T_1 像;b. T_2 像

下切除小脑扁桃体下叶,保持软脊膜完整,防止局部粘连。

术前颈椎 CT 显示齿状突向上陷入,颈椎生理曲度后凸,斜坡椎管角度明显小于正常。枕下减压后,可导致局部不稳定,且可能进一步加剧颈椎后凸畸形,故术中行固定融合术;后路固定手术可行枕颈固定及寰枢椎固定,枕颈固定颈椎活动度丧失较大,术后颈椎僵直;寰枢椎固定,可有效保留颈椎屈伸活动,以及部分旋转活动度,减轻术后颈椎僵直;所以本例采用枕下减压 + 寰枢椎固定融合术,此术式对 C_1 侧块置钉技术要求较高,术前应仔细阅片,明确椎动脉解剖位置,避免椎动脉损伤;C_1 侧块显露过程中,保护 C_2 神经根、C_{1-2} 关节突关节内侧静脉丛,可应用吸收性明胶海绵沿骨面仔细完整分离,减少出血。

手术后磁共振(MRI)和 CT 显示:脑干受压解除,颅颈交接区脑脊液循环通畅,枕颈及寰枢椎稳定性好。

八、颅底凹陷伴脊髓空洞(BIb+S)

【病例 2-2-8 摘要】

患者青年男性,28 岁,主因 Chiari 畸形术后 3 年,步态不稳伴双上肢麻木 1 年入院。患者自幼间断头晕,2008 年出现步态不稳,在外院诊断 Chiari 畸形,行枕下减压术,术后头晕症状稍有改善。术后 2 年,无明显诱因出现右侧面部麻木,行走即出现头晕、步态不稳,症状进行性加重,出现双上肢麻木,为求进一步治疗来我院就诊,以"小脑扁桃体下疝畸形"收入院。

【病例 2-2-8 资料】

(一)病史

患者青年男性,28 岁,Chiari 畸形术后 3 年,步态不稳伴双上肢麻木 1 年入院。

(二)查体

神清,双瞳孔等大等圆,对光反射灵敏,眼动充分,面纹对称,腭垂居中,伸舌居中,右面部及躯体深浅感觉减退,四肢肌力、肌张力正常,四肢腱反射未引出,病理反射(−),共济检查可。

(三)辅助检查

影像学检查发现小脑扁桃体下疝畸形减压术后,颈段脊髓空洞(图 2-2-8-1);颈椎三维CT 示枕骨减压术后,齿状突上移,颈椎生理曲度略变直,后颅窝骨窗大小约 3cm × 3cm(图2-2-8-2)。

(四)术前诊断

小脑扁桃体下疝畸形、先天性颅底凹陷、寰枕融合、脊髓空洞症、小脑扁桃体下疝畸形减压术后。

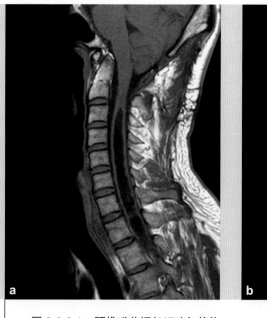
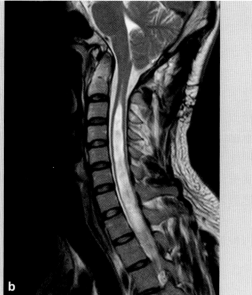

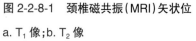

图 2-2-8-1　颈椎磁共振(MRI)矢状位

a. T$_1$ 像;b. T$_2$ 像

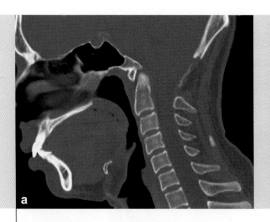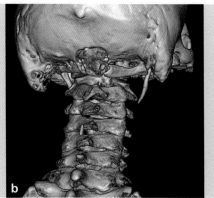

图 2-2-8-2　术前颈椎矢状位 CT

a. 骨窗；b. 三维重建

【术前讨论及临床决策】

（一）手术指征

1. Chiari 畸形术后 3 年,步态不稳伴双上肢麻木 1 年。

2. 术前颈椎 MRI 及 CT 提示小脑扁桃体下疝减压术后,齿状突向上陷入,诊断颅底凹陷症、寰枕融合、小脑扁桃体下疝、脊髓空洞症明确。

3. Chiari 畸形合并颅底凹陷症,单行枕下减压术,术后易加剧颈椎不稳,本例患者第一次手术未行局部固定融合术,术后 2 年症状复发,且进行性加重,故本次翻修手术应在松解局部粘连基础上,一期行固定融合术,因后枕部减压窗大小约 3cm×3cm,枕颈融合较困难,故选择寰枢椎固定融合术。

（二）临床决策

枕下后正中原切口入路寰枕畸形减压 + 寰枢椎固定融合术。

【治疗过程】

（一）手术过程

患者取俯卧位,三钉头架固定头部,取颈后正中直切口 8cm,术中辅助电生理监测。显露枕外粗隆、后颅窝骨窗、C_1 两侧侧块、C_2 棘突及两侧椎板,见 C_1 后弓缺如,宽约 2cm,局部硬膜瘢痕增厚,正中剪开硬膜,可见清亮脑脊液流出,小脑扁桃体下疝至 C_2 上缘水平,软膜下切除下疝的扁桃体,探查第四脑室门部,见局部蛛网膜异常增厚,呈条丝状粘连,堵塞第四脑室出口,显微镜下予以松解,脑脊液流出通畅,彻底止血后,人工脊柱膜修补硬膜,严密缝合。显微镜下充分显露 C_1 两侧侧块及 C_2 上关节突,分别在 C_1 两侧侧块及 C_2 两侧椎弓根上置万向螺钉各 1 枚,共 4 枚,塑形连接杆,C_{1-2} 之间撑开后将连接杆固定于螺钉上,C_{1-2} 两侧侧块间颗粒植骨,逐层缝合。

（二）术后恢复情况

术后患者头晕及步态不稳症状明显缓解，四肢肌力、肌张力正常，腱反射检查同前，巴宾斯基征（–）。术后 9 天复查颈椎 MRI 示小脑扁桃体切除满意，局部减压彻底（图 2-2-8-3）；术后 1 周复查颈椎三维 CT 示颈椎生理曲度恢复，内固定物位置满意（图 2-2-8-4）。

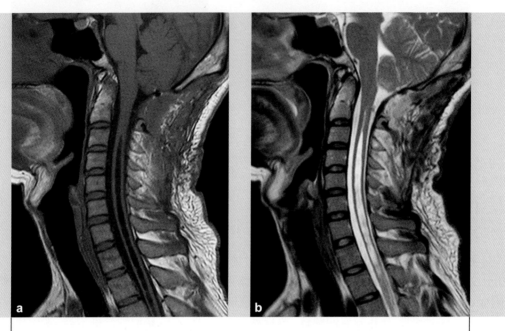

图 2-2-8-3　术后颈椎磁共振（MRI）示小脑扁桃体切除满意，脊髓空洞明显缩小

a. T_1 像；b. T_2 像

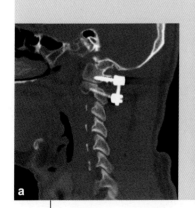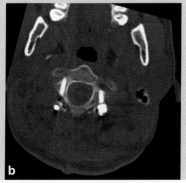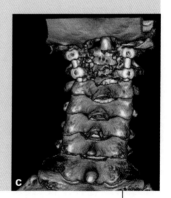

图 2-2-8-4　术后颈椎 CT 示内固定螺钉位置满意

a. 矢状位；b. 轴位；c. 三维重建

【经验与体会】

本例患者属于颅底凹陷分型的 BIb+S 型，即颅底凹陷、寰齿间隙无增大、脊髓空洞。这类患者术前评估很重要，患者多表现为脊髓空洞症状。针对脊髓空洞应该行枕下减压术，疏通枕骨大孔区脑脊液循环，具体是否剪开硬脊膜或是否切除小脑扁桃体，要根据手术前磁共振（MRI）脑脊液电影显示的颅颈交界区脑脊液动力学分型（图 2-1-1-9）。Ⅰ型往往行硬脊膜扩大成形，保持蛛网膜完整；Ⅱ型参考术中超声检查结果，骨性减压后，如果显示第四脑室间隙和小脑扁桃体后缘脑脊液流动改善，行硬膜扩大成形即可，否则，需剪开蛛网膜彻底减压；Ⅲ型往往只有蛛网膜下彻底减压才能奏效。这类患者，虽然没有寰枢椎脱位，但有颅底凹陷、先天枕颈融合等不稳定因素，所以，通常在枕下减压后，需要行枕颈或 C_{1-2} 固定融合手术，以维护术后的枕颈稳定性。

颈椎 MRI 显示小脑扁桃体向下移位，达到 C_2 上缘水平，压迫延髓及脊髓（图 2-2-8-1）。术前颈椎 CT 显示齿状突向上陷入，寰椎前弓与斜坡融合，后枕部骨质缺损（图 2-2-8-2）。患者第一次在外院只行枕下骨性减压术，术后症状略有好转，但 2 年后出现头晕及步态不稳进行性加重，复查颈椎 MRI 示脊髓空洞明显，张力较高。这说明当影像上看似稳定的颅底凹陷合并 Chiari 畸形时，单纯的骨性减压很难起到治疗效果，而且骨性减压后加剧了颅颈不稳定的发生和恶化，从而导致患者症状脑干受压症状加重。所以，治疗 BIb+S 型颅底凹陷时，术前对枕颈稳定性的评估很重要，如果减压手术破坏原枕颈稳定性或加剧了枕颈不稳的进展，建议Ⅰ期行枕颈固定或 C_{1-2} 固定融合术。

本病例第二次手术属翻修手术，但由于第一次手术只行骨性减压，所以局部蛛网膜下腔完整没有粘连，手术目的主要是是疏通枕大孔区脑脊液循环，术前脑脊液电影提示枕大孔区脑脊液流动信号减弱，行原切口入路局部减压，松解粘连，疏通第四脑室闩部脑脊液循环，达到缓解脊髓空洞的目的。术中切除下疝的小脑扁桃体时，应仔细观察小脑后下动脉的位置及分支结构，避免电凝阻断，导致小脑梗死，严重可导致脑干梗死，术后出现高颅压症状，甚至脑疝发生，危及生命。本例患者合并颅底凹陷症，第一次手术未行固定，也是症状加重的主要原因，故本次手术在松解粘连、疏通脑脊液循环的同时，必须行枕颈或 C_{1-2} 固定融合术；枕颈固定融合对颈椎活动范围限制大，容易导致术后颈椎僵直，出现酸沉不适，本例患者已行后枕部减压，减压窗大约 3cm×4cm，枕部固定位置受限，故行寰枢椎固定；寰枢椎固定融合可有效保留颈椎屈伸活动，以及部分旋转活动度，减轻术后颈椎僵直；所以本例采用枕下蛛网膜下腔显微减压的同时，Ⅰ期行寰枢椎固定融合术。C_{1-2} 置钉时注意避免椎动脉损伤。术后磁共振（图 2-2-8-3）显示枕下显微减压术后，枕大孔区脑脊液流动明显改善，脊髓空洞明显减小。术后 CT（图 2-2-8-4）显示 C_{1-2} 螺钉位置良好，固定满意，寰枕稳定性好。

九、颅底凹陷伴脊髓空洞（BIb+S）

【病例 2-2-9 摘要】

患者老年男性，5 年前无明显诱因出现右手发凉感觉，不影响日常生活工作，未予治疗。1 年前右手发凉麻木加重，行中医物理治疗，麻木、发凉症状有所减轻。近 1 周右手麻木症状再次加重,于当地医院行颈椎磁共振(MRI)检查,提示小脑扁桃体下疝畸形合并脊髓空洞,后为求进一步治疗来我院就诊,遂以"小脑扁桃体下疝畸形、脊髓空洞"收入院。

【病例 2-2-9 资料】

(一)病史

患者老年男性,主因右手麻木发凉 5 年,加重 1 年入院。

(二)查体

神清语利,双侧瞳孔等大等圆,直径约 2.5mn,对光反射灵敏,眼球向各方向活动自如,双眼下视时出现复视,面部感觉对称,咬肌、颞肌有力,额纹对称,鼻唇沟对称,耸肩双侧对称有力,伸舌居中,颈软,无抵抗,右前臂痛觉减退,右前臂两点辨别觉差,余肢体深感觉、复合感觉未见异常,右手骨间肌肌力Ⅳ级,余肢体肌力Ⅴ级,肌张力不高,双侧跟腱反射(+),病理征未引出。

(三)辅助检查

术前磁共振(MRI):小脑扁桃体下缘变尖,下缘位于枕骨大孔前后缘连线以下 8mm。C_2-T_2 段脊髓内可见条形长 T_1 长 T_2 信号影(图 2-2-9-1)。C_{4-5}、C_{5-6} 及 C_{6-7} 椎间盘后突,相应硬膜囊前缘及颈髓前缘受压,C_{3-7} 椎体边缘变尖。颈椎曲度可。

脑脊液电影:中脑导水管开放,其内可见脑脊液流动信号影。桥前池、第四脑室及枕骨大孔区脑脊液流动未见明显异常(图 2-2-9-2)。

术前 CT:齿状突位置升高(图 2-2-9-3),超过硬腭与枕骨大孔后缘连线上方约 6mm,与寰椎前弓间隙未见增宽(图 2-2-9-4)。小脑扁桃体变尖,疝入枕骨大孔及 C_1 椎管后部。C_{4-7} 椎间盘后突,相应硬膜囊前缘及颈髓前缘受压,颈椎曲度变直,稍侧弯(图 2-2-9-5、图 2-2-9-6)。

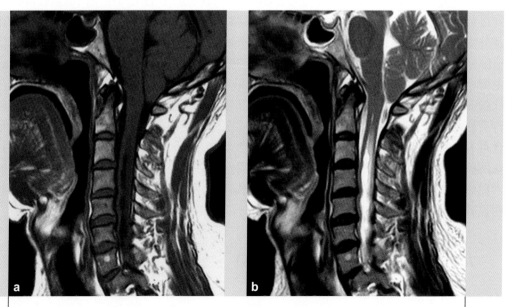

图 2-2-9-1　术前磁共振(MRI)示小脑扁桃体下疝及脊髓空洞

a. T_1 像;b. T_2 像

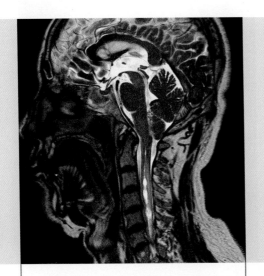

图 2-2-9-2 术前磁共振（MRI）脑脊液电影

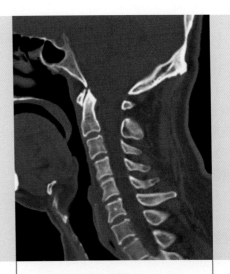

图 2-2-9-3 术前 CT 矢状位示齿状突位置升高，超过硬腭与枕骨大孔后缘连线

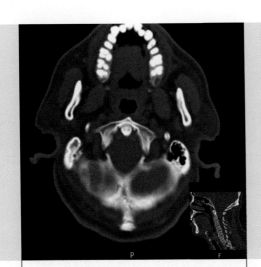

图 2-2-9-4 术前 CT 水平位示寰齿距离正常范围

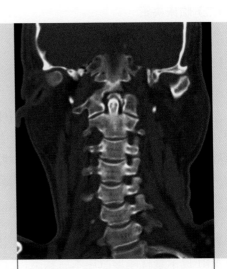

图 2-2-9-5 术前 CT 冠状位

（四）术前诊断

小脑扁桃体下疝畸形、颅底凹陷、脊髓空洞。

【术前讨论及临床决策】

（一）手术指征

1. 患者慢性起病,右手麻木发凉 5 年,加重 1 年,严重影响生活质量。

2. 术前影像学检查提示小脑扁桃体下疝、颅底凹陷、脊髓空洞。

3. 患者右手感觉障碍明显,并呈进行性加重,考虑与颅底凹陷、颅脊角改变致脊髓受压相关,存在明确减压手术指征,可行枕下后正中入路寰枕畸形减压手术。

4. 鉴于术前磁共振(MRI)提示小脑扁桃体轻度下疝,脑脊液电

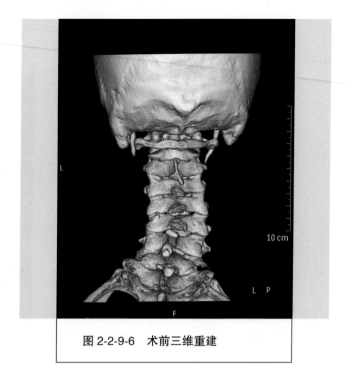

图 2-2-9-6　术前三维重建

影提示枕骨大孔区脑脊液流动未见明显异常,可行充分骨性及硬膜下减压,术中辅助 B 超了解骨性减压后蛛网膜下腔脑脊液流动情况,如效果欠佳,再进一步处理扁桃体下疝。

5. 术前 CT 提示寰枕侧方关节稳定,不需要行固定手术。

（二）临床决策

拟行枕下后正中入路术寰枕畸形减压术。

【治疗过程】

（一）手术过程

患者取侧卧位,头架固定,取枕后正中切口,枕下粗隆下至 C₂ 棘突,逐层切开皮肤、皮下组织,牵开两侧肌肉,咬开枕大孔后缘大小约 20mm×25mm,见局部寰枕筋膜增厚,压迫局部硬脊膜,剪除增厚的寰枕筋膜,见着枕部硬膜膨起,镜下剪开硬膜,蛛网膜保留完整,术中 B 超检查,小脑扁桃体搏动良好,蛛网膜下腔增宽,局部脑脊液流动正常,铺外科隔离膜,逐层缝合肌肉、筋膜、皮肤,手术顺利。

（二）术后恢复情况

患者术后恢复顺利,伤口愈合良好,四肢活动良好,肢体麻木感较术前有所减轻。术后复查 MRI 提示寰枕畸形减压术后状态,脊髓空洞较术前有所缩小(图 2-2-9-7)。脑脊液电影示桥前池、第四脑室及枕骨大孔区脑脊液流动正常(图 2-2-9-8)。

患者术后 4 个月复查,右手麻木感基本缓解,四肢肌力、肌张力正常。复查磁共振(MRI)示寰枕交界区减压满意,小脑扁桃体下疝较前有所好转,枕骨大孔区减压充分,脊髓空洞较前明显缩小(图 2-2-9-9)。脑脊液电影示桥前池、第四脑室及枕骨大孔区脑脊液流动正常(图 2-2-9-10)。

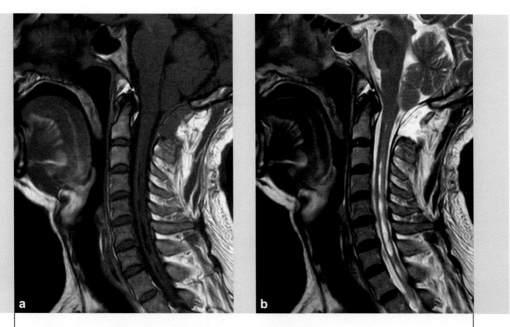

图 2-2-9-7　术后磁共振（MRI）示脊髓空洞较前明显缩小

a. T₁ 像;b. T₂ 像

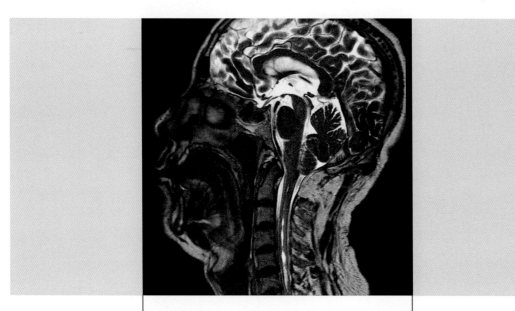

图 2-2-9-8　术后脑脊液电影

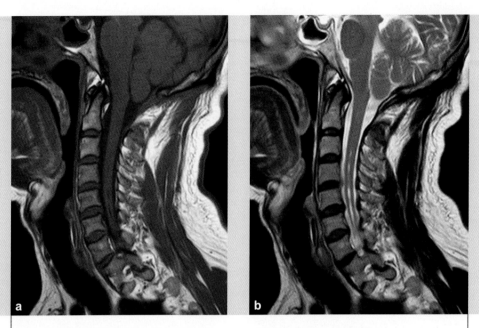

图 2-2-9-9　术后 4 个月复查磁共振（MRI）示脊髓空洞进一步缩小

a. T$_1$ 像；b. T$_2$ 像

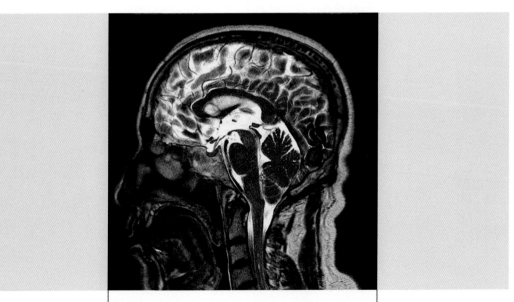

图 2-2-9-10　术后 4 个月磁共振（MRI）脑脊液电影示枕骨大孔区脑脊液流动信号较前增强

【经验与体会】

本病例从术前磁共振（MRI）诊断为 Chiari 畸形、脊髓空洞（图 2-2-9-1），CT 筛查发现有颅底凹陷，但寰椎齿突间距在正常范围（图 2-2-9-4、图 2-2-9-5）。属典型的稳定型颅底凹陷。通过术前脑脊液电影显示小脑扁桃体后间隙和第四脑室间隙脑脊液流动障碍，属 Chiari 畸形脑脊液动力学 II 型（图 2-1-1-9）。针对患者术前上肢感觉障碍等脊髓空洞典型症状，我们选择了枕下显微减压手术，鉴于 CT 显示没有寰齿脱位（图 2-2-9-4，图 2-2-9-5），也不存在先天性枕颈融合（图 2-2-9-6）等不稳定因素，所以不需要固定。

手术采用后中发迹内直切口，按常规 Chiari 畸形脑脊液动力学 II 型选择手术方式。枕大孔后缘和 C_1 部分后弓骨性减压后，Y 形剪开硬脊膜，蛛网膜保留完整，术中 B 超显示小脑扁桃体后间隙增宽，脑脊液流动通畅。患者术后迅速康复，术前症状明显改善，术后磁共振（MRI）复查，脊髓空洞明显改善，术后 4 个月复查磁共振（MRI）显示脊髓空洞近乎消失。说明手术方法选择得当。在处理稳定型颅底凹陷时，需要通过临床症状和体征结合影像诊断的方式，制订个体化手术方案。原则上，针对稳定型颅底凹陷的减压手术不需要同时行枕颈或 C_{1-2} 固定手术。

十、颅底凹陷伴脊髓空洞（BIb+S）

【病例 2-2-10 摘要】

患者中年女性，5 年前无明显诱因出现头晕，视物模糊，活动时明显，卧位时稍减轻，无头晕、头痛，无恶心、呕吐，无肢体活动障碍，无感觉障碍，就诊于当地医院眼科，未明确诊断。1 年前逐渐感头晕及视物模糊症状加重，同时出现步态不稳，不能走直线。后行磁共振（MRI）检查，发现小脑扁桃体下疝，伴脊髓空洞。患者为求进一步治疗来我院就诊，遂以"小脑扁桃体下疝畸形、脊髓空洞"收入院。

【病例 2-2-10 资料】

（一）病史

患者中年女性，主因间断头晕，视物模糊 5 年，加重伴步态不稳 1 年入院。

（二）查体

神清语利，一般状况可，双侧瞳孔等大等圆，直径 3.0mm，光反射灵敏，眼球活动度可，双眼视力粗测下降，左眼下方视野缺损，面纹对称，伸舌居中，颈椎活动度可，心肺肝脾未见异常，四肢肌力、肌张力正常，腱反射双侧对称引出。闭目难立症阳性，双侧跟膝胫试验欠稳准，病理征阴性。

（三）辅助检查

颈部磁共振（MRI）示齿状突位置超过 Chamberlain 线下方约 12mm，向后压迫延颈髓交界区。小脑扁桃体位置下移，超过枕骨大孔前后缘连线下约 15mm，C_2-T_2 髓内可见脊髓空洞（图 2-2-10-1）。

脑脊液电影：枕骨大孔区无明显脑脊液流动信号，中脑导水管、第四脑室脑脊液信号明

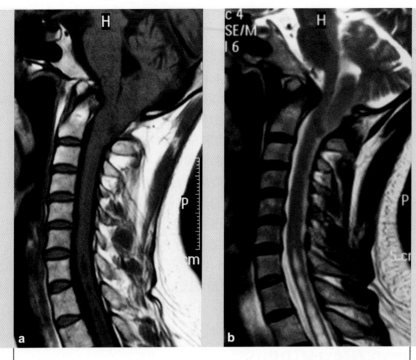

图 2-2-10-1　术前磁共振(MRI)

a. T$_1$ 像;b. T$_2$ 像

显减弱,桥前池脑脊液流动可(图 2-2-10-2)。

CT 示寰椎与枕骨髁部分骨性融合,寰椎后弓发育细小。齿状突位置升高,超过硬腭与枕骨大孔后缘连线上方约 14mm(图 2-2-10-3)。齿状突与环椎前弓间隙可见骨质硬化。齿状突后移明显压迫延颈髓。小脑扁桃体下缘位于枕骨大孔水平以下。颈椎生理曲度变直,C$_{5-6}$ 后缘骨质增生变尖。C$_{5-6}$ 椎间盘稍向后突出,相应硬膜囊前缘受压。基底角增大,约 155°。CT 轴位未见寰枢椎脱位(图 2-2-10-4),三维重建示 C$_1$ 后弓先天缺如(图 2-2-10-5)。

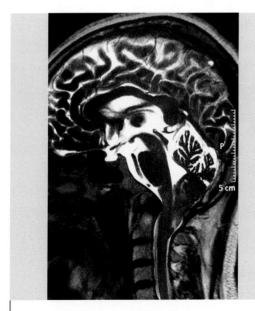

图 2-2-10-2　术前磁共振(MRI)脑脊液电影示枕骨大孔区无明显脑脊液流动信号

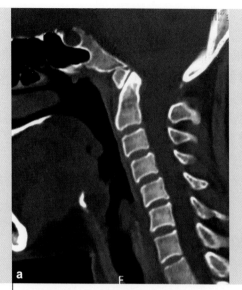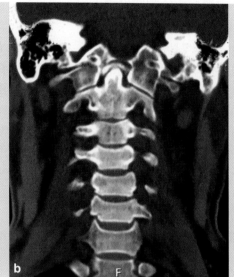

图 2-2-10-3 术前 CT 示颅底凹陷

a. 矢状位；b. 冠状位

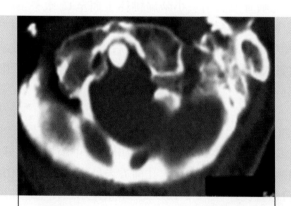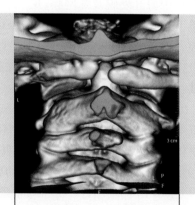

图 2-2-10-4 术前 CT 轴位未见寰枢椎脱位

图 2-2-10-5 术前 CT 三维重建示 C_1 后弓先天缺如

(四）术前诊断

小脑扁桃体下疝畸形、颅底凹陷、脊髓空洞症。

【术前讨论及临床决策】

（一）手术指征

1. 患者慢性起病，间断头晕，视物模糊 5 年，加重伴步态不稳 1 年，严重影响生活质量。

2. 术前影像学资料示小脑扁桃体下疝、脊髓空洞、颅底凹陷、扁平颅底、寰枕部分融合，综合患者病情，具备手术指征，可行枕下后正中入路寰枕畸形减压术。

3. 结合脑脊液电影检查，提示枕骨大孔区无明显脑脊液流动信号，中脑导水管、第四脑室脑脊液信号明显减弱，需行充分骨性及硬膜下减压，处理下疝小脑扁桃体，并探查导水管及第四脑室。

4. 鉴于寰枕关节部分融合，枕颈融合意义不大，可给予寰枢椎内固定术，保证椎体稳定。同时，最大限度保留颈椎生理功能。

（二）临床决策

拟行枕下后正中入路寰枕畸形减压及寰枢椎固定融合术。

【治疗过程】

（一）手术过程

全麻插管后，患者取俯卧位，取枕下后正中直切口，逐层切开皮肤、皮下组织、肌层，向两侧牵开组织。暴露枕骨大孔后缘，寰椎后弓和 C_2 棘突及两侧椎板。见左侧寰枕部分融合，寰椎后弓部分缺如。咬骨钳咬除部分寰椎后弓，枕骨大孔减压窗 2.0cm×2.0cm，咬除寰枕筋膜后正中剪开硬膜及蛛网膜，见无色清亮脑脊液流出。小脑扁桃体下疝至 C_1 水平下缘，显微镜下行双侧下疝小脑扁桃体内减压。减压完毕后，见脑脊液流动可，自体筋膜修补并缝合硬膜。于两侧寰椎后弓，C_2 椎弓根置入万向螺钉 1 枚，连接杆塑形后，上紧顶丝。固定满意后。连接杆下方自体骨植骨，硬膜外放置人工脊柱膜一块防粘连，逐层缝合肌层、皮下组织、皮肤。

（二）术后恢复情况

术后患者恢复可，呛咳反射稍差，四肢肌力。术后 1 周复查磁共振符合术后改变，小脑扁桃体切除彻底，脊髓空洞较术前明显缩小（图 2-2-10-6）。脑脊液电影示中脑导水管开放，第四脑室、枕骨大孔后缘脑脊液流动稍减弱。桥前池、枕骨大孔前方未见异常（图 2-2-10-7）。术后 CT 示 C_1 侧块螺钉、C_2 椎弓根螺钉位置良好（图 2-2-10-9），三维重建示颈枕生理曲度良好（图 2-2-10-8），寰枢椎固定位置良好（图 2-2-10-10）。

【经验与体会】

颅底凹陷症是颅颈交界区畸形中最为常见的一个病理类型，往往合并枕骨及颈椎的骨性先天发育异常，手术减压是治疗该类疾病的有效方法，但对于寰枕部稳定性考虑较少，尤其合并其他畸形时，手术方案更为复杂，多种多样。

病例简介：以颅底凹陷症为基础，根据是否合并寰枢椎脱位及脊髓空洞，分为 4 型：BIa+0 型：颅底凹陷，寰齿间距增大，不合并脊髓空洞；BIa+S 型：颅底凹陷，寰齿间距增大，合

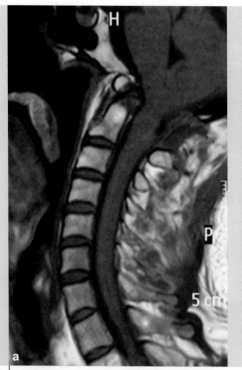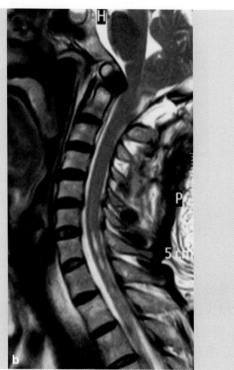

图 2-2-10-6　术后磁共振（MRI）T₁像

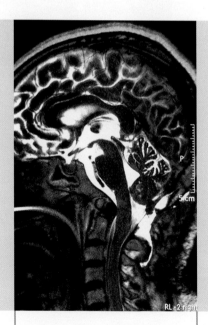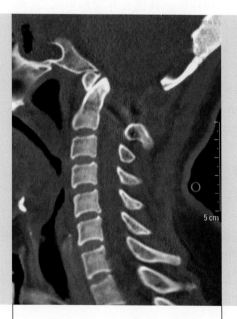

图 2-2-10-7　术后磁共振
（MRI）脑脊液电影

图 2-2-10-8　术后 CT 示颈枕
生理曲度良好

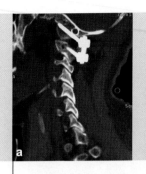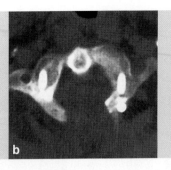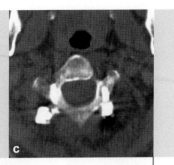

图 2-2-10-9 术后 CT 示 C_1 侧块螺钉、C_2 椎弓根螺钉位置良好

a. 矢状位;b.C_1 侧块螺钉;c.C_2 椎弓根螺钉

并脊髓空洞;BIb+0 型:颅底凹陷,寰齿间距无增大,不合并脊髓空洞;BIb+S 型:颅底凹陷,寰齿间距无增大,合并脊髓空洞。

颅底凹陷症常合并寰枢椎脱位、脊髓空洞,所以其神经功能缺失症状主要表现为两大类:①脑干及小脑受压导致的步态不稳,共济障碍,锥体束征等症状和体征;②不对称感觉障碍、肌肉萎缩、肢体无力等脊髓空洞的症状和体征。其他合并畸形包括:寰椎发育不良、枕髁发育不全、扁平颅底、寰枕融合,C_{2-3} 融合等也较常见,但并不产生临床症状。

诊断标准:本病例主要通过头颈部三维CT 检查确诊,颈椎磁共振(MRI)检查主要除外是否合并脊髓空洞及小脑扁桃体下疝畸形。

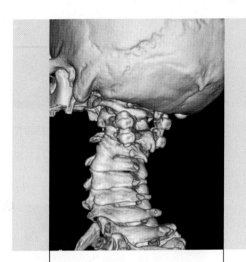

图 2-2-10-10 术后 CT 三维重建示寰枢椎固定位置良好

颅底凹陷诊断标准:①Wakenheim 线:沿斜坡向下纵伸,齿状突与该线相切,超出此线即为异常;②McRae 线:连接枕大孔前后缘,齿状突超出此线即为异常;③ Chamberlain 线:硬腭上缘与枕大孔后缘的连线,齿状突超出此线 2.5mm 既可诊断,此为最常用诊断方法;④双乳突尖端连线:正常此线恰经过齿状突顶点,齿状突高于此线 1~2mm 为异常。以上四项符合一项即可诊断。

寰枢椎脱位诊断标准:齿状突后缘和椎体前缘水平距离超过 2mm。

脊髓空洞症诊断标准:磁共振(MRI)检查提示脊髓内长 T_1 长 T_2 信号,注射增强剂后不强化。

小脑扁桃下疝畸形诊断标准:磁共振(MRI)检查提示小脑扁桃体超过枕骨大孔前后缘连线 5mm。

临床决策:

(1) 影像学明确诊断,临床症状及体征保守治疗无效或进行性加重,即有明确手术指征。

(2) 目前对于寰枕部畸形的治疗,仍以减压为主,手术治疗的目的是解除枕骨下缘及寰枢椎对脊髓的压迫。但由于寰枕关节及颅颈交界区,支撑着头部的前屈、背伸及侧旋转等各项运动。所以,手术减压不当,不但不能缓解或改善已经出现的脊髓压迫症状,还会进一步增加寰枕关节的不稳定性,导致脊髓受压加重,甚至出现四肢瘫痪或二便失禁等严重并发症。所以,在我们以往治疗经验的基础上,根据颅底凹陷症是否合并寰枢椎脱位及脊髓空洞,分为 4 型,根据不同分型,选取不同手术方案:BIa+0 型:枕下骨性减压,枕颈融合复位或 C$_{1-2}$ 融合复位;BIa+S 型:枕下骨性减压,硬膜下脊髓空洞减压,枕颈融合复位或 C$_{1-2}$ 融合复位;BIb+0 型:枕下骨性减压,枕颈融合或 C$_{1-2}$ 融合;BIb+S 型:枕下骨性减压,硬膜下脊髓空洞减压,枕颈融合或 C$_{1-2}$ 融合。

(3) 对于临床症状及影像学诊断明确者,应尽早手术。

(4) 脑干及脊髓压迫明确解除后,呼吸及运动功能可有明显改善;肢体深浅感觉及头晕症状能有效改善;声音嘶哑、饮水呛咳及肢体平衡功能能改善;对于合并脊髓空洞症者,术后四肢及躯干酸胀感觉能明显减轻。

术中减压骨窗宽度不小于 2.0cm,合并脊髓空洞者,结合术前脑脊液电影术中 B 超检查情况,根据脑脊液流速情况,评估是否行显微镜下硬膜下减压,如减压,需仔细探查第四脑室及导水管,充分松解局部粘连,疏通脑脊液流出通道,对于局部小脑后下动脉粘连紧密者,可适当松解,严密缝合硬脊膜。然后再行 C$_{1-2}$ 或者枕颈固定融合术。

本病病因目前以颅颈交界区先天骨性发育异常为主,具体原因尚不明确。本病诊断依靠颈椎磁共振(MRI)及头颈部三维 CT 可明确诊断,难点在诊断要全面,不要漏诊其他畸形,比如寰枢椎脱位、寰枕融合、脊髓空洞症、小脑扁桃体下疝畸形等。对于颅底凹陷症,术中寰枕部撑开距离,目前尚无统一标准,术者根据自己的经验和熟悉的手术方法选择针对性手术治疗策略,其目的是解除脑干受压,减小脊髓空洞张力,改善患者神经功能状态。

本病例根据术前磁共振(MRI)及 CT 诊断为 Chiari 畸形合并颅底凹陷和脊髓空洞。CT 显示寰齿间距正常,但 C$_1$ 后弓缺如及部分先天性枕颈融合(图 2-2-10-3,图 2-2-10-4,图 2-2-10-5)。从患者的临床症状和体征分析,存在脑干受压症状和 Chiari 畸形脊髓空洞和症状。根据患者的临床症状和体征并结合影像诊断,我们选择了针对性枕下减压手术和 C$_{1-2}$ 固定融合手术。骨性减压的同时,剪开硬脊膜实施彻底蛛网膜下显微减压,充分恢复枕大孔区脑脊液循环。由于患者术前即存在颅底凹陷、先天性枕颈融合等不稳定因素,减压手术可能造成进一步的枕颈不稳,所以减压手术的同时,实施了 C$_{1-2}$ 固定融合手术。术后磁共振(MRI)和 CT 显示脑干受压解除,枕颈稳定性得以巩固,患者的临床症状恢复良好。

参 考 文 献

[1] 侯哲,范涛,赵新岗,等. 颅底凹陷寰枢椎稳定性的研究进展. 中华脑科疾病与康复杂志:电子版,2014,4(1):40-42.

[2] 尚国松,范涛. 磁共振相位对比电影法在脑脊液流体动力学领域的研究现状. 中华脑科疾病与康复杂

志：电子版，2013，3（2）：62-64.

［3］范涛，侯哲，赵新岗，等. 先天性颅底凹陷症的临床分型及手术治疗体会（附 103 例报告）. 中华神经外科杂志，2014，30（7）：658-662.

［4］菅凤增. 颅颈交界区畸形. 中国现代神经疾病杂志，2012，12（4）：382-384.

［5］乔广宇，张远征，余新光，等. Goel 技术治疗颅底凹陷及寰枢椎脱位. 中国现代神经疾病杂志，2012，12（4）：412-417.

［6］Venkata SSB，Arimappamagan A，Lafazanos S，et al. Syringomyelia secondary to cervical spondylosis：Case report and review of literature. J Neurosci Rural Pract，2014，5（1）：78-82.

［7］Cacciola F，Patel V，Boszczyk B. Novel use of bone cement to aid atlanto-axial distraction in the treatment of basilar invagination：a case report and technical note. Clin Neurol Neurosurg，2013，115（6）：787-789.

［8］Goel A. Instability and basilar invagination. J Craniovertebr Junction Spine，2012，3（1）：1-2.

［9］Goel A，Shah A. Vertical atlantoaxial dislocation as a cause of failure of midline fixation. J Clinical Neurosci，2010，17（10）：1345-1346.

［10］Ogihara N，Takahashi J，Hirabayashi H，et al. Surgical treatment of Klippel-Feil syndrome with basilar invagination. Eur Spine J，2013，22（3）：380-387.

［11］Ding X，Abumi K，Ito M，et al. A retrospective study of congenital osseous anomalies at the craniocervical junction treated by occipitocervical plate-rod systems. Eur Spine J，2012，21（8）：1580-1589.

［12］Yin YH，Qiao GY，Yu XG，et al. Posterior realignment of irreducible atlantoaxial dislocation with C1-C2 screw and rod system：a technique of direct reduction and fixation. Spine J，2013，13（12）：1864-1871.

［13］Goel A，Desai KI，Muzumdar DP. Atlantoaxial fixation using plate and screw method：a report of 160 treated patients. Neurosurgery，2002，51（6）：1351-1356；discussion 1356-7.

［14］Wang C，Yan M，Zhou H T，et al. Open reduction of irreducible atlantoaxial dislocation by transoral anterior atlantoaxial release and posterior internal fixation. Spine，2006，31（11）：E306-313.

第三节　寰枕畸形减压术后翻修

一、寰枕畸形减压术后翻修（颅底凹陷合并脊髓空洞）

【病例 2-3-1 摘要】

患者女性，22 岁，3 年前左顶枕部刺痛，数分钟后自行缓解，右手、右腿麻木，在外院行寰枕畸形行枕下减压＋枕大池扩大成形＋小脑扁桃体下疝切除手术，术后疼痛麻木有所缓解。2 年前患者头痛症状再次出现，持续存在无缓解，并出现右半身麻木感。1 周前患者头痛明显加重，范围扩大，右侧肢体无力，表现为行走困难，握持无力，感间断头晕、恶心，后为求进一步治疗来我院就诊，遂以"寰枕畸形减压术后"收入院。

【病例 2-3-1 资料】

（一）病史

患者青年女性，主因寰枕畸形减压术后 3 年，间断头痛 1 年，加重伴右侧肢体无力 1 周入院。

(二) 查体

患者神清,双瞳孔等大等圆,对光反射灵敏,颈软,双肺呼吸音清,右手示指痛触觉减退,余肢体深、浅感觉基本正常,右侧肱三头肌、胸大肌萎缩,颈椎前屈 20°,后伸 30°,缓慢旋转,颈枕部压痛阳性,右上肢肌力Ⅳ级,右下肢肌力Ⅳ–级,右半身浅感觉稍减退,Romberg 试验阳性。JOA 评分:9/17 分。

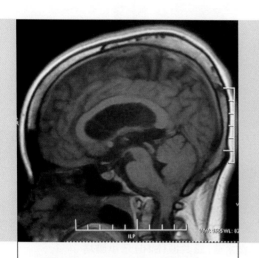

图 2-3-1-1　2012 年 5 月(第一次术前)磁共振(MRI)可见齿状突位置上移,延颈髓明显受压屈曲后弓。小脑扁桃体下缘变尖,其下缘位于 C_1 水平

(三) 辅助检查

2012 年 5 月磁共振(MRI)(第一次术前):可见齿状突位置上移,延颈髓明显受压屈曲后弓。小脑扁桃体下缘变尖,其下缘位于 C_1 水平(图 2-3-1-1、图 2-3-1-2)。髓内可见长节段脊髓空洞(图 2-3-1-3)。

2012 年 5 月 CT(第一次术前):可见齿状突上移,超过 Chamberlain 线上约 8mm,存在颅底凹陷(图 2-3-1-4)。

2013 年 6 月 CT(第一次术后)示脑室系统扩张(图 2-3-1-5)。

2013 年 6 月磁共振(MRI)(第一次术后):示脊髓空洞较前无明显变化(图 2-3-1-6)。

2015 年 2 月磁共振(MRI)(第二次术前):示脊髓空洞较前明显加重(图 2-3-1-8)。

2015 年 2 月磁共振(MRI)(第二次术前):示中脑导水管开放,其内脑脊液流动信号较弱,桥前池、第四脑室及枕骨大孔脑脊液流动未见异常(图 2-3-1-9)。

(四) 术前诊断

小脑扁桃体下疝畸形减压术后、颅底凹陷、脊髓空洞、脑积水。

【术前讨论及临床决策】

(一) 手术症状

1. 综合患者第一次病史、查体及辅助检查,小脑扁桃体下疝畸形、颅底凹陷、脊髓空洞诊断明确,外院行寰枕畸形减压 + 枕大池扩大成形 + 小脑扁桃体下疝切除,患者术后疼痛、麻木症状一过性缓解,后逐渐出现头痛伴右侧肢体无力,结合复查影像资料,考虑存在脑积水,脊髓空洞加重,存在手术指征。

2. 小脑扁桃体下端、蛛网膜局部粘连,术前脑脊液电影示第四脑室、导水管欠通畅,导致出现脑室系统扩张、脊髓空洞加重,术中需充分松解硬膜下组织粘连,打通脑脊液循环,探查第四脑室、导水管,打通脑脊液循环。

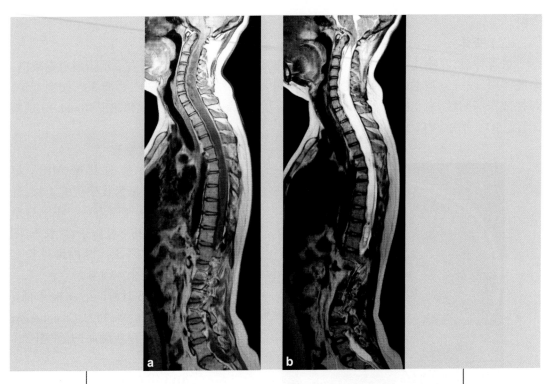

图 2-3-1-2　2012 年 5 月（第一次术前）磁共振（MRI）示小脑扁桃体下疝伴随脊髓空洞

a. T$_1$ 像；b. T$_2$ 像

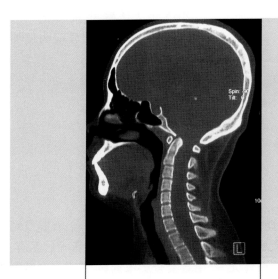

图 2-3-1-3　2012 年 5 月（第一次术前）CT 矢状位示齿状突上移，存在颅底凹陷

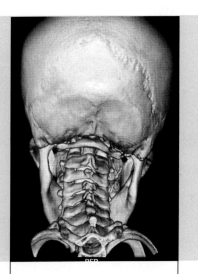

图 2-3-1-4　2012 年 5 月（第一次术前）三维重建

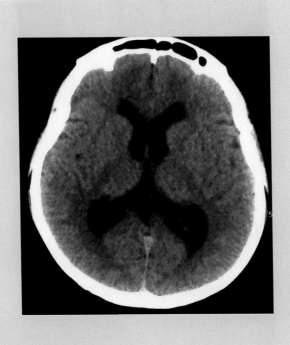

图 2-3-1-5 2013 年 6 月（第一次术后）CT 轴位示脑室系统扩张

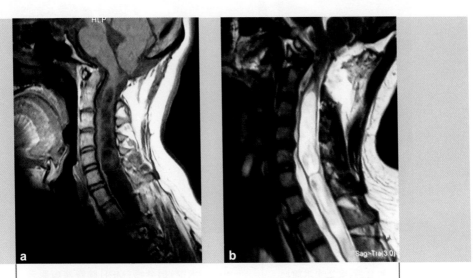

图 2-3-1-6 2013 年 6 月（第一次术后）磁共振（MRI）示脊髓空洞较前无明显变化

a. T_1 像；b. T_2 像

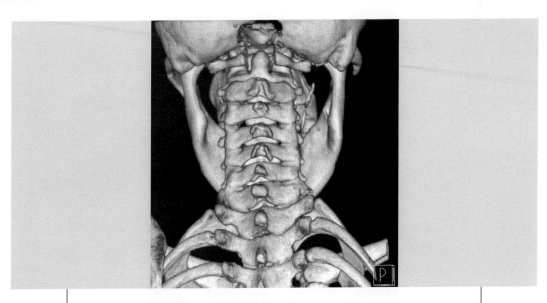

图 2-3-1-7　2013 年 6 月（第一次术后）CT 三维重建

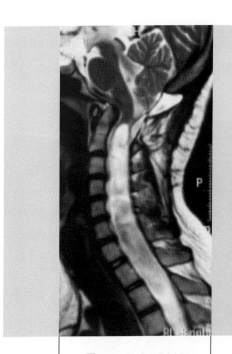

图 2-3-1-8　2015年 2 月（第二次术前）磁共振（MRI）示脊髓空洞较前明显加重

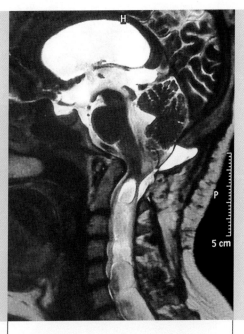

图 2-3-1-9　2015 年 2 月（第二次术前）磁共振（MRI）脑脊液电影示中脑导水管脑脊液流动信号减弱

3. 患者齿状突上移向后压迫脊髓,初次手术咬除部分寰枕后弓,存在颅颈交界区不稳定(图 2-3-1-7),给予寰枢椎固定融合,加强脊柱稳定性。

（二）临床决策

拟行枕下后正中入路寰枕畸形减压 + 寰枢椎固定融合术。

【治疗过程】

（一）手术过程

患者俯卧位,原切口入路,术中见枕骨大孔减压窗大小 3.0cm×4.0cm,C_1 后弓缺损宽1.5cm,C_1、C_2 两侧置万向螺钉各 1 枚,塑形两侧连接棒,先固定于 C_1,C_{1-2} 之间撑开后加压固定 C_2 螺钉(图 2-3-1-10)。后剪开增厚硬膜,可见原手术瘢痕严重,蛛网膜粘连紧密(图 2-3-1-11),两侧小脑扁桃体下端、延髓及蛛网膜粘连紧密,小脑后下动脉粘连其中,给予局部粘连松解,见脑脊液搏动良好,生理盐水冲洗清亮,严密缝合硬膜,硬膜外铺外科隔离膜,逐层缝合肌肉、筋膜、皮下及皮肤。

（二）术后恢复情况

术后患者恢复顺利,诉麻木感较前减轻,右下肢肌力 V– 级,右上肢肌力 V– 级。

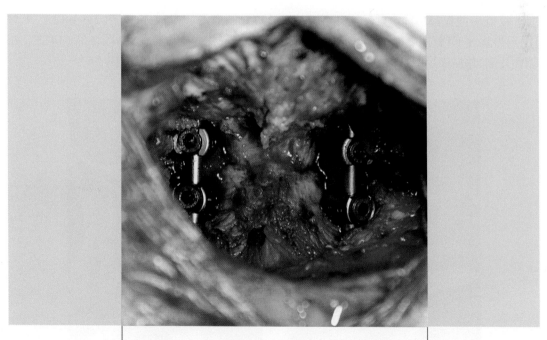

图 2-3-1-10　术中固定 C_{1-2} 螺钉

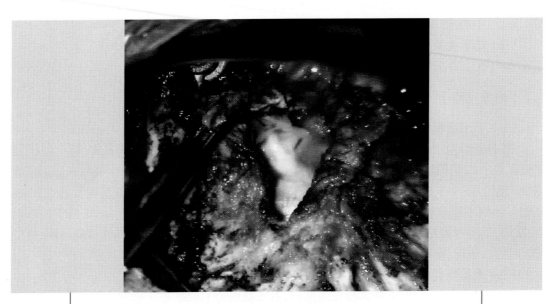

图 2-3-1-11　术中打开增厚硬膜,可见蛛网膜粘连紧密

复查磁共振(MRI)示延髓受压较术前减轻,脊髓空洞较术前缩小(图 2-3-1-12)。术后CT 示齿状突下移(图 2-3-1-13),C_1、C_2 螺钉位置良好,寰枕固定位置良好(图 2-3-1-14),C_1、C_2 侧块外侧、连接棒周围可见早期骨痂形成(图 2-3-1-15)。术后 JOA 评分:13/17 分。

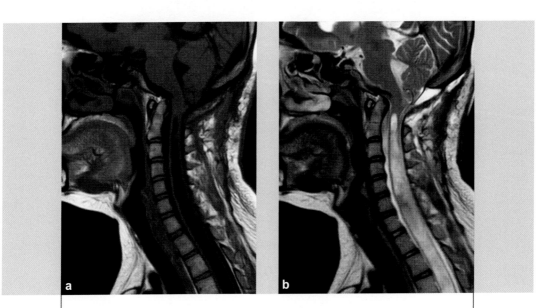

图 2-3-1-12　术后磁共振(MRI)示脊髓空洞较前有所缩小

a. T_1 像;b. T_2 像

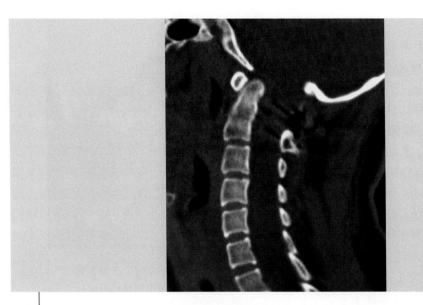

图 2-3-1-13　术后 CT 示齿状突下移

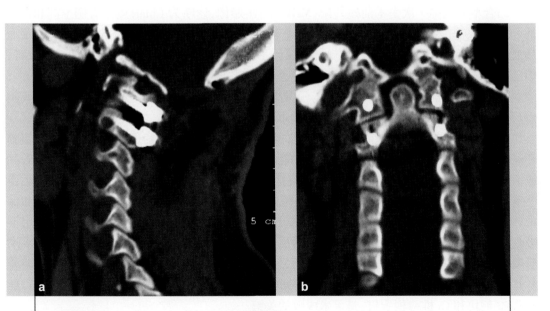

图 2-3-1-14　术后 CT 示 C_1、C_2 螺钉位置良好

a. 矢状位；b. 冠状位

【经验与体会】

寰枕畸形减压手术失败病例在临床上比较多见,在对这类疾病的认识和处理上差别很大。单纯骨性减压很难达到治疗效果。目前有两种常用的减压方法:①减张切开硬脊膜,保持蛛网膜完整;②彻底的蛛网膜下腔减压包括小脑扁桃体部分切除。虽然就这两种办法,但实施起来却千差万别,因人而异。总手术选择简单的方法,术后并发症少,但不一定有效;选择比较复杂的方法,治疗效果好,但并发症的发生率高,有时还可能是致命并发症。从总体上看,寰枕畸形减压手术失败的原因主要有以下三点:①蛛网膜下腔减压不充

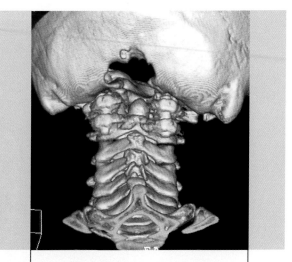

图 2-3-1-15　术后 CT 三维重建
可见连接棒周围早期骨痂形成

分或骨性减压过大造成小脑下垂;②Chiari 畸形脊髓空洞合并的颅底凹陷、寰枢椎脱位、先天性枕颈融合等病理现象被忽视或遗漏,这时单纯的减压手术会给患者带来灾难性的后果;③减压手术后局部蛛网膜粘连是影响手术治疗效果的主要原因,而且给再次翻修手术带来很大困难。

结合本病例第一次手术前磁共振(MRI)和 CT 影像,诊断为 Chiari 畸形脊髓空洞和先天性颅底凹陷(图 2-3-1-1,图 2-3-1-2,图 2-3-1-3)。从 CT 看寰齿间距尚在正常范围,属稳定型颅底凹陷(BIb+S)。当在外院行常规枕下减压手术后,短时间内患者的临床症状得以改善,但随后出现了临床症状的快速加重和迅速恶化,磁共振(MRI)和 CT 显示原脊髓空洞增大,颅底凹陷加重,说明原减压手术破坏了颅颈稳定性并加重了原颅颈交界区的脑脊液循环障碍(图 2-3-1-8,图 2-3-1-9),需要再次翻修手术。

翻修手术需要周密的术前检查和评估。脑脊液电影显示小脑扁桃体后缘和第四脑室脑脊液循环受阻,证明原手术局部粘连严重,能否彻底解除粘连术前很难判断。通常需要看到或了解第一次手术的方法和过程,才能更有把握。本例翻修手术中发现,局部蛛网膜下粘连严重(图 2-3-1-11),需要彻底松解局部粘连疏通脑脊液循环,在松解粘连时,要仔细辨认和保护好延髓闩部、双侧小脑后下动脉及其分支,否则后果不堪设想。松解粘连后,还要采用不吸收人工脊柱膜减张修补硬脊膜和防止术后再粘连。由于患者存在颅底凹陷,第一次手术后颅底凹陷进一步加重,所以,翻修手术的另一个重要环节是维护寰枢关节的稳定性,需要行 C_{1-2} 固定融合术。由于局部手术瘢痕的影响,再次手术时,仔细沿骨性标志解剖分离,稳健的 C_1 侧块和 C_2 椎弓根置钉,是手术成败的关键。

二、寰枕畸形减压术后翻修（骨缺损合并脊髓空洞）

【病例 2-3-2 摘要】

患者中年男性，1 年前长时间行走后感右下肢乏力，步态不稳，同时感右足轻度麻木，无疼痛，无大小便障碍，无头晕、头痛，此后类似症状间断出现，麻木范围逐渐扩大至右下肢，10 个月前行磁共振检查发现脊髓空洞、小脑扁桃体下疝，后于当地医院行寰枕畸形减压手术，具体手术及治疗过程不详，术后短期内患者感右下肢麻木、无力症状有所缓解，近 3 个月再次感右下肢麻木、无力，且较前加重。后为求进一步治疗来我院就诊，遂以"寰枕畸形减压术后"收入院。

【病例 2-3-2 资料】

（一）病史

中年男性，主因右下肢麻木，步态不稳 1 年余，寰枕畸形减压术后 8 个月。

（二）查体

患者神清，双侧瞳孔等大等圆，直径 3.0mm，光反射灵敏，面纹对称，伸舌居中。枕下后正中可见 10cm 陈旧手术瘢痕，颈椎曲度变直，活动度尚可，右大腿前方痛触觉减弱，四肢肌力、肌张力正常，病理征阴性。

（三）辅助检查

术前磁共振（MRI）：寰椎后弓及后枕部颅板部分缺如。小脑扁桃体下缘形态不规则。颈段椎管增宽，C_1-T_2 段髓内可见条片状长 T_1 长 T_2 信号影（图 2-3-2-1）。颈椎生理曲度存在，各椎间盘 T_2 信号减低，各椎体形态及信号未见异常，各椎间隙宽窄一致，各椎间孔及椎体附件未见异常。

脑脊液电影：桥前池脑脊液流动未见异常，第四脑室出口脑脊液流动信号弱，中脑导水管、第四脑室及枕骨大孔后部脑脊液流动信号弱（图 2-3-2-2）。

术前 CT：后枕部颅板及寰椎后弓部分缺如，未见颅底凹陷及齿状突脱位（图 2-3-2-3）。小脑扁桃下缘形态不规则。颈段椎管增宽，颈髓内可见条片状低密度影。颈椎生理曲度直。各椎体骨质形态未见异常。颈椎间盘未见膨出及后突，各椎间隙宽窄一致（图 2-3-2-4）。

（四）术前诊断

小脑扁桃体下疝畸形、脊髓空洞、枕骨缺损。

【术前讨论及临床决策】

（一）手术症状

1. 患者第一次术前影像资料丢失，第一次术后短期内感右下肢麻木、无力症状有所缓解，近 3 个月再次感右下肢麻木、无力，且较前加重。

2. 给予复查磁共振（MRI）示小脑扁桃体下疝畸形、脊髓空洞症，患者自诉脊髓空洞较术前加重。

3. 结合 CT 检查，未见颅底凹陷及齿状突脱位。

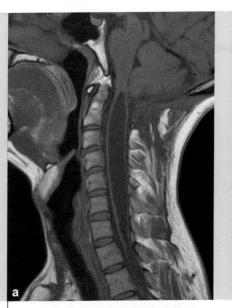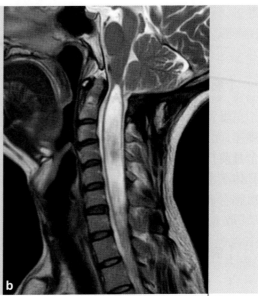

图 2-3-2-1　术前磁共振（MRI）示颈段脊髓空洞明显

a. T$_1$ 像；b. T$_2$ 像

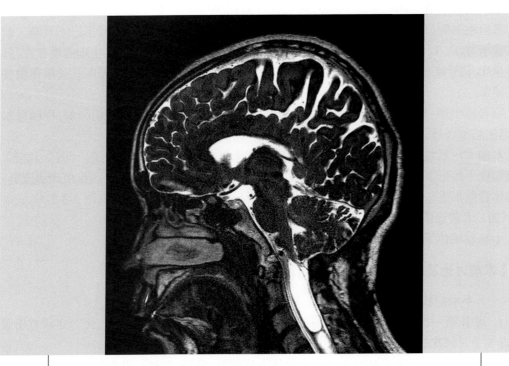

图 2-3-2-2　磁共振（MRI）脑脊液电影示导水管、第四脑室及枕骨大孔后部
脑脊液流动信号弱

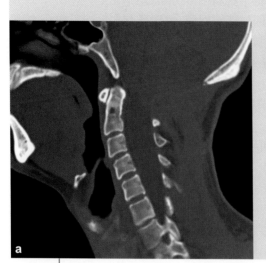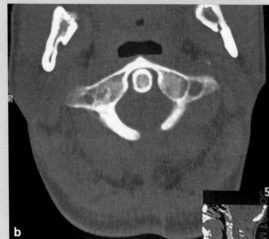

图 2-3-2-3　术前 CT 未见颅底凹陷及齿状突脱位

a. 矢状位；b. 轴位

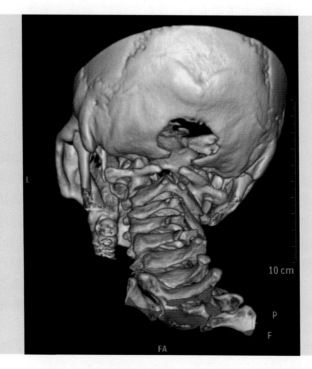

图 2-3-2-4　术前 CT 三维重建示后枕部颅板及寰椎后弓部分缺如

4. 结合磁共振（MRI）检查，小脑扁桃体下部硬膜下间隙极小，可存在局部压迫，导致枕骨大孔区脑脊液循环不畅，存在手术指征，术中行小脑扁桃体切除。

5. 脑脊液电影示脑脊液流动明显减弱，术区局部蛛网膜、软脊膜存在粘连可能，影响脑脊液循环，术中充分松解硬膜下组织粘连，打通脑脊液循环。

6. 枕骨鳞部减压范围过大，致小脑下垂，导致枕骨大孔区脑脊液循环受阻，给予修补枕骨，从而对小脑起到支撑保护作用。

7. 患者无颅底凹陷及齿状突脱位，枕颈关节稳定，可不行内固定。

（二）临床决策

拟行枕下后正中入路寰枕畸形减压、后颅凹颅骨修补术。

【治疗过程】

（一）手术过程

患者取左侧卧位，取枕下后正中原切口，逐层切开皮肤、皮下组织、肌层，暴露原枕骨减压窗及 C_2 棘突，见减压窗大小约 $5.0cm \times 3.0cm$，寰椎后弓缺失。咬除瘢痕组织及增厚寰枕筋膜。清除硬膜外脂肪组织及黄韧带，正中剪开硬膜，见局部脑脊液流动减弱，小脑扁桃体下缘与硬膜及周围血管粘连紧密。显微镜下松解粘连，打通第四脑室栓部。空洞造瘘，见无色清亮脑脊液流出。自体筋膜及人工脊柱膜修补并缝合硬膜。塑形钛网，4 枚螺钉固定于缺损枕骨四周行颅骨修补，逐层缝合肌层、皮下组织、皮肤。

（二）术后恢复情况

术后患者病情恢复良好，右下肢麻木症状有所减轻，肢体无力症状明显好转，可自行下床活动。复查磁共振（MRI）符合术后改变，脊髓空洞较前明显减小（图 2-3-2-5），枕骨钛网修补位置良好。磁共振（MRI）脑脊液电影示第四脑室出口及枕骨大孔后部脑脊液流动信号较前增强（图 2-3-2-6）。

【经验与体会】

本病例在外院枕下减压手术后 1 个月内间断发热，说明第一次手术后有颅内感染的可能，从第一次手术后复查的磁共振（MRI）（图 2-3-2-1）、磁共振（MRI）脑脊液电影（图 2-3-2-2）和 CT（图 2-3-2-3）看，手术后局部粘连是导致该例手术失败的主要原因，另外，减压骨窗过大造成小脑下垂，也可能是导致患者术后症状加重的又一个原因。脑脊液电影显示枕大孔后缘和第四脑室间隙脑脊液流动信号减弱，可基本判断出粘连的部位和范围。这种粘连最重处往往在延髓闩部和双侧小脑后下动脉入脑干的返折处，手术松解粘连时要千万小心。要在粘连和增厚的蛛网膜下分辨判断出延髓闩部的位置和第四脑室底的脑干结构，必须保证这些结构不受任何刺激和损伤。小脑后下动脉可通过周围蛛网膜间隙进行松解，实在粘连严重时不可勉强，脑干分支一个都不能断。翻修手术对医生的经验和技术要求较高。

本例患者原骨性减压窗过大，从 CT 看没有明显的寰枢椎脱位和颅底凹陷。所以，局部需要行后颅凹颅骨修补，以防止小脑下垂。通过蛛网膜下粘连松解，恢复了枕大孔后缘和第四脑室的脑脊液流动（图 2-3-2-5），脊髓空洞明显缩小，患者症状也改善良好。

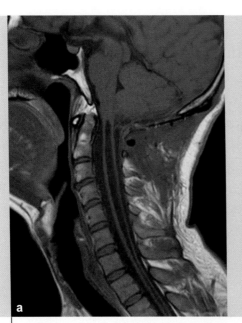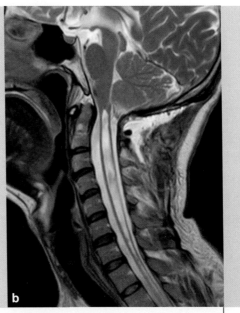

图 2-3-2-5　术后磁共振（MRI）示颈段脊髓空洞较术前缩小

a. T_1 像；b. T_2 像

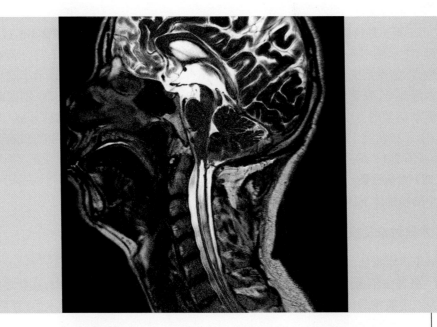

图 2-3-2-6　术后磁共振（MRI）脑脊液电影示第四脑室出口及枕骨大孔后部脑脊液流动信号较前增强

三、寰枕畸形减压术后翻修（Chiari 畸形合并颅底凹陷）

【病例 2-3-3 摘要】

患者青年男性，3 年前因左侧肢体力量下降，行相关检查考虑小脑扁桃体下疝，脊髓空洞，于全麻下行寰枕畸形减压术，出院后 1 个月患者间断发热，后再次就诊，给予抗炎补液等治疗，后患者间断出现头晕、头痛，伴随恶心、呕吐，行 CT 检查考虑脑积水，于 3 个月后行右侧脑室腹腔分流术，术后患者仍感左侧肢体乏力，症状逐渐加重，现发展为双上肢抬举困难，左手精细活动受限，双下肢行走无力，右手右脚发凉、麻木，复查磁共振（MRI）提示脊髓空洞。后为求进一步治疗来我院就诊，遂以"寰枕畸形减压术后"收入院。

【病例 2-3-3 资料】

（一）病史

主因寰枕畸形减压术后 3 年，四肢乏力 2 年。

（二）查体

神清语利，枕下后正中、右额顶可见手术瘢痕，右额顶皮下可触及分流泵，双侧瞳孔等大等圆，直径 2.5mm，光反射灵敏，伸舌居中，颈软无抵抗，双上肢抬举困难，左上肢近端肌力Ⅲ级，左手指屈曲畸形，肌力约Ⅱ级，右上肢肌力Ⅳ级，双下肢肌力Ⅳ级，左足背屈无力，病理征阴性。

（三）辅助检查

2013 年 5 月行磁共振（MRI）示小脑扁桃体下疝，伴随脊髓空洞（图 2-3-3-1）。2013 年 6 月头颅 CT 示脑室系统扩张明显（图 2-3-3-2）。2014 年 1 月复查头颅 CT 符合脑室腹腔分流术后改变，脑室系统无扩张（图 2-3-3-3）。2016 年 5 月颈部磁共振（MRI）示小脑扁桃体下疝畸形术后改变，脊髓空洞较前明显增大（图 2-3-3-4），脑脊液电影示桥前池、第四脑室出口脑脊液流动信号弱。中脑导水管、第四脑室及枕骨大孔后部脑脊液流动信号弱（图 2-3-3-5）。颈椎 CT 示齿状突上移，超过 Chamberlain 线上，寰齿椎间隙扩大，考虑颅底凹陷合并寰枢椎半脱位（图 2-3-3-6），三维重建示枕骨及寰椎后弓缺失（图 2-3-3-7）。

（四）术前诊断

小脑扁桃体下疝畸形、脊髓空洞。

【术前讨论及临床决策】

（一）手术指征

1. 患者中年男性，行寰枕畸形减压术，术后患者仍感左侧肢体乏力，症状逐渐加重，现发展为双上肢抬举困难，复查磁共振（MRI）提示小脑扁桃体下疝畸形术后，脊髓空洞逐渐增大。

2. 患者第一次术后存在持续发热，存在术区感染，蛛网膜、软脊膜粘连可能，继而影响脑脊液循环，术前脑脊液电影中脑导水管、第四脑室脑脊液流动明显减弱，存在手术症状，术中需充分松解硬膜下组织粘连，打通脑脊液循环。

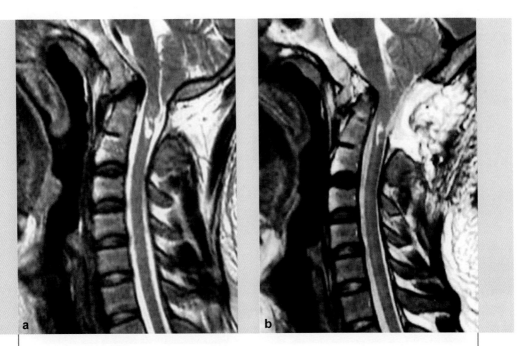

图 2-3-3-1　2013 年 5 月第一次术前磁共振（MRI）

a. T$_1$ 像；b. T$_2$ 像

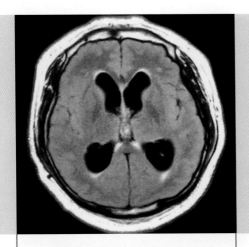

图 2-3-3-2　2013 年 6 月第一次
术后头颅磁共振（MRI）示脑室
扩张

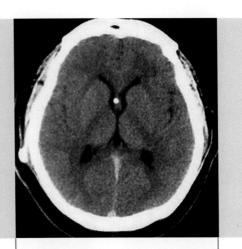

图 2-3-3-3　2014 年 1 月分流
术后脑室系统缩小

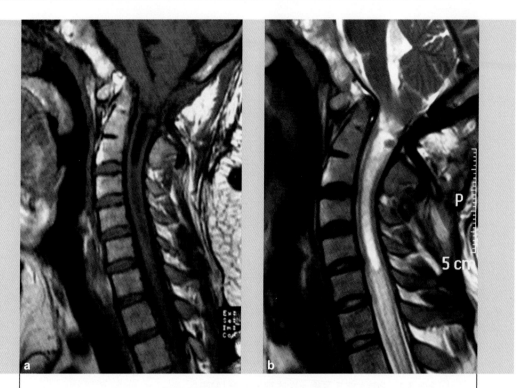

图 2-3-3-4　2016 年 5 月磁共振（MRI）示颈段脊髓空洞

a. T$_1$ 像；b. T$_2$ 像

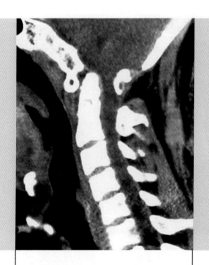

图 2-3-3-5　2016 年 5 月
CT 矢状位示齿状突上移

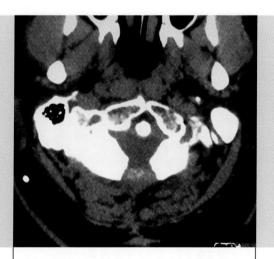

图 2-3-3-6　2016 年 5 月 CT 轴位示
寰齿椎间隙扩大

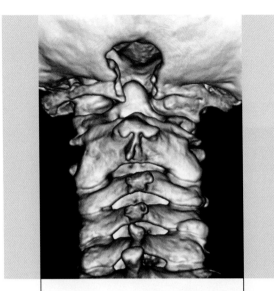

图 2-3-3-7 2016 年 5 月 CT 三维重建示枕骨及寰椎后弓缺失

3. 结合颈椎 CT 及磁共振（MRI），考虑脊髓空洞合并寰枢椎半脱位，齿状突上移，鉴于患者存在寰枢椎不稳定，给予内固定术，以保证术后脊柱稳定性。

（二）临床决策

拟行枕下后正中入路寰枕畸形减压、枕颈固定融合术。

【治疗过程】

（一）手术过程

患者取俯卧位，取枕下后正中原切口入路，依次切开皮下、腱膜，分离两侧肌肉，枕骨大孔后缘、C_1 后弓、C_2 棘突两侧椎板，见枕大孔后缘骨窗大小约 1.5cm × 1.5cm，正中切开硬膜，见两侧小脑扁桃体充血水肿（图 2-3-3-8），下疝至 C_1 下缘水平，局部蛛网膜增厚，脊髓与周围组织粘连紧密，松解局部粘连，软膜下切除两侧小脑扁桃体，使之回缩，见第四脑室闩部粘连紧密，予松解，见脑脊液流出通畅，脊髓搏动良好，局部冲洗清亮，无活动性出血，硬膜下铺外科隔离膜（图 2-3-3-9），防止粘连，取自体肌肉筋膜严密缝合硬膜，然后在 C_2 两侧置椎弓螺钉各 1 枚，塑形两侧连接杆，用 4 枚枕骨钉固定于枕骨上，寰枕间隙撑开约 0.5cm，固定 C_2 两侧顶丝，固定牢靠后，两侧颗粒植骨，硬膜外置引流管，缝合肌肉、筋膜及皮肤。

（二）术后恢复情况

术后患者四肢肌力较术前有所恢复，双上肢肌力约Ⅲ + 级，双下肢肌力约Ⅳ + 级。术后复查磁共振（MRI）符合术后改变，脊髓空洞明显减小（图 2-3-3-10）。术后脑脊液电影示导水管、枕骨大孔区脑脊液流动信号增强（图 2-3-3-11）。CT 示齿状突下移（图 2-3-3-12），齿状突轴位位置满意（图 2-3-3-13），固定满意，螺钉位置良好（图 2-3-3-14、图 2-3-3-15），颈椎生理曲度良好。

【经验与体会】

该例患者在外院第一次手术后出现间断发热和脑积水，并行脑室 - 腹腔分流手术，证明术后可能的颅内感染造成了局部粘连和脑积水，而导致手术失败。另外，从 CT 看（图 2-3-3-5），外院第一次手术时的骨性减压窗并不太大，但合并的寰枢椎脱位和颅底凹陷被忽视了，所以，后来步态不稳等脑干受压症状进一步加重。该例患者手术后脑积水分流手术比较及时，否则患者会有生命危险。

本病例的翻修手术分两步完成：①首先行彻底的蛛网膜下腔粘连松解术（图 2-3-3-8），背侧粘连分开后，可见两侧小脑后下动脉处蛛网膜粘连增厚较重，需要锐性分离。彻底切除增生增厚的蛛网膜，显露完整的脑干和脊髓（图 2-3-3-9）。再次手术病例的硬脊膜都已瘢痕化，松解粘连后必须用不吸收人工脊柱膜严密修补缝合残缺的硬脊膜，防止松解术后再粘连。

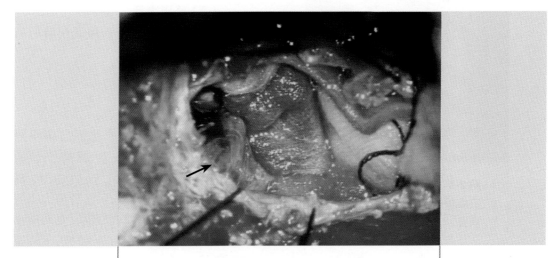

图 2-3-3-8　术中可见缺血变性的小脑扁桃体

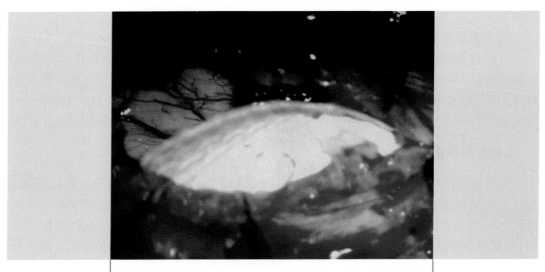

图 2-3-3-9　术后行硬膜修补

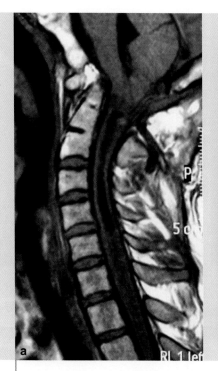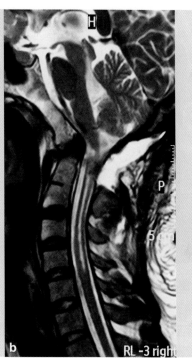

图 2-3-3-10　术后磁共振（MRI）示脊髓空洞缩小

a. T$_1$ 像；b. T$_2$ 像

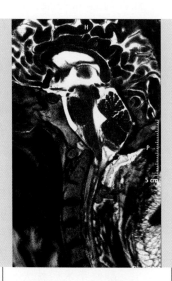

图 2-3-3-11　术后磁共振（MRI）脑脊液电影示导水管、枕骨大孔区脑脊液流动信号增强

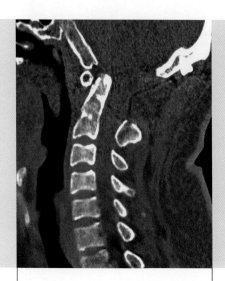

图 2-3-3-12　术后 CT 矢状位示齿状突下移

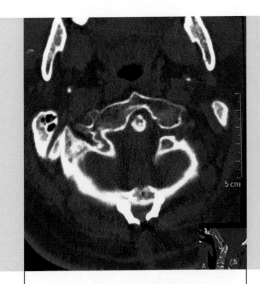

图 2-3-3-13　术后 CT 轴位

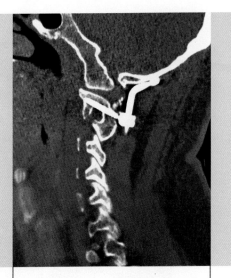

图 2-3-3-14　术后 CT 矢状位示 C_2 椎弓根螺钉位置良好

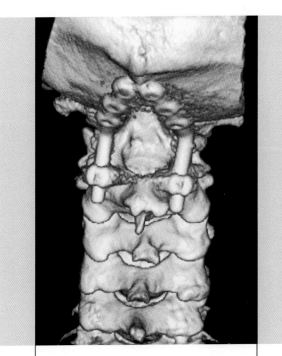

图 2-3-3-15　术后 CT 三维重建示枕颈固定位置良好

②枕颈固定融合术维持颅颈交界区的稳定性,该例患者还存在先天性枕颈融合,C_1 侧块很小,所以选择了枕骨与 C_2 椎弓根置钉的枕颈固定。再次手术瘢痕较重,只有彻底将 C_2 椎体和椎弓根与瘢痕组织分开,才能保证 C_2 有足够的活动度来完成后路的撑开和齿突复位。另外,在后路撑开复位时,主要是通过 C_2 椎弓根螺钉的滑动来完成 C_2 椎体的移动和齿状突的水平和垂直复位,双侧 C_2 螺钉对 C_2 活动度的影响最小,如果还要在 C_3 甚至 C_4 侧块置钉,势必影响 C_2 的复位和颈椎的生理曲度。所以,准确成功的 C_2 椎弓根螺钉置入对手术效果的影响举足轻重。

翻修手术后枕大孔后缘及第四脑室间隙增大,脑脊液循环通畅(图 2-3-3-8),脊髓空洞明显缩小,是患者临床症状改善的前提。齿状突的良好复位和坚强的枕颈固定是巩固手术效果的必要保证。

四、寰枕畸形减压术后翻修(颅底凹陷合并脊髓空洞)

【病例 2-3-4 摘要】

患者青年男性,2 年前因右上肢疼痛及右手麻木在外院诊断为"小脑扁桃体下疝伴脊髓空洞",行后正中入路枕下减压术,具体手术过程不详,术后患者右侧上肢疼痛及麻木有所缓解。近 1 年患者感右手麻木感加重,痛温觉明显减退,右上肢仍有间断疼痛,在当地医院行脊髓 MRI 检查示寰枕减压术后改变伴脊髓空洞,空洞较前明显增大。后就诊于我院,遂以"寰枕畸形减压术后"收住院。

【病例 2-3-4 资料】

(一)病史

患者男性,25 岁,主因小脑扁桃体下疝枕下减压术后 2 年,右上肢疼痛伴右手麻木 1 年入院。

(二)查体

神清语利,枕下后正中、右额顶可见手术瘢痕,右额顶皮下可触及分流泵,双侧瞳孔等大等圆,直径 2.5mm,光反射灵敏,伸舌居中,颈软无抵抗,右侧 C_3-T_7 感觉平面痛觉明显减退,以右侧上肢远端为著,触觉基本正常,右手肌肉无萎缩,四肢肌力 V 级,肌张力不高,两侧膝腱反射及跟腱反射亢进,病理征阴性。

(三)辅助检查

第一次术前磁共振(MRI)示小脑扁桃体下疝合并脊髓空洞(图 2-3-4-1);术后 1 个月复查磁共振(MRI)示脊髓空洞无明显变化(图 2-3-4-2);术后 1 年复查磁共振(MRI)示枕骨及寰椎后弓部分缺如。齿状突向上移位,延髓受压屈曲后弓。寰椎与枕骨分界不清。小脑扁桃体下部变尖,向椎管内移位。颈椎生理曲度稍直(图 2-3-4-3)。术后 1 年复查磁共振(MRI)示 C_3-T_8 脊髓空洞(图 2-3-4-4),术后 2 年复查磁共振(MRI)示脊髓空洞继续增大(图 2-3-4-5),磁共振(MRI)脑脊液电影示导水管、第四脑室、桥前池脑脊液流动信号稍减弱(图 2-3-4-6)。枕大孔区、颈段蛛网膜下腔及颈髓内可见脑脊液流动信号(图 2-3-4-7),枕骨左侧颅板及寰椎后弓部分缺如,局部皮下可见片状不均匀低密度影,齿状突上移(图 2-3-4-8)。术后 2 年 CT 三维重建可见减压窗较大,齿状突明显高于寰椎前弓(图 2-3-4-9)。

(四)术前诊断

寰枕畸形减压术后、颅底凹陷、脊髓空洞。

【术前讨论及临床决策】

(一)手术指征

1. 患者病史明确,寰枕畸形减压术后,存在颅底凹陷、脊髓空洞。

2. 患者第一次术后出现肢体麻木症状加重,考虑与脊髓空洞加重相关,结合脑脊液电影示导水管、第四脑室脑脊液流动减弱,可行枕下后正中入路寰枕畸形减压,粘连组织松解,改善脑脊液循环情况。

3. 鉴于患者为二次手术,枕下解剖层次紊乱,局部可能瘢痕及粘连较重,术中松解须仔细。

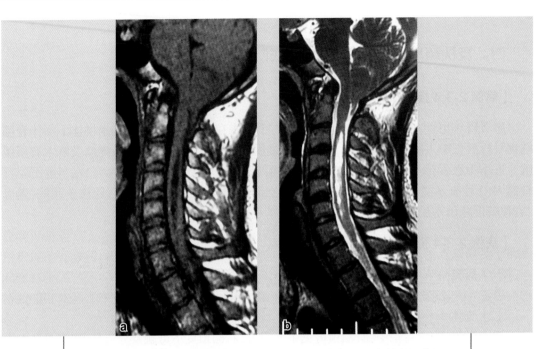

图 2-3-4-1　第一次术前磁共振（MRI）示小脑扁桃体下疝合并脊髓空洞

a. T₁ 像；b. T₂ 像

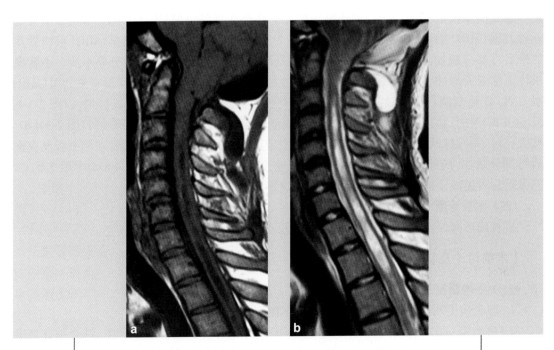

图 2-3-4-2　术后 1 月复查磁共振（MRI）示脊髓空洞无明显变化

a. T₁ 像；b. T₂ 像

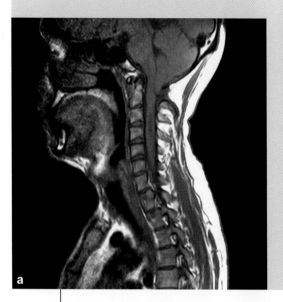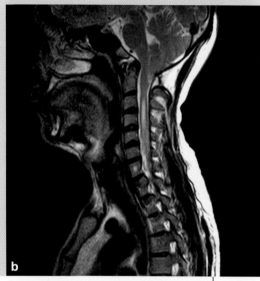

图 2-3-4-3 术后 1 年复查磁共振（MRI）示小脑扁桃体下部变尖，向椎管内移位，颈椎生理曲度稍直

a. T$_1$ 像；b. T$_2$ 像

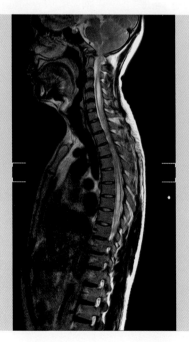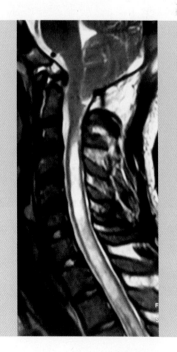

图 2-3-4-4 术后 1 年复查磁共振（MRI）示 C$_3$-T$_8$ 脊髓空洞

图 2-3-4-5 术后 2 年复查磁共振（MRI）示脊髓空洞继续增大

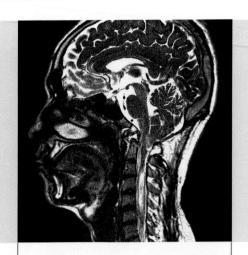

图 2-3-4-6　术后 2 年磁共振(MRI)脑脊液电影示导水管、第四脑室、桥前池脑脊液流动信号稍减弱

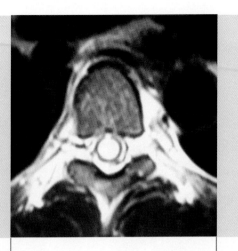

图 2-3-4-7　术后 2 年磁共振(MRI)轴位

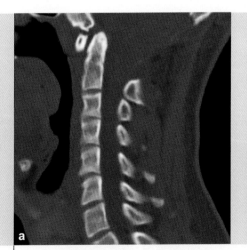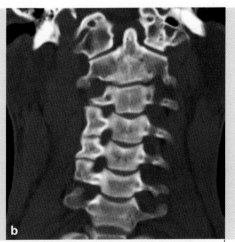

图 2-3-4-8　术后 2 年 CT 示枕骨左侧颅板及寰椎后弓部分缺如,局部皮下可见片状不均匀低密度影,齿状突上移

a. 矢状位;b. 冠状位

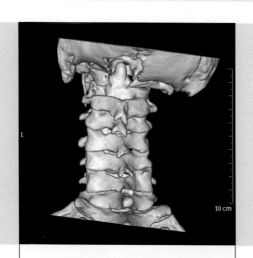

图 2-3-4-9 术后 2 年 CT 三维重建可见减压窗较大,齿状突明显高于寰椎前弓

4. 结合术前 CT 影像齿状突向后上方移位,延颈髓受压屈曲后弓,考虑存在颅底凹陷,减压术后可导致关节不稳定,可行寰枢椎固定融合术,保证脊柱稳定同时最大限度保留颈部旋转功能。

(二)临床决策

拟行枕下后正中入路寰枕畸形减压、寰枢椎固定融合术。

【治疗过程】

(一)治疗过程

患者取俯卧位,取枕下后正中原切口长入路,依次切开皮下、筋膜,分离两侧肌肉,见左侧寰椎后弓、左侧枕大孔后缘缺如,骨窗大小约 2.5cm×5.0cm,剪开硬膜,见小脑扁桃体下疝,下缘在 C_2 上缘,右侧扁桃体较圆钝,电灼使之回缩,并行软膜下切除,探查第四脑室闩部,松解粘连,见脑脊液流出通畅,人工硬膜修补,后在 C_1 两侧置侧块螺钉各 1 枚,C_2 两侧置椎弓根螺钉各 1 枚,塑形两侧连接杆,并固定于螺钉上,两侧颗粒植骨,缝合肌肉、筋膜及皮肤。

(二)术后恢复情况

术后患者恢复良好,右上肢疼痛及右手麻木较术前好转。四肢肌力、肌张力正常,双侧巴宾斯基征(–)。术后 1 周复查磁共振(MRI)符合术后改变,脊髓空洞较术前明显缩小(图 2-3-4-10、图 2-3-4-11)。脑脊液电影示导水管、第四脑室、桥前池脑脊液流动信号较术前明显增强(图 2-3-4-12)。复查 CT 示 C_{1-2} 螺钉位置良好(图 2-3-4-13),齿状突明显下移(图 2-3-4-14),颈椎生理曲度良好。术后半年复查磁共振(MRI)示颈髓形态良好,脊髓空洞进一步缩小(图 2-3-4-15)。脑脊液电影示脑脊液中脑导水管开放,第四脑室、桥前池及枕骨大孔区脑脊液流动未见明显异常(图 2-3-4-16)。CT 示颈椎生理曲度良好(图 2-3-4-17),钉棒固定位置良好,周围可见骨质融合(图 2-3-4-18)。

【经验与体会】

本例患者在外院以"Chiari 畸形脊髓空洞"为诊断,行枕下减压术。从第一次术前磁共振(MRI)看(图 2-3-3-8),小脑扁桃体下疝和脊髓空洞诊断明确,斜坡椎管角也在正常范围,但仔细看齿突前缘间隙略大,齿突顶部与斜坡略有成角,这时如果再行 CT 筛查,不难发现隐蔽存在的寰枢椎脱位和先天性枕颈融合(图 2-3-4-8)。当颅底凹陷和寰枢椎脱位同时存在时,单纯的减压非常危险,患者可能因存在的寰枢椎不稳,在术后会出现突发的呼吸停止甚至四肢瘫痪。该例患者寰枢椎脱位不重,减压手术后初期尚有临床症状的改善。术后 1 年左右才开始出现临床症状加重的趋势,对比术后 1 年磁共振(MRI)(图 2-3-4-4)到术后 2 年磁共振(MRI)(图 2-3-4-5),可以看出寰椎 - 齿状突间隙越来越大,脱位加重,脊髓空洞也逐渐

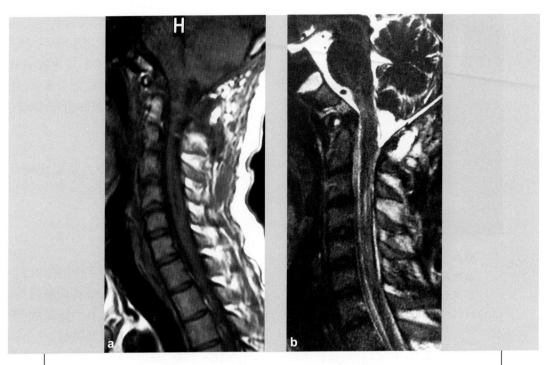

图 2-3-4-10   本次翻修术后 1 周磁共振(MRI)示颈段脊髓空洞明显缩小

a. T$_1$ 像;b. T$_2$ 像

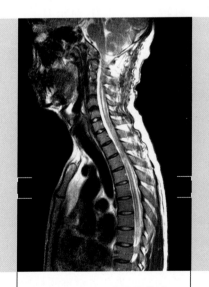

图 2-3-4-11   本次翻修术后 1 周磁共振(MRI)示胸段脊髓空洞明显缩小

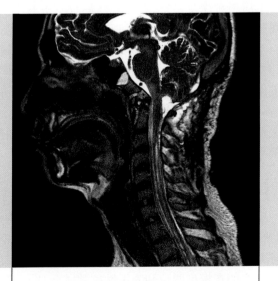

图 2-3-4-12   本次翻修术后 1 周磁共振(MRI)脑脊液电影示导水管、第四脑室、桥前池脑脊液流动信号较术前明显增强

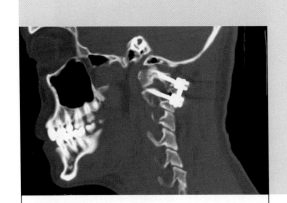

图 2-3-4-13 本次翻修术后 1 周 CT 示 C$_{1-2}$ 螺钉位置良好

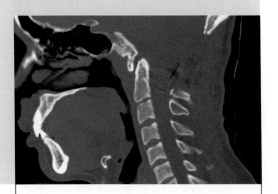

图 2-3-4-14 本次翻修术后 1 周 CT 示齿状突下移

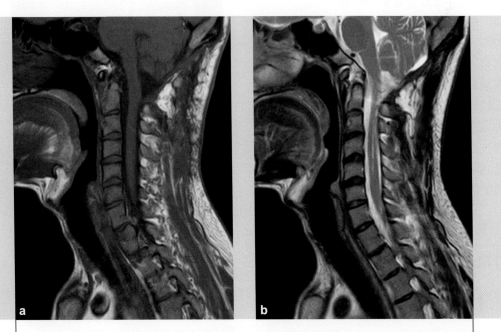

图 2-3-4-15 本次翻修术后半年复查磁共振（MRI）示颈髓形态良好,脊髓空洞进一步缩小

a. T$_1$ 像;b. T$_2$ 像

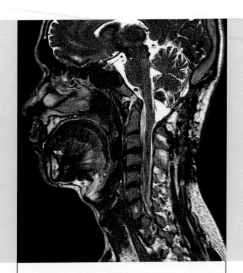

图 2-3-4-16　本次翻修术后半年
磁共振（MRI）

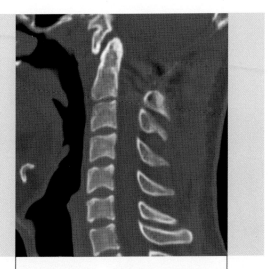

图 2-3-4-17　本次翻修术后半年
CT 示颈枕生理曲度良好

增大。说明原手术加重了寰枢椎脱位的进展，并导致脊髓空洞严重。

翻修手术的重点依然是松解粘连和纠正寰枢椎脱位。本例硬膜下粘连不是很重，第一次手术时也用人工脊柱膜做了减张缝合，所以粘连松解术比较顺利。但由于第一次骨窗减压过大，致使这次翻修手术无法在枕骨置钉。必须通过 C_1 侧块和 C_2 椎弓根置钉，然后通过 C_1、C_2 螺钉撑开并使齿状突复位后，再行 C_{1-2} 固定。

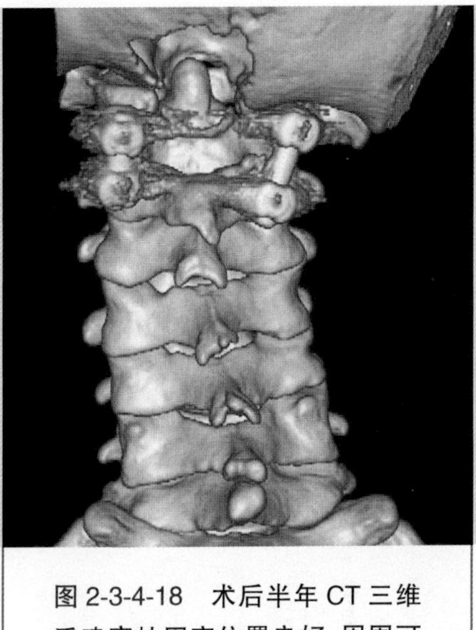

五、寰枕畸形减压术后（枕骨缺损合并脊髓空洞）

图 2-3-4-18　术后半年 CT 三维重建寰枕固定位置良好，周围可见骨质融合

【病例 2-3-5 摘要】

患者中年女性，5 年前因间断头痛，步态不稳，就诊于当地医院，行相关检查，考虑为小脑扁桃体下疝，行小脑扁桃体下疝切除术，术后患者感症状有所缓解。3 个月前患者咳嗽时再次感头痛，枕颈部明显，性质胀痛，持续数分钟，休息后可缓解，头痛发作时感头晕，此后症状间断出现，同时存在上下楼时步态不稳，后于当地医院行脊髓 MRI 检查示寰枕减压术后改变伴脊髓空洞，空洞较前明显增大，后就诊于我院，遂以"寰枕畸形减压术后"收住院。

【病例 2-3-5 资料】

（一）病史

患者女性,52 岁,主因小脑扁桃体下疝切除术后 5 年,间断头痛头晕 3 个月入院。

（二）查体

神清可语,枕下后正中、右额顶可见手术瘢痕,右额顶皮下可触及分流泵,双侧瞳孔等大等圆,直径 2.5mm,光反射灵敏,伸舌居中,颈软无抵抗,四肢肌力 V 级,肌张力不高,病理征未引出。

（三）辅助检查

术前磁共振（MRI）:枕部颅板及寰椎后弓部分缺如,小脑下垂,小脑扁桃体下缘位于枕骨大孔水平以下（图 2-3-5-1）。颈椎生理曲度变直,各椎间盘未见膨出及后突,椎间隙未见狭窄,椎体边缘骨质尚光整。各椎间孔未见狭窄,椎管有效前后径在正常范围,颈髓内可见带状略低密度影。

脑脊液电影:枕大孔区、导水管、第四脑室、桥前池脑脊液流动信号减弱（图 2-3-5-2）。

术前 CT:枕骨颅板及寰椎后弓部分缺如。颈椎生理曲度变直（图 2-3-5-3）。颈椎管有效前后径在正常范围（图 2-3-5-4）。

（四）术前诊断

寰枕畸形减压术后、脊髓空洞、枕骨缺损。

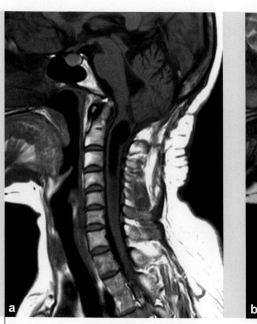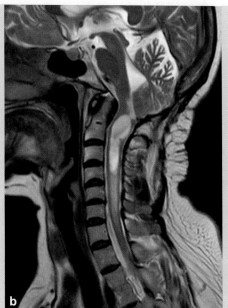

图 2-3-5-1 术前磁共振（MRI）示小脑扁桃体下疝及脊髓空洞

a. T₁ 像;b. T₂ 像

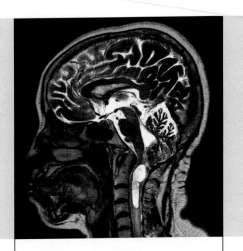

图 2-3-5-2　术前磁共振（MRI）脑脊液电影示枕大孔区、导水管、第四脑室、桥前池脑脊液流动信号减弱

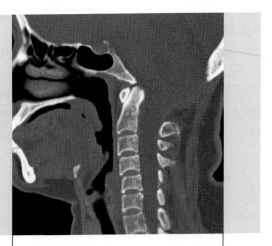

图 2-3-5-3　术前 CT 示颈椎生理轻度变直

【术前讨论及临床决策】

（一）手术指征

1. 患者病史明确，第一次寰枕畸形减压术后，因咳嗽后突然出现病情反复，考虑与枕骨缺损面积较大，小脑下垂相关，需行枕骨修补，从而起到对小脑的支持作用。

2. 鉴于患者脊髓空洞较严重，结合脑脊液电影示导水管、第四脑室脑脊液流动减弱，考虑与硬膜下组织粘连相关，术中需打开硬脊膜，充分松解粘连组织，以改善脑脊液循环情况，缓解脊髓空洞。

3. 结合患者术前 CT 影像，枕颈关节稳定，无颅底凹陷、寰枢椎脱位等表现，不需要行内固定术。

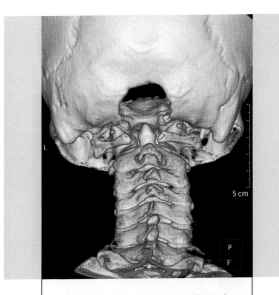

图 2-3-5-4　术前 CT 三维重建示枕骨颅板及寰椎后弓部分缺如

（二）临床决策

拟行枕下后正中入路寰枕畸形减压术。

【治疗过程】

(一) 手术过程

患者取俯卧位,取枕下后正中原切口入路,依次切开皮下、筋膜,分离两侧肌肉,见寰椎后弓、枕大孔后缘缺如,骨窗大小约 4.0cm×4.0cm,分离组织至骨性缺损边缘。清除寰枕部增生瘢痕组织。正中剪开硬膜,硬膜下可见人工修补材料,局部粘连。小脑下缘表面有白色粘连覆膜,左侧可见小脑后下动脉自粘连处发出。显微镜下仔细分离粘连组织,打通第四脑室闩部(图 2-3-5-5)。见脑脊液恢复搏动。生理盐水冲洗至清亮后。人工脊柱膜置于硬膜下防止粘连。自体肌肉修补并缝合硬膜。塑形颅骨修补钛网,下缘至枕骨大孔后缘(图 2-3-5-6),固定钛板,缝合肌肉、筋膜及皮肤。

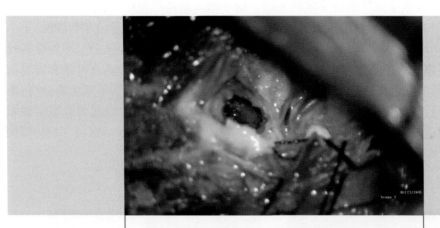

图 2-3-5-5 显微镜下仔细分离粘连组织,打通第四脑室闩部

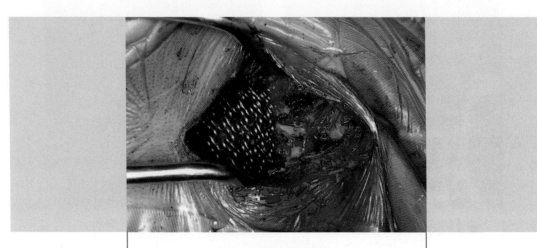

图 2-3-5-6 术中钛网修补枕骨缺损

（二）术后恢复情况

术后患者恢复良好，四肢肌力、肌张力正常，下床活动后无头晕、头痛等不适。术后 1 周复查磁共振（MRI）符合术后改变，脊髓空洞较术前明显缩小（图 2-3-5-7）。脑脊液电影示导水管、第四脑室、桥前池脑脊液流动信号较术前明显增强（图 2-3-5-8）。

【经验与体会】

本例患者第一次手术前资料丢失。本次翻修手术前磁共振（MRI）显示手术局部严重粘连，脑干前间隙、第四脑室间隙和小脑扁桃体背侧间隙脑脊液循环全部受阻，局部延髓和颈髓空洞严重。CT 显示没有明显寰枢椎脱位，由于枕骨已大部切除，无法测量颅底凹陷情况。但从手术后 5 年看目前的寰齿间距仍正常，所以考虑颅颈交界区稳定性尚好。

那么粘连松解就成了这个翻修手术的关键。脑干四周粘连严重局部脊髓空洞张力高，脊髓变得像纸一样薄，剪开已经形成瘢痕的硬脊膜时，非常容易伤到延髓闩部和脊髓，手术时非常危险。有时粘连严重、解剖不清，切不可勉强继续，这个部位的脊髓组织即使受到轻微的刺激，也有可能导致严重致命的并发症。该病例手术中，采用锐性分离在粘连和增厚的蛛网膜间隙中穿插剪开并疏通蛛网膜下腔，与延髓闩部粘连的血管分支切不可勉强分离（图 2-3-5-5）。有时为了安全，可退而求其次，选择脊髓空洞 - 胸腔分流手术，既缓解脊髓空洞张力，又能达到一定的治疗效果。具体有关脊髓空洞 - 胸腔分流手术，请参考病例 3-1-1、病例 3-1-2 等。

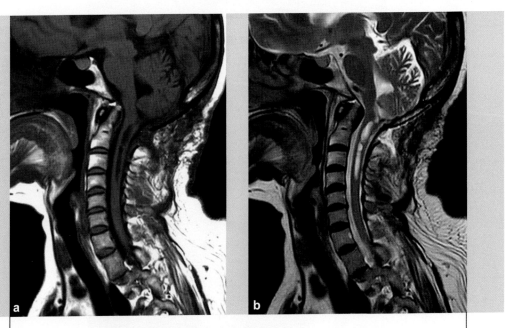

图 2-3-5-7 术后 1 周磁共振（MRI）示脊髓空洞缩小

a. T$_1$ 像；b. T$_2$ 像

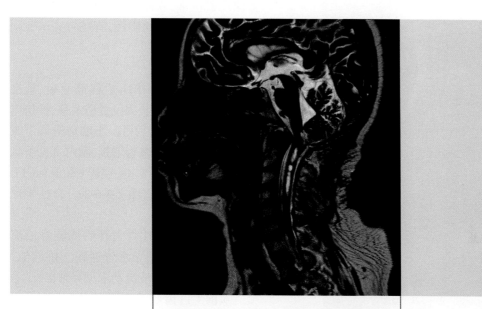

图 2-3-5-8　术后 1 周磁共振（MRI）脑脊液电影示导水管、第四脑室、桥前池脑脊液流动信号较术前明显增强

六、寰枕畸形减压术后翻修（脊髓栓子合并脊髓空洞）

【病例 2-3-6 摘要】

患儿女性,6 岁,2 年前无明显诱因出现右足感觉减退、无力,走路易摔倒,发现右足内翻畸形。于当地医院诊断腓总神经受损,给予神经营养药物及针灸等治疗,效果不佳,后行 MRI 检查提示小脑扁桃体下疝畸形伴脊髓空洞。于 1 年半前在当地医院行枕下减压 + 脊髓空洞引流术,术后右足感觉略有好转,右足较术前有力。近半年患儿出现脊柱侧弯,右腿较左腿细,复查磁共振（MRI）仍可见小脑扁桃体下疝,脊髓空洞较前明显加重。后为求进一步治疗来我院就诊,遂以"寰枕畸形术后、脊髓空洞"收入院。

【病例 2-3-6 资料】

（一）病史

患儿行寰枕畸形减压术后 2 年,发现脊柱侧弯半年入院。

（二）查体

患儿神清语利,查体合作,双瞳等大,光反射灵敏,颈后正中可见纵行约 7cm 手术瘢痕,愈合良好,颈部活动可,双上肢感觉、肌力、肌张力未见异常。胸段可见右侧弯畸形,右侧髂嵴较左侧高 2.0cm,双下肢等长,右大腿较左侧粗 1.5cm,右小腿较左侧粗 1.0cm,右下肢痛觉、温度觉减退,右下肢肌力Ⅳ级,肌张力正常,左下肢感觉、肌力、肌张力无明显异常。双

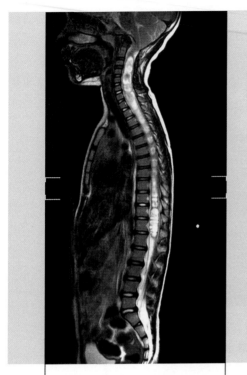

图 2-3-6-1　术前全脊髓磁共振(MRI),可见长节段脊髓空洞

畸形、脊髓空洞症、脊髓栓系、终丝变性。

膝踝反射正常,双侧巴宾斯基征阳性;轮替试验、跟膝胫试验均阴性,脚跟脚尖试验阴性,Romberg 征阴性。

(三)辅助检查

术前磁共振(MRI):后枕部颅板、寰椎后弓部分缺如。齿状突位置稍上移,推挤压迫延颈髓受压屈曲后弓。小脑扁桃体下缘变尖下移。颈胸段椎管增粗,髓内可见条状及串珠状长 T_1 长 T_2 信号影(图 2-3-6-1)。脊髓终丝增粗变性(图 2-3-6-2)。脊柱生理曲度存在。

脑脊液电影:枕骨大孔后部脑脊液流动信号稍弱。中脑导水管通畅。桥前池、枕骨大孔前部脑脊液流动未见异常。

术前 CT:齿状突向上移位,延髓受压屈曲后弓(图 2-3-6-3)。小脑扁桃体下缘变尖,呈舌状突入颈椎管内。颈椎管前后径在正常范围, C_2-T_1 髓内见宽带状低密度影。枕部颅板、寰椎及 C_3 椎板骨质部分缺失(图 2-3-6-4)。

(四)术前诊断

寰枕畸形减压术后、小脑扁桃体下疝

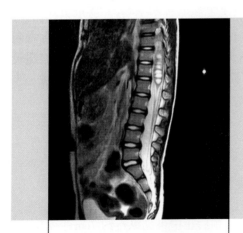

图 2-3-6-2　术前腰部磁共振示(MRI)终丝增粗

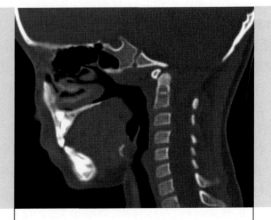

图 2-3-6-3　术前 CT 示齿状突稍突向上移位,未见寰齿关节脱位

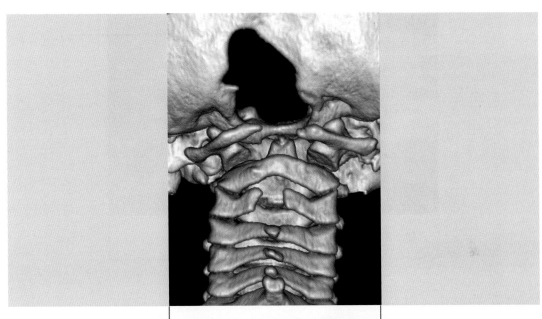

图 2-3-6-4　术前 CT 三维重建示枕部颅板、寰椎及 C_3 椎板骨质部分缺失

【术前讨论及临床决策】

（一）手术指征

1. 患者病史明确,行寰枕畸形减压术后,右足无力症状无好转,结合磁共振(MRI)脑脊液电影检查,枕骨大孔区脑脊液循环未见明显异常,考虑脊髓空洞与寰枕畸形无明确相关。

2. 结合 CT 检查患者枕颈关节稳定,无颅底凹陷、寰枢椎脱位等表现,不需要特殊处理。

3. 患儿腰部磁共振(MRI)检查示脊髓终丝增粗变性,且终丝张力较高,故考虑存在脊髓栓系,脊髓空洞、脊柱侧弯畸形与脊髓栓系密切相关,可行终丝切断,降低脊髓张力,并行终丝造瘘术,缓解脊髓空洞。

（二）临床决策

拟行腰背后正中入路终丝切断术及终丝造瘘术。

【治疗过程】

（一）手术过程

患者取俯卧位,安置神经监测电极,取腰背部后正中直切口长约 10cm,逐层切开皮肤、皮下,分离两侧肌肉,铣刀铣下 T_{12}、L_1 棘突及两侧椎板,显露硬脊膜,显微镜下纵行剪开硬脊膜,并向两侧牵开,神经监测下,用刺激器反复确认脊髓终丝,见终丝黄色增粗(图 2-3-6-5),质软,血供一般,弹性差,电灼后剪断终丝约 1.5cm(图 2-3-6-6),可见脊髓圆锥上移约 1cm。近端造瘘可见脑脊液流出(图 2-3-6-7),可见脊髓圆锥处张力变小,严密缝合硬膜,椎板用钛

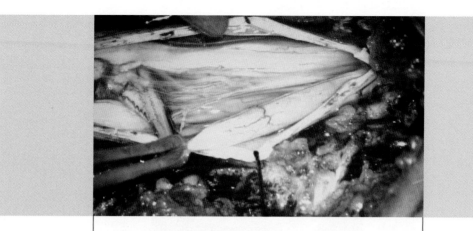

图 2-3-6-5　终丝黄色增粗,质软,血供一般

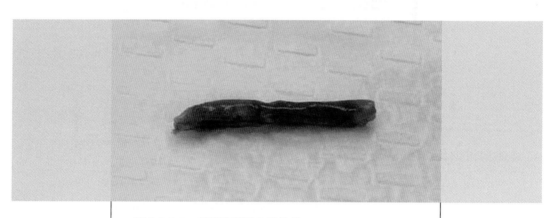

图 2-3-6-6　剪断的增粗变性终丝

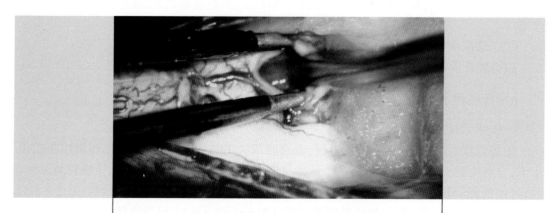

图 2-3-6-7　脊髓终丝近端造瘘可见脑脊液流出

连接片、钛钉固定复位,逐层缝合肌肉、筋膜、皮下及皮肤。

（二）术后恢复情况

术后 1 周复查磁共振（MRI）:可见脊髓空洞较术前有所减小（图 2-3-6-8）,脊髓圆锥较术前上升（图 2-3-6-9）。患儿出院时一般情况可,右下肢肌力恢复至Ⅴ级,肌张力正常,可独立行走。

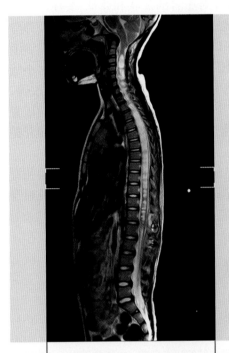

图 2-3-6-8　术后 1 周复查磁共振（MRI）可见脊髓空洞较术前有所减小

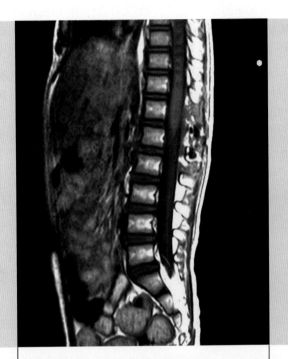

图 2-3-6-9　脊髓圆锥部较术前上升

【经验与体会】

脊髓空洞是一种多种原因都可以引起的、缓慢进展的脊髓神经损害性疾病,以脊髓内空洞形成、扩展为主要病理特征。主要表现为躯体感觉障碍(痛、温、触觉减退或异常,节段性感觉分离、蚁走感、异痒等症状)和运动功能障碍(腰酸腿软、肌肉萎缩、无力甚至瘫痪在床)为主要表现。脊髓空洞作为一个病理现象,可单独发生也可由其他疾病引发或并存。脊髓空洞的形成有多种原因,针对脊髓空洞的成因选择不同的手术方式,是治疗脊髓空洞的重要原则。

最常见的是小脑扁桃下疝畸形（Chiari 畸形）合并脊髓空洞症。目前多采用枕下减压术,目的是疏通第四脑室闩部脑脊液循环,达到缓解脊髓空洞的临床症状。至于术中减压到何种程度,主要取决于术前枕大孔区脑脊液电影提示的脑脊液流动情况,以及术中 B 超实时监测的结果。大部分寰枢椎脱位引发的脊髓空洞,随着齿突复位和枕颈稳定,脊髓空洞就会减小或消失。当脊髓肿瘤合并形成脊髓空洞时,手术切除肿瘤即可,合并的空洞往往不需要特殊处理。对于大多数特发性、炎症性、粘连性、外伤性及脊柱侧弯等引发的脊髓空洞,可针对粘连进行松解手术,但当粘连范围较广,也可选择脊髓空洞-胸腔分流术,随着术后脊髓空洞的减小和张力下降,脊髓空洞相关症状也会有一定程度的改善。脊髓栓系也是导致脊髓空洞形成的重要原因,多见于小儿和青少年,先天性脊髓栓系也是小脑扁桃体下疝的原因之一。所以对青少年 Chiari 畸形,针对患者的症状和体征,要注意筛查胸腰椎磁共振(MRI),以发现可能存在的脊柱裂和脊髓栓系。反之,对先天性脊柱裂和脊髓栓系的青少年,也要筛查颈部磁共振(MRI)除外 Chiari 畸形。本例患儿在外院诊断为 Chiari 畸形脊髓空洞,并接受了一次常规枕下减压手术,术前磁共振(MRI)显示小脑扁桃体轻度下疝,枕大孔结构饱满,脑脊液循环有障碍。减压手术后脊髓空洞没有改善,局部减压窗过大。通常情况下脊髓栓系合并的脊髓空洞在部位上偏下,对较重的胸段脊髓空洞和全脊髓空洞的青少年,诊断 Chiari 畸形时,建议筛查可能的先天性脊柱裂和脊髓栓系。

对于该例患儿,在发现脊髓栓系后,我们选择了终丝切断术解除脊髓栓系,由于患儿脊髓末端处脊髓空洞和膨隆明显,所以我们也同时选择了圆锥末端终丝造瘘术,进一步疏通脊髓空洞内部的脑脊液循环,提高治疗效果。

参 考 文 献

[1] 侯哲,范涛,赵新岗,等.颅底凹陷寰枢椎稳定性的研究进展.中华脑科疾病与康复杂志:电子版,2014,4(1):40-42.

[2] 尚国松,范涛.磁共振相位对比电影法在脑脊液流体动力学领域的研究现状.中华脑科疾病与康复杂志:电子版,2013,3(2):62-64.

[3] 范涛,侯哲,赵新岗,等.先天性颅底凹陷症的临床分型及手术治疗体会(附103例报告).中华神经外科杂志,2014,30(7):658-662.

[4] 李明,蔡贤华,黄卫兵,等.前路经寰枕寰枢关节锁定钛板螺钉内固定系统的匹配性研究.中国临床解剖学杂志,2015,33(5):531-534.

[5] 邱军,范涛,赵新岗,等.Chiari 畸形合并颅底凹陷症1例.中国临床神经外科杂志,2017,22(2):121.

[6] Cai X,Yu Y,Liu Z,et al. Three-dimensional finite element analysis of occipitocervical fixation using an anterior occiput-to-axis locking plate system:a pilot study. Spine J,2014,14(8):1399-1409.

[7] Ogihara N,Takahashi J,Hirabayashi H,et al. Surgical treatment of Klippel-Feil syndrome with basilar invagination. Eur Spine J,2013,22(3):380-387.

[8] Ji W,Wang XY,Xu HZ,et al. The anatomic study of clival screw fixation for the craniovertebral region. Eur Spine J. 2012,21(8):1483-1491.

[9] Bansal S,Kalsotra G,Mohammed AW,et al. Pleomorphic adenoma of base of tongue:is midline mandibulotomy necessary for approaching benign base tongue lesions? Case reports in otolaryngology,2012,2012:851501.

[10] Garrido BJ,Sasso RC.Occipitocervical fusion. Orthop Clin North Am,2012,43(1):1-9.

[11] Goel A. Treatment of basilar invagination by atlantoaxial joint distraction and direct lateral mass fixation. J Neurosurgeryspine Spine,2004,1(3):281-286.

[12] 余新光,尹一恒.复杂颅颈交界区畸形个体化治疗值得考虑的问题.中国现代神经疾病杂志,2012,12(4):379-381.

[13] 王科大,苏亦兵,张岩,等.计算机导航辅助下颅颈交界区畸形的内固定治疗.中国微侵袭神经外科杂志,2016,21(12):529-532.

[14] 谭明生,移平,杨峰,等.寰枢椎脱位翻修手术的临床疗效观察.中国脊柱脊髓杂志,2012,22(2):106-112.

脊髓脊柱外科
典型病例诊治解析

第三章

脊 髓 空 洞

第一节　特发性脊髓空洞

一、Chiari 畸形术后脊髓空洞

【病例 3-1-1 摘要】

患者青年女性,1 年前无明显诱因出现右小指并指无力,无麻木,无肌肉萎缩,无走路不稳,未予注意。半年前患者无明显诱因出现右上肢对冷热温度感觉减退,右手各指均并指无力,同时发现右侧虎口区肌肉萎缩,当地医院检查示寰枕畸形、脊髓空洞,给予寰枕畸形减压术,患者术后症状无好转。为进一步治疗来我院就诊,遂以"脊髓空洞症、寰枕畸形减压术后"收入我科。

【病例 3-1-1 资料】

(一) 病史

患者女性,16 岁,主因右小指并指无力 1 年,右上肢温度觉减退半年入院。

(二) 查体

神清,查体合作,双侧瞳孔等大等圆,直径约 3mm,对光反射灵敏,眼球向各方向活动自如,面部感觉对称,咬肌、颞肌有力。额纹对称,鼻唇沟对称,颈软,无抵抗,双肺呼吸音清,未闻及明显啰音,腹软,无压痛及反跳痛。右上肢温度觉减退,针刺觉及触觉未见异常。右手虎口区肌肉萎缩,掌肌萎缩,指间肌无力。右上肢近端肌力Ⅳ级,右上肢肌张力正常,左上肢、双下肢活动正常,肌力、肌张力正常。左上肢、双下肢感觉无明显异常。双膝踝反射正常,双巴宾斯基征阴性。

（三）辅助检查

术前磁共振（MRI）示：齿突向后倾斜，压迫延颈髓前缘，小脑扁桃体下缘略变尖（图 3-1-1-1）。后枕部颅板骨质不连续，寰椎后弓部分缺如，C_2-T_{11} 脊髓内可见粗细不一的条形长 T_1 长 T_2 信号影（图 3-1-1-2），其中 C_3-T_7 段脊髓不规则增粗。颈胸段生理曲度存在，颈胸段椎间盘及椎体形态及信号未见明显异常。

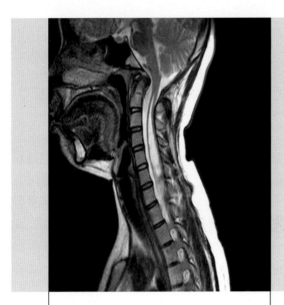 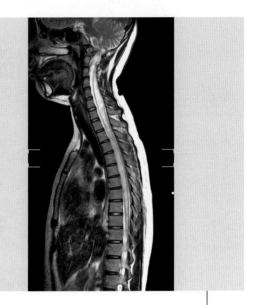

图 3-1-1-1 术前磁共振（MRI）示
齿突向后倾斜，压迫延颈髓前缘

图 3-1-1-2 术前磁共振（MRI）
C_2-T_{11} 脊髓内可见脊髓空洞

脑脊液电影：枕大孔区、导水管、第四脑室、桥前池脑脊液流动信号基本正常（图 3-1-1-3）。

术前 CT 示：后枕部颅板骨质及寰椎后弓部分缺如。颈髓不规则增粗，髓内密度略减低。颈椎生理曲度稍直，其余各颈椎间盘、椎体及附件未见明显异常。颈椎前后径在正常范围（图 3-1-1-4）。

（四）术前诊断

寰枕畸形减压术后脊髓空洞。

【术前讨论及临床决策】

（一）手术指征

1. 患者慢性起病，右小指并指无力 1 年，近半年出现右上肢温度觉减退。

2. 结合术前影像学资料，脊髓空洞诊断明确。

3. 患者为右小指并指无力伴右上肢温度觉减退，考虑与脊髓空洞相关。

4. 给予寰枕畸形减压后，患者症状无好转，结合患者磁共振（MRI）脑脊液电影检查，枕骨大孔区脑脊液循环未见明显异常，故考虑脊髓空洞与寰枕畸形无明确相关，故不适行硬膜

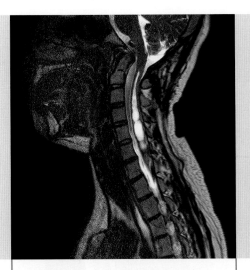

图 3-1-1-3　术前磁共振（MRI）脑脊液电影示枕颈部脑脊液流动信号基本正常

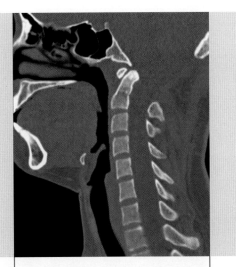

图 3-1-1-4　术前 CT 未见寰枢椎脱位

下翻修减压。

5. 结合 CT 检查患者枕颈关节稳定，无颅底凹陷、寰枢椎脱位等表现，不需要内固定。

6. 综合患者病情，考虑特殊原因脊髓空洞，鉴于患者存在右上肢温度觉减退，且呈进行性加重，伴右手无力，存在手术指征，可行脊髓空洞 - 胸腔分流术。

7. 根据脊髓空洞影像学特点，T_{2-3} 节段空洞直径较大，遂定于该节段末为分流处。

（二）临床决策

拟行脊髓空洞 - 胸腔分流术。

【治疗过程】

（一）手术过程

患者左侧卧位，以 T_{2-3} 间隙为中心后正中直切开，分离两侧肌肉，显露 T_2、T_3 棘突及两侧椎板，扩大该间隙，显露硬脊膜，两侧悬吊，正中剪开硬膜，见脊髓较膨隆，探查见蛛网膜与脊髓粘连紧密，在右侧神经后根入髓处脊髓菲薄，切开该处，见脊髓空洞，内含清亮脑脊液，空洞内局部粘连，松解后置入脊髓端 T 形分流管，见分流管中液体流出通畅，严密缝合硬膜，并将分流管固定于 T_3 棘突上，缝合局部肌肉及筋膜；再切开右侧第 8~9 肋间切口，切开至皮下，通条打通皮下隧道，连接分流管胸腔端，在第 9 肋骨上缘进入胸膜腔，置入约 15cm，麻醉师膨肺后缝合胸膜及肋间肌肉。严密缝合皮下及皮肤。

（二）术后恢复情况

术后复查磁共振（MRI）示脊髓空洞较术前有所缩小，分流管位置良好（图 3-1-1-5、图 3-1-1-6）。患者四肢活动良好，自诉右上肢感觉较术前恢复，右手肌力较前提高。

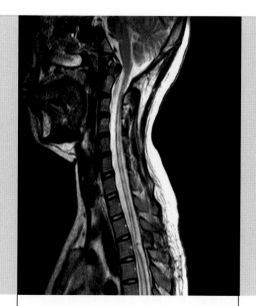

图 3-1-1-5   术后磁共振(MRI)示引流管位置良好

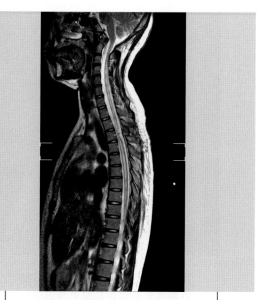

图 3-1-1-6   术后磁共振(MRI)示脊髓空洞较术前缩小

【经验与体会】

该病例曾以小脑扁桃体下疝脊髓空洞在外院行枕下减压手术。术后脊髓空洞无明显变化,分析第一次手术前后磁共振(MRI)和磁共振(MRI)脑脊液电影检查,患者枕大孔区脑脊液循环在手术前后都是通畅的,这说明脊髓空洞的形成与枕大孔区脑脊液循环关系不大,患者同时存在斜坡椎管角较小和齿状突上移,但是从术后 CT 看不到明显的寰枢椎不稳,由于寰椎后弓在第一次手术时已咬除,给影像诊断颅底凹陷带来困难。但至少可以通过 CT 判断患者也不存在明显的寰枕畸形与枕颈不稳。

从以上分析来看,首先可以肯定脊髓空洞与枕大孔脑脊液循环关系不大。虽然颅底凹陷似乎存在,但没有明确的诊断标准,不存在寰枢椎脱位,也就排除了寰枢椎脱位造成脊髓空洞的原因。另外,结合患者的症状和神经查体,也排除了任何脑干受压和枕颈不稳的可能症状。锁定目前症状主要与脊髓空洞有关,那么如何处理脊髓空洞就成了治疗的关键。

脊髓空洞的形成有很多原因,其中有一种脊髓空洞,找不到任何明显的形成原因,排除了 Chiari 畸形、颅底凹陷、外伤、粘连、炎症、脊柱侧弯等其他可能原因,则称其为特发性或自发性脊髓空洞。这种脊髓空洞多为长节段的全脊髓空洞,往往空洞张力比较高,在这种情况下,通过分流手术将脊髓空洞内的脑脊液引流出来,随着脊髓张力的下降和脊髓空洞减小,患者的脊髓神经功能可得到缓解或稳定。常用的脊髓空洞分流手术有以下三种:①脊髓空洞 - 蛛网膜下腔分流术;②脊髓空洞 - 腹腔分流术;③脊髓空洞 - 胸腔分流术。从我们临床使用的经验来看,①脊髓空洞 - 蛛网膜下腔分流后,由于脊髓空洞和蛛网膜下腔之间不存在压力梯度,所以引流效果不一定好,且很容易出现引流管移位和局部粘连及瘢痕形成等并发症。②脊髓空洞 - 腹腔分流手术存在压力梯度,但由于分流管很细,引流量小,在腹腔很容易被大网膜包裹而失效,导致分流失败。③脊髓空洞 - 胸腔分流手术,利用呼吸时胸腔压力梯度的变化,脊髓空洞与胸腔有 5cm 水柱的压力梯度,正好可以完成空洞内持续间断的引流,既不容易堵管,又可适当控制引流量。

本例患者原枕下减压无效后,我们以特发性脊髓空洞为诊断,选择 T_{2-3} 间隙行脊髓空洞 - 胸腔分流手术,术后 MRI 显示全脊髓空洞张力均匀下降,脊髓空洞明显减小,取得较好的治疗效果。

二、特发性脊髓空洞

【病例 3-1-2 摘要】

患者中年男性,3 年前无明显诱因感左大腿酸胀、麻木,持续数十分钟,休息后可缓解。此后类似症状每日出现,无疼痛,无肢体活动障碍。患者于当地医院检查按腰椎间盘突出行保守治疗,症状无缓解。此后麻木范围逐渐扩大至双下肢,左侧为著,同时感腰部酸胀,左大腿上抬无力。于当地医院检查考虑胸段脊髓空洞。2 年前于北京某医院行相关检查考虑椎管内占位可能,完善术前检查后行背部后正中入路椎管内病变探查术,术中未见明确占位性病变。1 年前,患者逐渐感左大腿无力加重,表现为上楼梯吃力,左大腿肌肉萎缩,同时感到小便困难,遂为进一步治疗来我院门诊就诊,以"脊髓空洞"收入我科。

【病例 3-1-2 资料】

(一) 病史

患者男性,45 岁,主因左大腿酸胀麻木 3 年,加重伴左下肢无力 1 年入院。

(二) 查体

一般状况可,心肺肝脾未见异常。双侧瞳孔等大等圆,光反射灵敏。面纹对称,伸舌居中。脊柱生理曲度存在,背部可见手术瘢痕。颈椎,腰椎生理活动正常。左下肢远端肌力Ⅳ级,余肢体肌力正常,肌张力不高,双侧 T_8 神经支配区以下痛触觉减退,左侧膝腱反射减弱,病理征未引出。

(三) 辅助检查

术前磁共振(MRI)示:T_{1-11} 髓内可见条带状长 T_1 长 T_2 信号影(图 3-1-2-1)。椎管有效前后径在正常范围,椎管内未见占位征象。颈椎生理曲度变直。C_{4-5}、C_{5-6} 椎间盘略后突,硬膜囊前缘受压。C_{3-5} 椎体边缘变尖。颈椎间盘 T_2 信号减低。T_{7-8} 椎板不连续,脊椎后软组织信号欠均匀。增强扫描后,下胸髓表面斑点状轻强化影(图 3-1-2-2)。

(四) 术前诊断

特发性脊髓空洞。

【术前讨论及临床决策】

(一) 手术指征

1. 患者慢性起病,左大腿酸胀麻木 3 年,加重伴左下肢无力 1 年,严重影响生活质量。

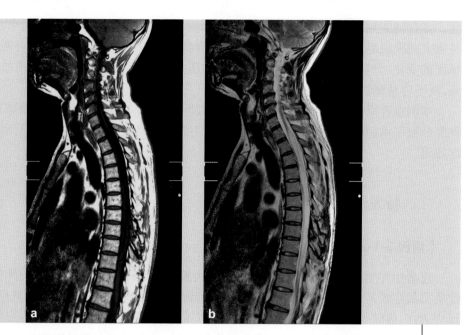

图 3-1-2-1　术前磁共振（MRI）示 T_{1-11} 脊髓空洞

a. T_1 像；b. T_2 像

2. 依据术前影像学检查,脊髓空洞诊断明确,患者否认脊髓炎症、脑膜炎、脊柱外伤等病史,考虑单纯性脊髓空洞症。

3. 鉴于存在肢体麻木及疼痛症状,且呈进行性加重,伴肢体无力,影像学检查示脊髓空洞较前增大明显,手术指征明确,可行脊髓空洞 - 胸腔分流术。

4. 根据脊髓空洞影像学特点,T_{1-2} 节段空洞直径较大,因此定于该节段未为分流处。

（二）临床决策

拟行脊髓空洞 - 胸腔分流术。

【治疗过程】

（一）手术过程

患者取左侧卧位,选取 T_{1-2} 节段

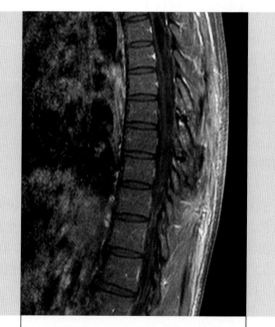

图 3-1-2-2　术前磁共振（MRI）强化示下胸髓表面斑点状轻强化影

为背部手术切口,逐层切开皮肤、皮下组织、肌肉,向两侧牵开,暴露 T_{1-2} 棘突,咬开 T_{1-2} 间椎板及黄韧带,暴露硬膜,沿正中剪开硬膜,见无色清亮脑脊液流出,后正中沟劈开脊髓,将 T 形引流管置入空洞腔内。严密缝合硬膜。仔细止血后,逐层缝合肌肉、皮下组织、皮肤。空洞端引流管可见淡红色液体滴出。右侧腋后线 8、9 肋间为胸部切口,沿肋间切开皮肤、皮下组织,通条建立切口间皮下通道,连接口两端分别连接胸腔端及空洞端分流管。分开肋间肌,切开两层胸膜后,见肺组织与胸膜粘连紧密。仔细分离后,将胸腔端分流管置入约 15cm,此时麻醉师膨肺,排出胸膜腔内空气,庆大霉素盐水冲洗胸腔后,逐层缝合胸膜、肌肉、皮下组织、皮肤。

(二)术后恢复情况

术后复查磁共振(MRI)示脊髓空洞较术前有所缩小(图 3-1-2-3),分流管位置良好(图 3-1-2-4)。患者四肢活动良好,自诉左大腿酸胀麻木较术前有所减轻,左腿肌力约Ⅳ + 级。

【经验与体会】

脊髓空洞症是一种多种原因都可以引起的、缓慢进展的脊髓神经损害性疾病,以脊髓内空洞形成、扩展为主要病理特征。典型表现为节段性分布的分离性感觉障碍、肌肉萎缩和神经营养障碍等,临床上并不少见。大约 80% 的脊髓空洞症合并小脑扁桃体下疝畸形,治疗上以枕下减压为主;单纯性脊髓空洞症,一般合并脊髓炎症、脑膜炎、脊柱侧弯、脊柱外伤等,特发性脊髓空洞症致病原因不明,对于该类脊髓空洞症,均行脊髓空洞 - 胸腔分流术。随着磁共振(MRI)的普及,本病诊断变得容易,磁共振(MRI)表现脊髓中央管扩张,脊髓内呈长

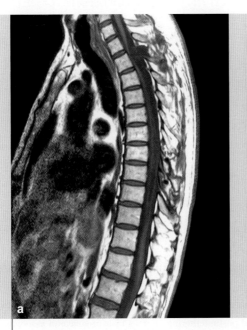 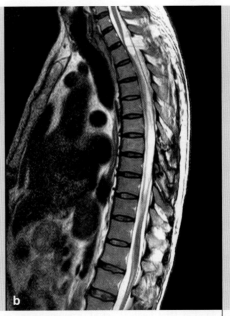

图 3-1-2-3　术后磁共振(MRI)示脊髓空洞较术前有所缩小

a. T_1 像;b. T_2 像

T_1、长 T_2 信号,有时需行增强除外肿瘤病变。

对于单纯性脊髓空洞症,主要原因包括:特发性、炎症性、外伤性及脊柱侧弯等,治疗方法主要是脊髓空洞 - 胸腔分流术,该术式取代以前的去椎板脊髓空洞减压术,脊髓空洞 - 蛛网膜下腔分流术,脊髓空洞 - 腹腔分流术,脊髓空洞 - 枕大池分流术等,主要原因是胸腔内是负压环境,可提供分流"泵"的抽吸作用,达到缩小脊髓空洞的目的,减轻脊髓受压。

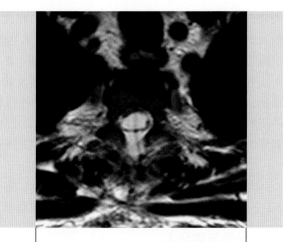

图 3-1-2-4　术后磁共振(MRI)轴位,可见 T 形管位置良好

治疗方式主要有:

1. 脊髓空洞 - 蛛网膜下腔分流术　鉴于蛛网膜下腔和脊髓空洞内测压发现空洞内压力较蛛网膜下腔平均低 21.7mmH$_2$O,故本方案疗效欠佳。

2. 脊髓空洞 - 腹腔分流术　鉴于腹腔压力易受腹腔内压力变化或腹肌运动影响,其压力难以持久恒定,引流管腹腔端堵塞的发病率较高,故分流效果难以肯定。

3. 脊髓空洞 - 胸腔分流术　胸腔内压力相对恒定,随呼吸波动在 $-5\sim-8$mmH$_2$O 之间,且胸膜腔的负压状态对空洞内液体具有一定抽吸作用,可保证引流的通畅性及稳定性,因此脊髓空洞 - 胸腔分流术疗效优于腹腔分流术。

手术一般选取空洞直径最大处,通常在 T$_{2-4}$ 水平,采用间断半椎板入路,保留上下棘突,沿中线或偏一侧剪开硬脊膜,在空洞最饱满处切开脊髓,一般为后正中沟及神经后根入髓区,分离空洞内粘连,置入分流管 T 形端。胸腔端位于右侧腋后线平行第 8、9 肋间隙,打开胸膜腔,置入分流管胸腔端,一般长约 15~20cm,后给予膨肺,以排出胸膜腔内空气。术后脊髓空洞一般均能明显缩小,临床症状特别是肢体感觉和部分运动功能可明显改善。

参 考 文 献

[1] Fan T, Zhao X, Zhao H, et al. Treatment of selected syringomyelias with syringo-pleural shunt: the experience with a consecutive 26 cases. Clin Neurol Neurosurg, 2015, 137: 50-56.

[2] 尚国松, 范涛. 磁共振相位对比电影法在脑脊液流体动力学领域的研究现状. 中华脑科疾病与康复杂志: 电子版, 2013, 3(2): 62-64.

[3] Tsitouras V, Sgouros S. Syringomyelia and tethered cord in children. Childs Nerv Syst, 2013, 29(9): 1625-1634.

[4] Lee JY, Phi JH, Cheon JE, et al. Preuntethering and postuntethering courses of syringomyelia associated with tethered spinal cord. Neurosurg, 2012, 71(1): 23-29.

[5] 许建强, 栾文忠. 脊髓空洞症的分类及手术治疗. 中国临床神经外科杂志, 2012, 17(9): 574-576.

[6] 高永中, 李维平, 蒋太鹏, 等. 脊髓空洞内外压力测定及空洞 - 腹腔分流术后长期随访研究. 中华神经医学杂志, 2006, 5(4): 394-397.

第二节　外伤性脊髓空洞

一、外伤性脊髓空洞

【病例 3-2-1 摘要】

患者中年男性,10 年前于 3 层楼摔下,碰伤背部,伤后逐渐出现右侧颈肩部麻木感,麻木范围逐渐扩大至右侧躯体,持续存在,就诊于当地医院考虑为 T_{10} 椎体压缩骨折,行胸椎压缩骨折减压、固定术,术后患者症状无明显缓解及加重。9 年前患者感右手手指无力,再次行减压手术,手部症状有所缓解。2 年前患者逐渐感左下肢麻木感,同时出现步态不稳,右下肢无力,行磁共振(MRI)检查示 C_1-T_{12} 脊髓空洞。为进一步治疗就诊我院,以"脊髓空洞"收入我科。

【病例 3-2-1 资料】

(一)病史

患者中年男性,44 岁,右侧躯体麻木,胸椎压缩骨折术后 10 年,加重伴步态不稳 2 年。

(二)查体

一般状况可,神清语利,双侧瞳孔等大等圆,光反射灵敏。面纹对称,伸舌居中,颈软,右下肢远端肌力Ⅳ+ 级,余肢体肌力正常,肌张力正常,右侧躯体浅感觉减弱,病理征阴性。

(三)辅助检查

术前磁共振(MRI):颈椎序列整齐,生理曲度变直,诸椎体及附件大小、形态及信号未见改变,椎间盘 T_2 像信号降低,未见明显突出征象,硬膜囊及双侧神经根无受压变形,椎管无狭窄,C_1 以下水平脊髓略增粗,髓内见片长 T_1、长 T_2 信号,脊髓受压变薄,椎旁软组织未见信号改变(图 3-2-1-1)。T_{9-11} 水平呈术后改变,脊柱后突,椎体内见固定器影,椎体棘突形态不自然;椎体边角变尖,椎间盘 T_2 像信号无降低,未见明显突出征象,硬膜囊及双侧神经根无受压变形,椎管无狭窄(图 3-2-1-2),脊髓空洞明显(图 3-2-1-3),T_{12} 以上水平略增粗,髓内见片长 T_1、长 T_2 信号,脊髓受压变薄,脊髓圆锥、马尾终丝形态、大小及信号亦无改变。

(四)术前诊断

脊髓空洞、胸椎压缩骨折术后。

【术前讨论及临床决策】

(一)手术指征

1. 患者外伤、手术史明确,术后逐渐出现下肢麻木、无力,伴步态不稳,近 2 年呈进行性加重,严重影响生活质量。

2. 结合影像学资料,脊髓空洞诊断明确。

3. 患者既往腰背部外伤史,且多次行手术治疗,可由于脊髓创伤后硬膜下组织粘连所

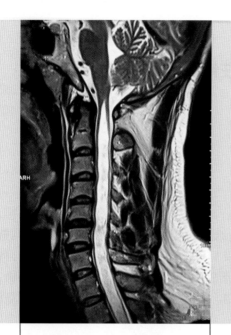

图 3-2-1-1　术前颈段磁共振(MRI)示 C_1 以下水平脊髓空洞

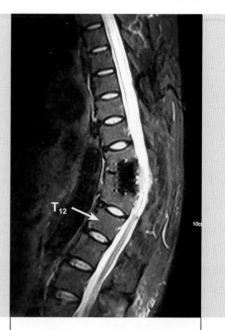

图 3-2-1-2　术前胸段磁共振(MRI)示 T_{9-11} 水平脊柱后凸,椎体内见固定器影

致,从而缓慢形成脊髓空洞。

4. 综合患者症状及影像学检查,手术指征明确,可行脊髓空洞-胸腔分流术。

5. 根据脊髓空洞影像学特点,T_{1-2} 节段空洞直径较大,遂定于该节段为分流处。

（二）临床决策

拟行脊髓空洞-胸腔分流术。

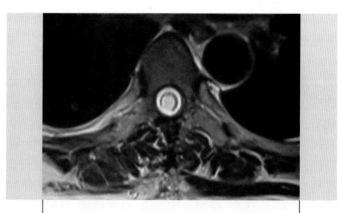

图 3-2-1-3　术前磁共振(MRI)示脊髓空洞明显

【治疗过程】

（一）手术过程

患者左侧卧位,取胸背部直切口长约 7cm,取第 9 肋间斜行切口长约 4cm。首先逐层切开背部皮肤、皮下,分离两侧肌肉,向两侧牵开皮肤肌瓣,显露局部棘突及椎板,暴露 T_{1-2} 椎间隙,椎板咬骨钳扩大骨窗,显露局部硬脊膜,硬脊膜张力稍高,两侧悬吊后,正中剪开硬脊膜,向两侧牵开,脊髓外形膨隆,血管分布正常,沿后正中线切开脊髓实质,见中央空洞形成,于其内放置分流管 T 形端,可吸收缝合线闭合脊髓空洞,逐层缝合硬脊膜、肌肉及筋膜。通条建立切口间皮下通道,引出分流管,分离肋间肌肉暴露胸膜壁层,剪开胸膜后,于胸膜腔内放置分流管胸

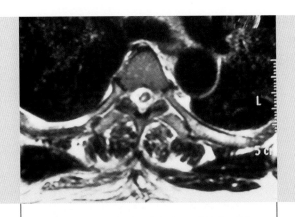

图 3-2-1-4 术后磁共振(MRI)轴位可见
脊髓空洞明显缩小

腔端,脑脊液流出通畅,置入长度约 15cm,逐层缝合关闭切口。

(二)术后恢复情况

术后复查磁共振(MRI)示脊髓空洞较术前有所缩小(图 3-2-1-4),分流管位置良好(图 3-2-1-5)。患者自诉下肢麻木较术前有所减轻,右下肢肌力提高,约Ⅴ-级。

【经验与体会】

外伤性脊髓空洞与脊髓损伤后的陈旧出血和局部粘连有关,另外脊柱外伤后的脊柱畸形本身也可由于椎管内脑脊液动力学的改变,而形成脊髓空洞。该例患者分流手术部位(T_{10-11})脊柱有成角后凸畸形,但局部已形成坚强的骨性融合,10 年前的脊柱外伤后减压手术情况也不详细,从局部看,不除外有硬脊膜和脊髓损伤,这样局部粘连会很严重,翻修和纠正脊柱后凸畸形风险会很大。从患者的临床症状来看,主要是脊髓空洞和脊髓萎缩的症状。在这种情况下选择脊髓空洞 - 胸腔分流手术是个比较安全可靠的方法。

通过脊髓空洞 - 胸腔分流手术使脊髓空洞张力下降,患者的临床症状也有一定的改善。

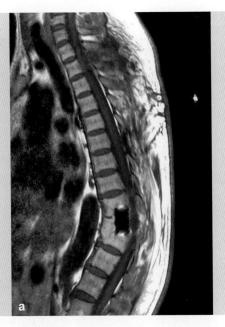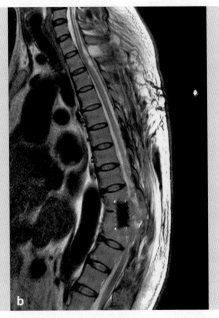

图 3-2-1-5 术后磁共振(MRI)示脊髓空洞较术前缩小,引流管位置良好

a. T_1 像;b. T_2 像

需要提出的是,脊髓空洞时间越长,脊髓的萎缩也严重,即使空洞张力降低了,脊髓功能的恢复也是有限的。通常情况下,病史越长、症状越重,脊髓空洞 - 胸腔分流的治疗效果也就越有限,要慎重选择并与患者家属交代病情。

二、外伤性脊髓空洞

【病例 3-2-2 摘要】

患者中年男性,8 年前咳嗽后出现左侧腰部表浅部位疼痛,性质呈胀痛,不伴有恶心、呕吐等症状,就诊于当地医院,诊断为"脱髓鞘病变",给予输液治疗(具体不详),效果不明显,后疼痛症状逐渐加重,且疼痛范围向躯体上部发展,后就诊于多家医院,行磁共振(MRI)检查,提示脊髓空洞,给予药物治疗,无明显缓解。现患者左侧躯体及左侧头面部出现胀痛、麻木,为求进一步诊治就诊于我院,遂以"脊髓空洞"收入我科。

【病例 3-2-2 资料】

(一)病史

患者中年男性,57 岁,主因进行性左侧躯体胀痛、麻木 8 年入院。既往 30 年前腰背部外伤、手术史,未留明显后遗症。

(二)查体

患者坐轮椅入病房,神清语利,查体合作,双侧瞳孔等大等圆,直径 2.5mm,对光反射灵敏,眼球活动自如,粗测视力视野正常,双侧额纹对称,无面瘫,无吞咽困难、饮水呛咳,腭垂右偏,咽反射可引出,伸舌居中、无偏斜,颈软,腰背部手术愈合瘢痕,双下肢肌肉萎缩,双足肿胀;左侧躯体痛温觉减退,触觉存在,右侧躯体感觉正常,自两侧髂前上棘连线以下深浅感觉消失,腹壁反射减退,右上肢肌力 V 级,左上肢肌力 IV 级,肌张力不高,双下肢肌力 0 级,两侧上肢腱反射(-),右侧膝腱反射稍亢进,余下肢腱反射(-),右侧踝阵挛(+),左侧(-),双侧巴宾斯基征(+)。

(三)辅助检查

术前磁共振(MRI)示:C_2-T_{12} 段脊髓中央管显著扩张(图 3-2-2-4a)。

术前 CT 示脊柱以 T_{11-12} 椎间隙为中心向右后成角,相应椎间隙变窄,T_{12} 椎体呈楔形变,T_{12} 附件骨质结构不规则,骨质欠连续性,局部椎管前后径变窄,余颈胸段及腰段椎管前后径在正常范围(图 3-2-2-1)。

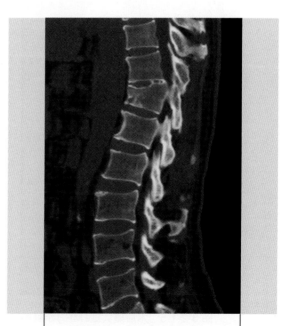

图 3-2-2-1　术前 CT 示 T_{11-12} 椎体外伤后表现

（四）术前诊断

脊髓空洞、脊髓损伤术后。

【术前讨论及临床决策】

（一）手术指征

1. 患者慢性起病，进行性左侧躯体胀痛、麻木 8 年，严重影响生活质量。

2. 结合影像学资料，脊髓空洞诊断明确。

3. 患者既往 30 年前腰背部外伤史，可由于脊髓创伤后粘连，从而形成脊髓空洞。

4. 患者存在左侧肢体麻木及痛温觉障碍，且呈进行性加重，伴肢体无力，影像学检查示脊髓空洞较大，存在手术指征，可行脊髓空洞 - 胸腔分流术。

5. 根据脊髓空洞影像学特点，T_{1-2} 节段空洞直径较大，定于该节段末为分流处。

（二）临床决策

拟行脊髓空洞 - 胸腔分流术。

【治疗过程】

（一）手术过程

患者取左侧卧位，选取 T_{1-2} 节段为背部手术切口，暴露 T_{1-2} 棘突，咬开 T_{1-2} 间椎板及黄韧带，暴露硬膜，沿正中剪开硬膜后可见膨隆脊髓（图 3-2-2-2），后正中沟劈开脊髓，将 T 形引流管置入空洞腔内（图 3-2-2-3），严密缝合硬膜，逐层缝合肌肉、皮肤。空洞端引流管可见淡红色液体流出。右侧腋后线第 8、9 肋间为胸部切口，沿肋间切开皮肤，皮下组织，通条建立切口间皮下通道，连接口两端分别连接胸腔端及空洞端分流管，分开肋间肌，切开两层胸膜后，将胸腔端分流管置入，膨肺排出胸膜腔内空气后逐层缝合。

（二）术后恢复情况

术后 1 周复查磁共振（MRI）示脊髓空洞较术前有所缩小，分流管位置良好（图 3-2-2-4b）。患者四肢活动良好，诉左侧肢体疼痛、麻木较术前有所减轻。术后半年随访患者左侧肢体疼

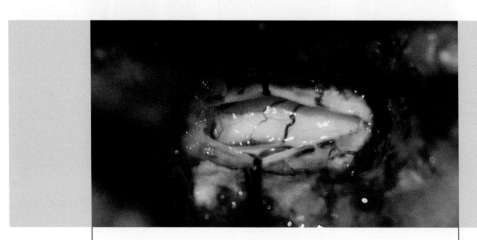

图 3-2-2-2　术中剪开硬膜后暴露膨隆脊髓

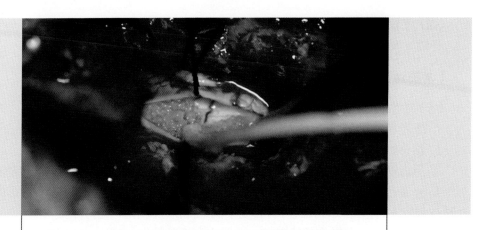

图 3-2-2-3　后正中沟切开脊髓,将 T 形引流管置入空洞腔内

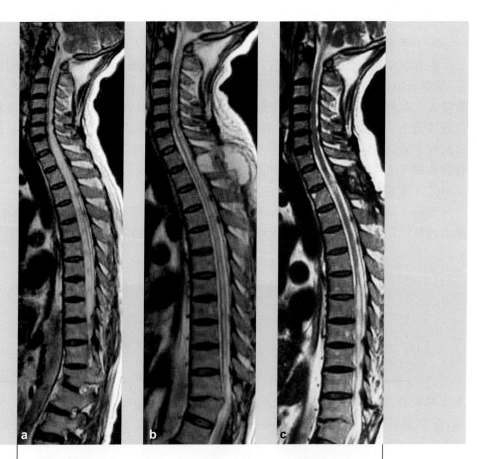

图 3-2-2-4　术前、术后 1 周、术后半年磁共振(MRI)对比,脊髓空洞逐渐缩小

a. 术前;b. 术后 1 周;c. 术后半年

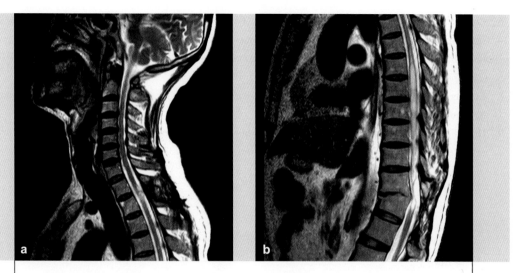

图 3-2-2-5 术后半年复查磁共振(MRI)示脊髓空洞进一步缩小,引流管位置良好

a. 颈段;b. 胸段

痛、麻木基本缓解,复查磁共振(MRI)示脊髓空洞进一步缩小(图 3-2-2-4c、图 3-2-2-5)。

【经验与体会】

本病以全脊髓空洞收住院,8 年前曾以脊髓脱髓鞘变行内科药治疗,30 年前有脊柱外伤史,此次发现的脊髓空洞与上两次病史是否有关,还很难确定。但目前所表现的躯干部疼痛和麻木等感觉障碍与脊髓空洞密切相关。所以,我们针对性选择脊髓空洞 - 胸腔分流手术。图 3-2-2-2 明确显示了脊髓后正中沟切开的部位和脊髓端分流管的放置和固定部位(图 3-2-2-3)。如果病例选择恰当,脊髓空洞 - 胸腔分流手术对许多难治性脊髓空洞可获得明确治疗效果。

参 考 文 献

[1] 侯哲,范涛,赵新岗,等. 脊髓蛛网膜炎合并脊髓空洞的显微手术治疗. 中国微侵袭神经外科杂志,2013,18(11):490-492.

[2] Fan T,Zhao X,Zhao H,et al. Treatment of selected syringomyelias with syringo-pleural shunt:the experience with a consecutive 26 cases. Clin Neurol Neurosurg,2015,137:50-56.

[3] 尚国松,范涛. 磁共振相位对比电影法在脑脊液流体动力学领域的研究现状. 中华脑科疾病与康复杂志:电子版,2013,3(2):62-64.

[4] 周静,郭玉慧. 蛛网膜下腔—蛛网膜下腔旁路:一项治疗外伤后脊髓空洞症的新技术. 中国微侵袭神经外科杂志,2013,(11):505.

[5] 韩波,袁葛,王贵怀. 脊髓空洞腹腔分流术治疗外伤后脊髓空洞症(附 8 例报告). 临床神经外科杂志,2013,10(5):266-268.

[6] Cheng S, Stoodley MA, Wong J, et al. The presence of arachnoiditis affects the characteristics of CSF flow in the spinal subarachnoid space: a modelling study. J Biomech, 2012, 45 (7): 1186-1191.

[7] Bonfield CM, Levi AD, Arnold PM, et al. Surgical management of post-traumatic syringomyelia. Spine, 2010, 35 (21 Suppl): S245-258.

[8] Eneling J, Boström S, Rossitti S. Subarachnoid Hemorrhage-associated Arachnoiditis and Syringomyelia. Clin Neuroradiol, 2012, 22 (2): 169-173.

[9] Hirai T, Kato T, Kawabata S, et al. Adhensive arachnoiditis with extensive syringomyelia and giant arachnoid cyst after spinal and epidural anesthesia: a case report. Spine, 2012, 37 (3): 195-198.

第四章

脊柱退行性疾病

第一节　颈椎病、椎管狭窄

一、颈椎间盘突出（C_{3-4}、C_{4-5}、C_{5-6}）

【病例 4-1-1 摘要】

患者青年男性，主因双上肢麻木，双下肢无力伴步态不稳 1 年入院。患者无明显肢体放射状疼痛，无大小便功能障碍。近 1 年行保守治疗无效，双下肢无力症状呈进行性加重。颈椎 X 线及磁共振（MRI）示颈椎曲度变直，轻度后凸，C_{3-4}、C_{4-5}、C_{5-6} 椎间盘突出，后方脊髓受压，患者为求进一步治疗来我院就诊，以"颈椎间盘突出"收入院。

【病例 4-1-1 资料】

（一）病史

患者青年男性，26 岁，主因双上肢麻木，双下肢无力步态不稳 1 年入院。

（二）查体

神清，双瞳孔等大等圆，对光反射灵敏，颈软，双肺呼吸音清，四肢浅感觉减退，双上肢肌力 V 级，双下肢肌力 IV 级，双侧 Hoffmann 征阴性，病理征阴性。

（三）辅助检查

影像学检查发现颈椎曲度变直，轻度后凸（图 4-1-1-1），C_{3-4}、C_{4-5}、C_{5-6} 椎间盘突出，后方脊髓受压（图 4-1-1-2）。

（四）术前诊断

颈椎病、颈椎间盘突出（C_{3-4}、C_{4-5}、C_{5-6}）。

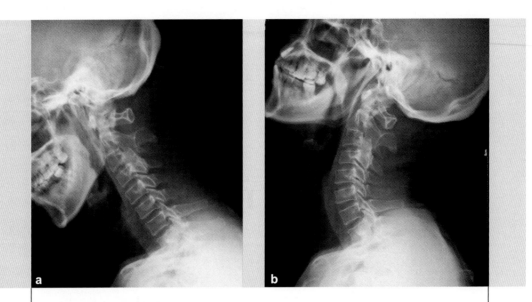

图 4-1-1-1　术前颈椎 X 线片

a. 过屈位;b. 过伸位

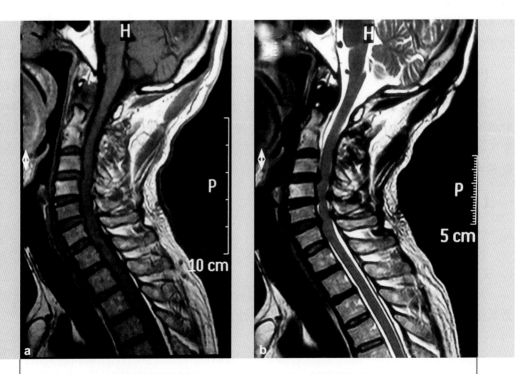

图 4-1-1-2　术前颈椎磁共振(MRI)示 C_{3-4}、C_{4-5}、C_{5-6} 椎间盘突出

a. T_1 像;b. T_2 像

【术前讨论及临床决策】

（一）手术指征

1. 患者出现双上肢麻木、双下肢无力伴步态不稳症状。

2. 术前颈椎磁共振（MRI）示 C_{3-4}、C_{4-5}、C_{5-6} 椎间盘突出，对脊髓造成压迫，需前方行间盘切除减压。

3. 术前过伸、过屈位 X 线片可见颈椎存在不稳定因素，因此减压后需行固定术。

4. 鉴于患者为相邻节段病变，需固定节段长，前路钛板固定不适合，因此选用了桥式固定融合器，可做较长节段的椎体固定融合。

（二）临床决策

采取颈前路 C_{3-4}、C_{4-5}、C_{5-6} 椎间盘摘除椎间固定融合术。

【治疗过程】

（一）手术过程

患者取仰卧位，双肩部垫高，头后仰约 30°，取右侧颈前横切口长约 7cm，常规颈前右侧手术入路显露 C_{3-4}、C_{4-5}、C_{5-6} 椎间隙，C 形臂机下确定椎间隙（图 4-1-1-3），在 C_3、C_4 椎体上置椎体牵开器螺钉，将 C_{3-4} 椎间隙撑开。置手术显微镜，镜下用髓核钳分块咬除 C_{3-4} 椎间隙纤维环及髓核，至椎体后缘，椎体后缘骨质增生，髓核向后突出，压迫硬膜囊，予清除后纵韧带、突出的髓核及增生的骨质，可见硬膜囊膨起，硬膜囊及神经根减压充分，吸收性明胶海绵压迫止血，生理盐水冲洗清亮，硬膜表面铺吸收性明胶海绵并行防粘连处理。用刮匙分别刮上下终板暴露骨质后，量取合适的颈椎融合器，内置人工骨，将融合器置于 C_{3-4} 椎间隙内，松开椎体牵开器，位置满意后，使用融合器固定夹，分别固定于 C_3 及 C_4 椎体内。同方法处理 C_{4-5}、C_{5-6} 椎间隙。

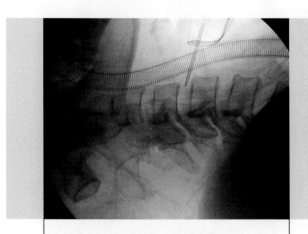

图 4-1-1-3　术中 C 形臂机定位

（二）术后恢复情况

术后患者双下肢力量有所恢复，复查 CT 示椎间融合器位置良好（图 4-1-1-4），术后磁共振（MRI）示颈椎生理曲度良好，脊髓前方压迫解除（图 4-1-1-5）。出院后 3 个月步行来院复查，四肢麻木无力感消失，行走正常。

【经验与体会】

脊髓型颈椎病虽少见，但症状严重，且多以隐性侵袭的形式发展，易误诊为其他疾患而延误治疗时机，因此其在诸型中处于重要地位。由于其主要压迫或刺激脊髓及伴行血管而出现脊髓神经的感觉、运动、反射与排便功能障碍,故称之为脊髓型颈椎病。

(一)脊髓型颈椎病的症状

1. 锥体束征为脊髓型颈椎病的主要特点,由于致压物对锥体束(皮质脊髓束)的直接压迫或局部血供减少所致,临床上多先从下肢无力,双腿发紧及抬步沉重感等开始,渐而出现足踏棉花,抬步打漂,跛行,易跪倒,足尖不能离地,步态拙笨及束胸感等症状,检查时可发现反射亢进,踝阵挛、髌阵挛及肌肉萎缩等典型的锥体束症状,腹壁反射及提睾反射大多减退或消失,手

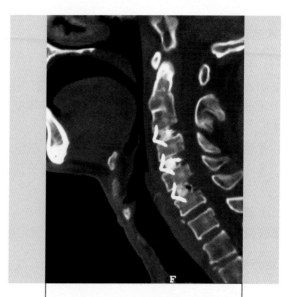

图 4-1-1-4　术后颈椎 CT 示椎间融合器位置良好

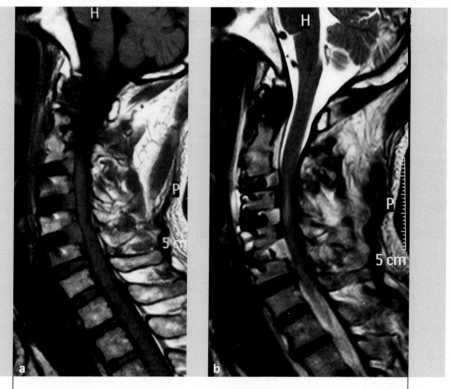

图 4-1-1-5　术后颈椎磁共振(MRI)示脊髓前方压迫解除

a. T_1 像;b. T_2 像

部持物易坠落,最后呈现为痉挛性瘫痪。

2. 肢体麻木主要是由于脊髓丘脑束同时受累所致,该束纤维排列顺序与前者相似,自内向外为颈、上肢、胸、腰、下肢和骶部的神经纤维,因此,其出现症状的部位及分型与前者相一致。在脊髓丘脑束内的痛、温觉纤维与触觉纤维分布不同,因而受压迫的程度亦有所差异,即痛、温觉障碍明显,而触觉可能完全正常,此种分离性感觉障碍,易与脊髓空洞症相混淆,临床上应注意鉴别。

3. 反射障碍

(1) 生理反射异常:视病变波及脊髓的节段不同,各生理反射出现相应的改变,包括上肢的肱二头肌反射、肱三头肌反射和桡骨骨膜反射,以及下肢的膝跳反射和跟腱反射,多为亢进或活跃,此外,腹壁反射、提睾反射和肛门反射可减弱或消失。

(2) 出现病理反射:以 Hoffmann 征及掌颏反射出现的阳性率为最高;病程后期,踝阵挛、髌阵挛及巴宾斯基征等均可出现。

4. 自主神经症状临床上并非少见,可涉及全身各系统,其中以胃肠道、心血管及泌尿系统为多见,且许多患者是在减压术后症状获得改善时,才追忆可能系颈椎病所致,可见术前如不详细询问,常常难以发现。

5. 排便、排尿功能障碍多在后期出现,起初以尿急,膀胱排空不良,尿频及便秘为多见,渐而引起尿潴留或大小便失禁。

6. 屈颈试验此种类型最怕屈颈动作,如突然将头颈前屈,由于椎管内有效间隙突然减小,致使脊髓处于容易遭受激惹的敏感状态,在患有脊髓型颈椎病者,其双下肢或四肢可有触电样感觉,此主要是由于在前屈情况下,不仅椎管容积缩小,且椎管前方的骨性或软骨性致压物可直接撞击脊髓及其血管,与此同时,硬膜囊后壁向前方形成的应力亦加重了对脊髓的压迫。

(二) 脊髓型颈椎病的分型

锥体束在髓内的排列顺序,从内及外依序为颈、上肢、胸、腰、下肢及骶部的神经纤维,视其受累的部位不同,可将脊髓型颈椎病分为以下三种类型:①中央型(上肢型):是锥体束深部先被累及,因该神经纤维束靠近中央管处,故又称为中央型,症状先从上肢开始,之后方波及下肢,其病理改变主要是由于沟动脉受压或遭受刺激所致,如一侧受压,表现为一侧症状;双侧受压,则出现双侧症状。②周围型(下肢型):指压力先作用于锥体束表面,使下肢先出现症状,当压力持续增加波及深部纤维时,则症状延及上肢,但其程度仍以下肢为重,其发生机制主要是椎管前方骨赘或脱出的髓核对硬膜囊前壁直接压迫的结果。③前中央血管型(四肢型):即上、下肢同时发病者,主要是由于脊髓前中央动脉受累所引起,通过影响该血管的支配区造成脊髓前部缺血而产生症状,本型的特点是起病快,经治疗痊愈亦快。

(三) 脊髓型颈椎病的治疗

1. 非手术疗法仍为本型的基本疗法,尤其是在早期的中央型(上肢型)及前中央血管型(四肢型)患者,约近半数病例可获得较明显的疗效。但在进行中应密切观察病情,切忌任何粗暴的操作及手法。一旦病情加剧,应及早手术,以防引起脊髓变性。

2. 手术疗法适应证包括:①急性进行性颈脊髓受压症状明显,经临床检查或其他特种检查(MRI、CT 检查等)证实者,应尽快手术。②病程较长,症状持续加重而又诊断明确者。③脊髓受压症状虽为中度或轻度,但经非手术疗法治疗 1~2 个疗程以上无改善而又影响工作者。

本病例考虑为典型的脊髓型颈椎病的周围型,以双下肢无力及肢体麻木为主要症状,经保守治疗无效,且双下肢无力症状呈进行性加重,结合影像学检查示:颈椎病、多节段椎间盘突出,脊髓受压,前方突出椎间盘造成压迫明显,可行前方椎间盘切除减压,综合过伸过屈位X线片检查,可见颈椎存在不稳定因素,因此减压后需行固定术,以保证脊柱稳定,但患者为多节段病变,需固定节段较长(C_{3-6}),前路使用钛笼植入和钉板固定的前路颈椎体切除固定融合术(ACCF)术式,存在融合节段过长,而可能出现钛笼塌陷和固定失败的风险比较大。如果采用传统 C_{3-4},C_{4-5},C_{5-6} 融合器植入和钉板固定,可增加每个节段的融合率与稳定性,并且 ACDF 在纠正颈椎生理曲度方面更有优势,但是 ACDF 要求每一个间隙的减压都要充分到位,否则任何一个节段的疏忽,将使所有其他节段的减压前功尽弃,直接影响手术治疗效果。本病例我们分析选用了桥式插片融合器,它具备了 ACDF 的大部分优点,既可保证植入后的即时稳定性,又能促进融合,并能很好地重建并维持椎间高度和颈椎的生理弯曲,对减压程度的要求同 ACDF。使用桥式插片融合器有别于传统 ACDF 最大的优点是避免了钛板和螺钉植入,消除了植入钛板和螺钉对食管、气管和周围软组织的挤压。但使用这种零切迹桥式插片融合器很难纠正颈椎生理曲度,所以,当颈椎生理曲度不良或已经出现颈椎后凸畸形时,不适合使用桥式插片融合器。

二、颈椎间盘突出(C_{5-6})

【病例 4-1-2 摘要】

患者中年女性,颈肩部疼痛十余年,1 天前颈部意外受伤,后出现双上肢无力,无明显过电样疼痛,下肢活动良好,无二便功能障碍。影像学检查示 C_{5-6} 椎间盘突出,向后压迫颈髓。患者为进一步治疗来我院就诊,门诊以"颈椎间盘突出"收入院。

【病例 4-1-2 资料】

(一)病史

患者中年女性,47 岁,颈肩痛 10 年,颈部外伤后双上肢无力 1 天。

(二)查体

神清可语,双上肢浅感觉减退,双上肢肌力Ⅲ级,双下肢肌力Ⅴ级,双下肢感觉正常,双侧 Hoffmann 征阴性。

(三)辅助检查

颈椎磁共振(MRI)示 C_{5-6} 椎间盘突出,向后压迫颈髓(图 4-1-2-1)。

(四)术前诊断

颈椎病、颈椎间盘突出(C_{5-6})。

【术前讨论及临床决策】

(一)手术指征

1. 患者颈肩痛 10 年,1 天前颈部外伤后出现双上肢无力。
2. 术前磁共振(MRI)示 C_{5-6} 椎间盘突出,向后压迫颈髓。

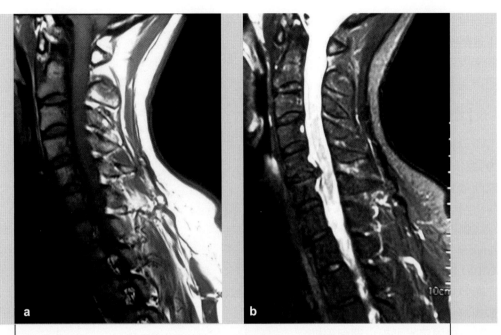

图 4-1-2-1　术前磁共振（MRI）示 C_{5-6} 椎间盘突出，向后压迫颈髓

a. T_1 像；b. T_2 像

3. 患者为单节段间盘突出，颈部受外力后脊髓受压迫，上肢症状为主，责任椎间盘为 C_{5-6}，存在明确手术指征。

4. 综合患者病情，可行单节段椎间盘摘除。

5. 人工椎间盘可维持椎间高度，且保留病变椎间盘相邻椎体间活动度，最大限度保留椎体生理功能。

（二）临床决策

预定全麻下行颈前路 C_{5-6} 椎间盘摘除减压人工椎间盘置换术。

【治疗过程】

（一）手术过程

手术术式为颈前路 C_{5-6} 椎间盘摘除减压人工椎间盘置换术。患者仰卧位，双肩部、颈后垫高，头后仰约 30°，取右侧颈前横切口长约 6cm，常规颈前入路进入并显露 C_{5-6} 椎间隙，C 形臂下确定椎间隙，在 C_{5-6} 椎体上置入椎体牵开器螺钉，将 C_{5-6} 间隙撑开。置手术显微镜，镜下用髓核钳分块咬除 C_{5-6} 椎间隙纤维环及髓核，至椎体后缘，予清除局部后纵韧带、突出的髓核，可见硬膜囊膨起，硬膜囊及神经根减压充分，吸收性明胶海绵压迫止血，生理盐水冲洗清亮，硬膜表面铺吸收性明胶海绵并行防粘连处理。用刮匙分别刮上下终板暴露骨质后，量取合适的人工椎间盘，将人工椎间盘置于 C_{5-6} 椎间隙内，松开椎体牵开器，透视固定满意。

（二）术后恢复情况

术后上肢肌力有所恢复，复查 CT 示人工椎间盘位置良好（图 4-1-2-2），术后磁共振（MRI）

示颈椎生理曲度良好,脊髓前方压迫解除(图 4-1-2-3)。总住院天数 7 天,顺利康复出院。出院后随访双上肢感觉力量均恢复。

【经验与体会】

颈椎病前路手术方式可分为:颈椎前路减压融合术、人工颈椎间盘置换术、颈前路椎体次全切钛网植骨钛板内固定术。

颈椎前路减压融合术(anterior cervical decompression and fusion, ACDF)是治疗合并椎间盘退变的脊髓型及神经根型颈椎病的标准术式,在减压融合同时行颈前路接骨板内固定术可提供即刻颈椎稳定。适应证包括:①由于椎间

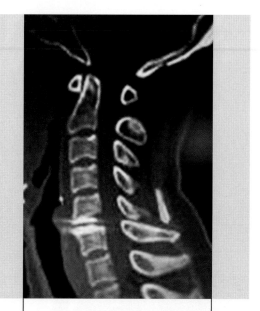

图 4-1-2-2 术后 CT 示人工椎间盘位置良好

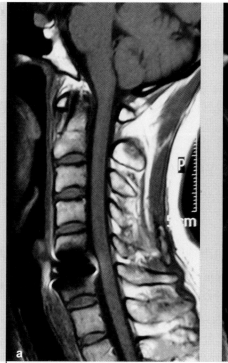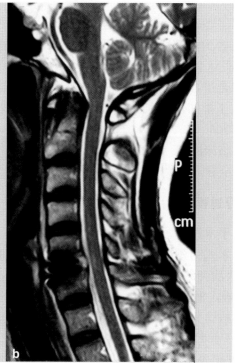

图 4-1-2-3 术后磁共振(MRI)示颈椎生理曲度良好,脊髓前方压迫解除

a. T_1 像;b. T_2 像

盘突出、后骨赘等压迫神经根或脊髓导致的神经根型颈椎病和脊髓型颈椎病;②由于椎间盘退变造成节段性不稳定导致的交感型颈椎病和椎动脉型颈椎病;③由于椎间盘退变造成的颈椎退变性后凸畸形。

人工颈椎间盘置换术(anterior cervical disc replacement,ACDR)适应证包括:①1~3个节段的颈椎间盘退变引起的神经根型颈椎病;②1~3个节段的颈椎间盘突出引起的脊髓型颈椎病。

颈前路椎体次全切钛网植骨钛板内固定术(anterior cervical corpectomy with fusion,ACCF)适应证包括:①由于严重的后骨赘造成节段性退变性椎管狭窄,压迫脊髓导致的脊髓型颈椎病;②孤立型后纵韧带骨化或游离的椎间盘组织导致脊髓局部受压;③严重的节段性退变性椎管狭窄,减压部分较广泛合并退变性后凸,需要减压同时校正后凸畸形者。

在临床实践中综合患者的实际情况,通过术前检查、查体及综合评估,进行手术方式的选择。术前检查包括术前行颈椎 MRI 及 CT 三维重建,可疑颈椎不稳患者行颈椎过伸过屈X 线片;详实准确的查体:通过详细的查体确定感觉障碍平面及各肌群肌力的情况,确定责任椎间盘(不是所有的椎间盘突出均需要处理)。综合评估:包括患者的年龄、骨密度情况、行业(从事工作所需颈部活动能力)、患者经济担负能力等。

本病例可明确前方入路减压术,关键点在于椎间固定方式是否使用融合手术,多节段的椎间盘摘除存在不稳定因素,应采取固定融合的方式,如仅仅单节段椎间盘突出的患者则可采取椎间盘置换,两个甚至多个节段椎间盘突出可采取椎间融合与间盘置换杂交手术的方式,从而更好地保证椎体结构稳定及生理功能。虽然人工颈椎间盘的长期随访证实,人工椎间盘对维护颈椎生理活动度的作用逐年递减,对年轻有条件的单节段颈椎间盘突出的患者,我们首先推荐人工颈椎间盘置换。

三、颈椎病颈椎管狭窄(C_3-C_6)

【病例 4-1-3 摘要】

患者老年男性,左膝疼痛 1 年,左上肢麻木 1 个月,左下肢无力 2 周,非过电样疼痛,左上肢及右侧肢体活动良好,无二便功能障碍,磁共振(MRI)检查提示 C_{3-4}、C_{4-5}、C_{5-6}、C_{6-7} 椎间盘突出,C_{3-6} 黄韧带增厚明显,椎管狭窄,患者为求进一步治疗来我院,以"颈椎病、颈椎管狭窄"收入院。

【病例 4-1-3 资料】

(一)病史

患者老年男性,63 岁,左膝疼痛 1 年,左上肢麻木 1 个月,左下肢无力 2 周。

(二)查体

神清,双瞳孔等大等圆,对光反射灵敏,颈软,双肺呼吸音清,左下肢近端肌力IV级,余肢体肌力V级,左上肢浅感觉减退,余肢体感觉检查正常,双侧 Hoffmann 征阴性。

(三)辅助检查

影像学检查提示 C_{3-4}、C_{4-5}、C_{5-6}、C_{6-7} 椎间盘突出,C_{3-6} 黄韧带增厚明显,椎管狭窄,脊髓受压明显,脊髓呈串珠样改变,T_2 加权像上可见伴随着颈椎管狭窄的软组织水肿或颈脊髓软化的髓内信号强度增强(图 4-1-3-1)。术前 CT 示颈椎生理曲度尚可(图 4-1-3-2),颈后方椎板

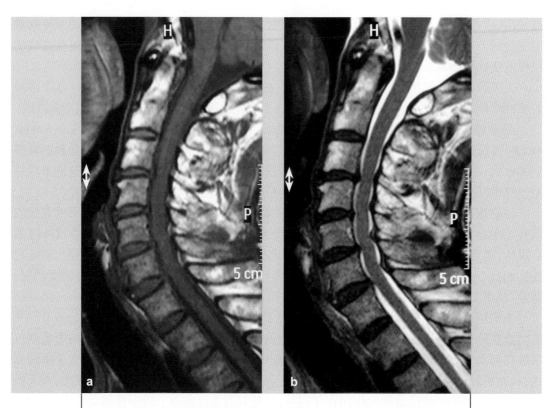

图 4-1-3-1　术前磁共振（MRI）检查示 C_{3-4}、C_{4-5}、C_{5-6}、C_{6-7} 椎间盘突出

a. T_1 像；b. T_2 像

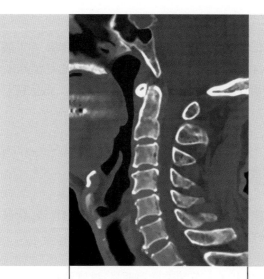

图 4-1-3-2　术前 CT

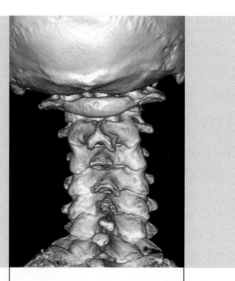

图 4-1-3-3　术前 CT 三维重建

结构完整(图 4-1-3-3)。

(四)术前诊断

颈椎病、颈椎管狭窄。

【术前讨论及临床决策】

(一)手术指征

1. 患者为老年男性,以左上肢麻木、左下肢无力为主要症状。

2. 影像学检查示多节段椎间盘突出,黄韧带肥厚,造成椎管狭窄,脊髓前后方均存在压迫,磁共振(MRI)显示脊髓呈"糖葫芦"样改变。

3. 综合患者病情,手术仅行前路减压不能彻底改善椎管狭窄,脊髓受压状态不能完全缓解,甚至可加重患者临床症状,因此需行颈后路椎管扩大成形术。

4. 鉴于侧方关节保留,脊柱稳定性未明显受损,故给予椎板连接板撑开一侧椎板,对侧门轴开槽处局部植骨。

(二)临床决策

预行颈后路椎管扩大成形术(单开门)。

【治疗过程】

(一)手术过程

患者俯卧位,颈后正中入路,显露 C_{3-6} 棘突及两侧椎板,磨钻于 C_{3-6} 棘突右侧椎板磨出一骨槽,铣刀铣开 C_{3-6} 棘突左侧椎板,咬骨钳咬除 C_{3-6} 部分棘突,将 C_{3-6} 棘突及椎板翻向右侧,椎板连接板分别置入 C_{3-6} 椎板之间,分别用螺钉固定于左侧椎板和棘突上,C_4 用 4 枚螺钉,余连接板各用 3 枚螺钉,减压固定满意,椎板右侧骨槽内植入自体骨。

(二)术后恢复情况

术后患者恢复良好,左上肢麻木及左膝疼痛较术前明显减轻,左下肢肌力较术前提高,肌力 V- 级。术后复查磁共振(MRI)示脊髓前方压迫彻底解除(图 4-1-3-4),复查 CT 示颈椎生理曲度良好(图 4-1-3-5),椎管充分扩大(图 4-1-3-6),椎板连接板位置良好(图 4-1-3-7)。术后 JOA 评分 14 分。

【经验与体会】

椎管狭窄是指构成颈椎管各解剖结构因发育性或退变因素造成骨性或纤维性退变引起一个或多个平面管腔狭窄,导致脊髓血液循环障碍、脊髓及神经根压迫症。

根据病因将颈椎管狭窄症分为四类:①发育性颈椎管狭窄:个体发育过程中颈椎管内径发育狭小所致,椎弓过短,椎管矢状径变小。②退变性颈椎管狭窄:是后天继发性颈椎管狭窄的最主要原因,如颈椎间盘突出、脱出,椎体后缘骨赘增生,关节突关节增生肥大,后纵韧带、黄韧带增生、肥厚、骨化等。③医源性因素:主要发生于颈后路手术后,系广范围全椎板切除术后瘢痕增生所致。增生肥厚的瘢痕从后方突入椎管内,造成继发性颈椎管狭窄。④其他病变和创伤所致的继发性颈椎管狭窄,如颈椎病、颈椎间盘突出症、后纵韧带骨化症、颈椎结核、肿瘤和创伤等所致的颈椎管狭窄。

常出现的临床症状包括:①感觉障碍:主要表现为四肢麻木,过敏或疼痛,大多数患者具

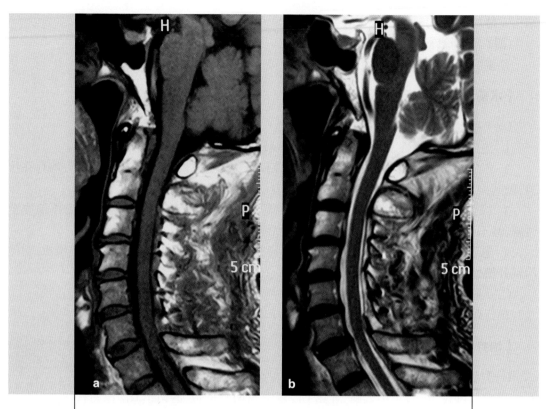

图 4-1-3-4　术后磁共振（MRI）示脊髓前方压迫彻底解除

a. T_1 像；b. T_2 像

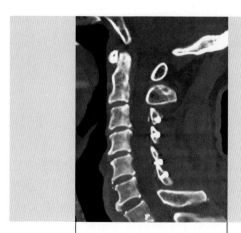

图 4-1-3-5　复查 CT
示颈椎生理曲度良好

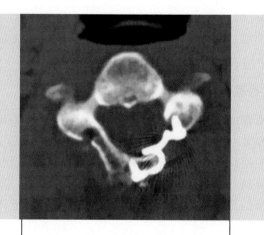

图 4-1-3-6　复查 CT 轴位示椎
管充分扩大

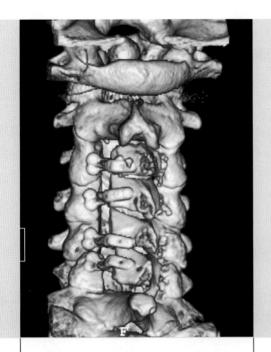

图 4-1-3-7　术后 CT 三维重建示椎板连接板位置良好

有上述症状,且为始发症状,大多数患者感觉障碍先从上肢开始,尤以手臂部多发,躯干部症状有第 2 肋或第 4 肋以下感觉障碍,胸、腹或骨盆区发紧,谓之"束带感",严重者可出现呼吸困难;②运动障碍:多在感觉障碍之后出现,表现为锥体束征,为四肢无力,僵硬不灵活,大多数从下肢无力、沉重,脚落地似踩棉花感开始,重者站立步态不稳,易跪地,需扶墙或双拐行走,逐渐加重出现四肢瘫痪;③大小便障碍:一般出现较晚,早期为大小便无力,以尿频、尿急及便秘多见,晚期可出现尿潴留,大小便失禁;④体征:查体见患者有痉挛步态,行走缓慢,四肢及躯干感觉减退或消失,肌力减退,肌张力增高,四肢腱反射亢进,Hoffmann 征阳性,重者出现髌、踝阵挛及巴宾斯基征阳性。

对颈椎管狭窄症的诊断主要依据临床症状、查体和影像学检查,通常不难,但需明确:骨性或纤维性增生引起一个或多个平面的管腔狭窄可确定为颈椎管狭窄;只有当狭窄的颈椎管腔与其内容物不相适应,并表现出相应的临床症状时,方可诊断为颈椎管狭窄症;椎间孔狭窄亦属于椎管狭窄的范畴,临床表现以根性症状为主;颈椎管狭窄和颈椎病并存时,诊断上应同时列出。

对轻型颈椎管狭窄症可采用理疗、制动及对症处理。多数患者非手术疗法往往症状获得缓解。对脊髓损害发展较快、症状较重者应尽快行手术治疗。手术方法按照入路不同可分为前路手术、前外侧路手术、后路手术。

颈后路手术的减压效果与术后脊髓能否充分向后漂移直接相关。颈后路单开门椎管扩大成形术和椎板切除减压植骨融合内固定术均可为脊髓提供足够的漂移空间,在术前颈椎侧位 X 线片上以 C_2、C_7 椎体水平椎管的中点连线作为 K 线,如果颈椎出现曲度消失或后凸甚至出现鹅颈畸形,颈椎曲度接近 K 线或位于 K 线的后方则漂移空间不足,椎管扩大成形减压效果不好,需行颈后路固定纠正后凸或"直颈"并行减压治疗。

上述病例采取颈后路手术方式,患者为多节段的椎管狭窄,行单开门椎管扩大成形术,使脊髓生存空间变大并向后"漂移",但后路手术对神经根及椎动脉保护需格外注意。后路单开门椎管扩大成形术对神经根型颈椎病的治疗效果有限。本例多节段椎管狭窄,行单开门椎管扩大成形手术后,会发现随着椎管扩大和脊髓受压缓解,颈椎的生理曲度和原来的椎间盘突出也会有一定的改善。另外单开门颈椎管扩大成形术可以很好地维持原术前颈椎的生理功能。

四、颈椎间孔狭窄（C$_{6-7}$右侧椎间孔）

【病例 4-1-4 摘要】

患者老年男性,右肩部、右上肢酸痛 2 年,右手指麻木 2 周就诊。患者肢体肌力基本正常,无二便功能障碍。影像学检查提示 C$_{6-7}$ 右侧椎间盘突出,向右压迫椎间孔神经根。后为求进一步治疗来我院就诊,以"颈椎间孔狭窄"收入院。

【病例 4-1-4 资料】

（一）病史

患者男性,60 岁,右肩部、右上肢酸痛 2 年,右手指麻木 2 周。

（二）查体

神清,双瞳孔等大等圆,对光反射灵敏,颈软,双肺呼吸音清,右手示指痛触觉减退,余肢体深、浅感觉基本正常,右侧肱三头肌、胸大肌萎缩,四肢肌力基本正常,病理征未引出。

（三）辅助检查

影像学检查提示 C$_{6-7}$ 右侧椎间盘突出（图 4-1-4-1）,向右压迫椎间孔神经根（图 4-1-4-2）。

（四）术前诊断

颈椎病、颈椎间孔狭窄。

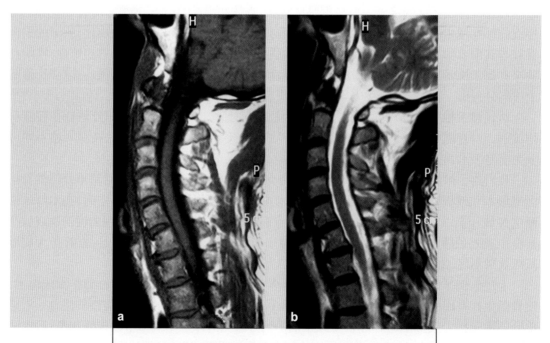

图 4-1-4-1　术前磁共振（MRI）示 C$_{6-7}$ 右侧椎间盘突出

a. 矢状位 T$_1$ 像;b. 矢状位 T$_2$ 像

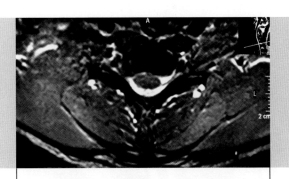

图 4-1-4-2　术前磁共振（MRI）轴位示右侧椎间孔神经受压

【术前讨论及临床决策】

（一）手术指征

1. 患者老年男性，存在右肩部及右上肢疼痛，近 2 周呈进行性加重。

2. 影像学检查示颈椎间盘突出，右侧椎间孔神经根受压明显，存在手术指征。

3. 如行前路椎间盘手术，术后脊柱稳定性将受较大影响，且该手术入路椎间孔减压困难。

4. 选择后路单纯椎间孔减压，可利用 C_{6-7} 间隙，对椎间孔进行充分减压，避免侧方关节的破坏，从而更好地保证脊柱的稳定性。

（二）临床决策

拟全麻下行后正中入路 C_{6-7} 右侧椎间孔减压术。

【治疗过程】

（一）手术过程

手术术式为 C_{6-7} 右侧椎间孔减压术，取 C_{6-7} 水平后正中切口，暴露 C_{6-7} 椎间隙右侧侧块关节，咬骨钳咬开骨窗，见局部神经根袖套包裹，显微镜先将神经根分向一侧，可见质韧组织压迫神经根，使用磨钻磨除质韧组织，切除部分突出髓核，神经根充分减压。

（二）术后恢复情况

术后复查磁共振（MRI）示 C_{6-7} 脊髓前方压迫彻底解除（图 4-1-4-3），复查 CT 示椎间孔减压充分（图 4-1-4-4），C_{6-7} 侧块关节保留（图 4-1-4-5），神经根受压症状消失。术后 1 年随访患者病情无反复。

【经验与体会】

本病例为典型的神经根型颈椎病，患者表现有明显右侧 C_{6-7} 神经根受压的症状，患者疼痛难忍甚至出现抑郁和厌生。矢状位磁共振（MRI）显示脊髓受压并不明显，仔细分析轴位 C_{6-7}（图 4-1-4-2），发现右侧椎孔前缘有纤维赘生物压迫神经根，根本看不到神经根的信号，说明压迫相当严重，影像发现与患者的临床症状完全吻合。如果选择前路椎间盘切除减压，虽然可以有效，但会影响或丧失一个椎间隙的运动功能，代价较大。可选择经前路椎间盘外侧间隙入路，直接切除增生物，解除神经根压迫，椎动脉靠近手术入路的外侧，椎旁静脉丛出血和颈前交感神经节都是使用前入路通过椎间盘外侧间隙神经根减压可能遇到的问题。针对该病例，我们选择了熟悉的后路 C_{6-7} 锁孔手术入路，磨开椎间孔后壁，绕到神经根前方切除了压迫神经根的骨性赘生物（图 4-1-4-4，图 4-1-4-5）。手术后原疼痛即刻消失。采用这种微创锁孔显微手术切除骨赘及增生物，进行神经根减压，创伤小，不影响和破坏颈椎的稳定性而不需要内固定，是治疗神经根型颈椎病的好方法。

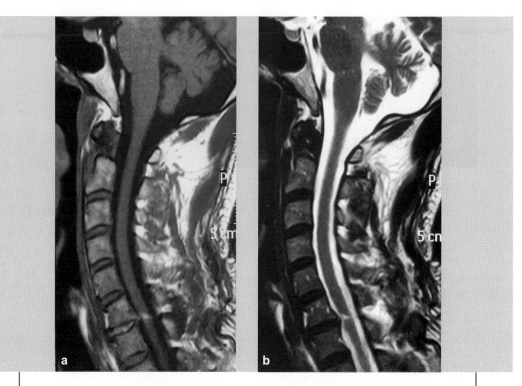

图 4-1-4-3　术后磁共振（MRI）示 C_{6-7} 脊髓前方压迫彻底解除

a. T_1 像；b. T_2 像

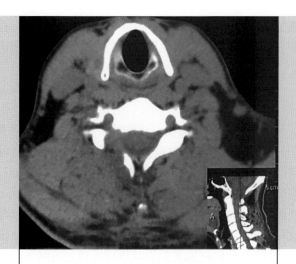

图 4-1-4-4　术后 CT 示间孔减压充分

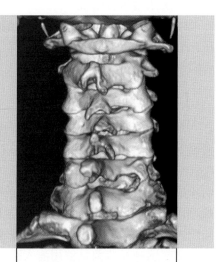

图 4-1-4-5　术后 CT 三维重建示 C_{6-7} 右侧骨窗，侧块关节保留

五、颈椎管狭窄（C_3-C_6）

【病例 4-1-5 摘要】

患者老年男性，入院前 10 年余无明显诱因间断出现颈肩部酸痛，无肢体麻木，无头晕及走路不稳，当时未予诊治。1 周前，患者因"休息时着凉"出现双上肢麻木，伴肢体肌力下降，以右侧为重，伴间断出现双下肢肌肉抽动，当时给予针灸治疗后上述症状略有好转，于当地医院行磁共振（MRI）检查示 C_{3-4}、C_{4-5}、C_{5-6}、C_{6-7} 椎间盘退变、突出，椎管狭窄，脊髓缺血变性，后患者为行进一步诊治就诊于我院，门诊以"颈椎病"收入院。

【病例 4-1-5 资料】

（一）病史

患者男性，63 岁，主因颈肩部酸痛 10 年余，双上肢麻木、肌力减退 1 周入院。

（二）查体

患者神清语利，查体合作，双瞳孔等大等圆，对光反射灵敏，颈软，双肺呼吸音清，双上肢近端肢体肌力Ⅳ级，远端肢体肌力Ⅲ级，双下肢近端肢体Ⅴ级，远端肢体肌力Ⅳ级，右侧肢体远端较左侧稍差，肌张力正常。全身感觉无明显异常。右侧巴宾斯基征阳性，左侧巴宾斯基征弱阳性。

（三）辅助检查

术前 CT 检查提示：颈椎骨质增生（图 4-1-5-1），C_{3-4}、C_{4-5}、C_{5-6}、C_{6-7} 椎间盘突出，C_{3-4}、C_{6-7} 节段椎管狭窄（图 4-1-5-2）。

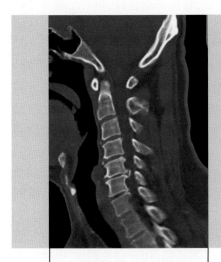

图 4-1-5-1　术前 CT 矢状位示颈椎骨质增生

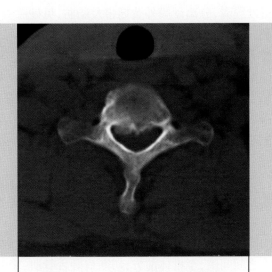

图 4-1-5-2　术前 CT 轴位示椎管前后径变小

（四）术前诊断

颈椎病、颈椎管狭窄、颈椎间盘突出。

【术前讨论及临床决策】

（一）手术指征

1. 患者颈肩部酸痛 10 年余，近 1 周出现双上肢麻木、肌力下降。

2. 术前影像学检查示多发椎间盘突出、椎管狭窄。

3. 结合术前影像特点，脊髓存在前后方压迫，后方压迫较严重，鉴于椎管狭窄节段较长，仅行前路减压不能彻底改善椎管狭窄，脊髓受压状态不能完全缓解，甚至可加重患者临床症状，因此选择后方入路。

4. 手术需保证椎体稳定性同时保证减压效果，可行"单开门"椎板扩大减压，以有效扩大椎管，保留侧方关节，以保证椎体的稳定性，不需要内固定术。

5. 患者存在后方压迫，术中须仔细探查椎管，去除增生黄韧带。

6. 患者存在神经根痛症状，术中需充分松解粘连硬膜及神经根。

7. 如术后患者仍存在明显前路压迫，可行前方二次手术。

（二）临床决策

预行颈后路椎管扩大成形术。

【治疗过程】

（一）手术过程

患者取俯卧位，手术入路选择颈后正中直切口，依次切开皮肤、皮下，分离两侧肌肉，显露 C_{2-7} 棘突及两侧椎板、侧块，先用磨钻磨开右侧椎板外层骨质，形成门轴，再磨开左侧椎板，显露硬膜囊，分离硬膜外黄韧带及脂肪，见硬膜囊膨起明显，脊髓搏动良好，将 C_{3-6} 棘突及椎板翻向右侧，用 4 枚 Rita 固定器及钛钉支撑固定于左侧椎板及侧块上，固定满意，取自体颗粒骨填充于右侧门轴处，严密止血，缝合肌肉、筋膜、皮下及皮肤。

术后患者诉两侧颈肩部疼痛，双上肢上抬无力，左侧明显，佩戴颈托可下床行走可，诉站立 1 分钟后感觉双下肢无力。术后复查磁共振（MRI）示 C_{3-6} 减压满意，脊髓后方压迫解除，C_{3-5} 可见髓内变性信号（图 4-1-5-3），C_{6-7} 节段椎间盘突出，压迫硬膜囊，CT 示颈椎生理曲度良好（图 4-1-5-4），椎管扩大明显，矢状径增加（图 4-1-5-5），Rita 固定器位置良好（图 4-1-5-6）。

患者颈肩部疼痛及双上肢上抬无力考虑与 C_{6-7} 节段前方压迫有关，另外 C_{5-6}、C_{6-7} 椎间盘退变，后缘骨质增生，压迫硬膜囊，存在手术指征，与家属沟通后，行颈前入路 C_{5-6}、C_{6-7} 椎间盘切除及 C_{5-7} 固定融合术。

取仰卧位，两侧肩部垫高，头后仰约 45°，取右侧颈前横切口，分离胸锁乳突肌与气管食管之间间隙，至椎体前方，切断肩胛舌骨肌，牵开后，显露颈长肌，切开颈长肌，C 形臂机下确认 C_{5-6} 椎间隙，置椎体撑开器，先切除 C_{6-7} 间隙椎间盘，见椎体前缘骨质增生，髓核突出，压迫硬膜囊及神经根，去除增生骨质及突出髓核，扩大两侧椎间孔，硬膜囊及椎间孔减压满意后，吸收性明胶海绵压迫止血，置入融合器，内置人工骨及自体颗粒骨；同理处理 C_{5-6} 椎间隙，该间隙椎体前缘骨质增生，椎间盘突出，左侧明显，减压满意后，置入融合器 1 枚，松开椎

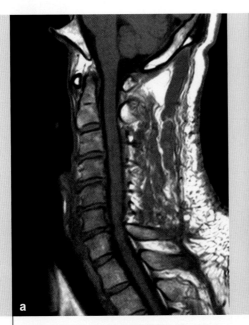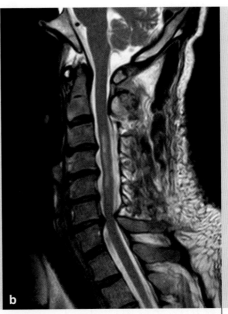

图 4-1-5-3 术后磁共振（MRI）示脊髓后方压迫解除

a. T$_1$ 像；b. T$_2$ 像

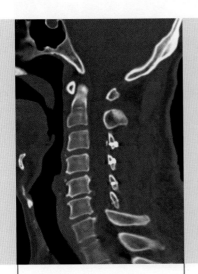

图 4-1-5-4 术后 CT 矢状位示颈椎生理曲度良好

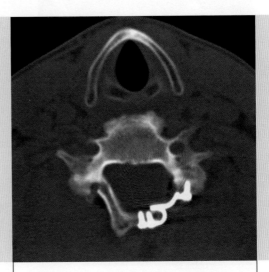

图 4-1-5-5 术后 CT 轴位示椎管扩大充分

体撑开器,塑形钛板,6枚钛钉固定,后逐层缝合肌肉及皮肤。

(二)术后恢复情况

术后患者颈肩部疼痛明显好转,感双上肢肌力较术前提高。术后半年复查磁共振(MRI)示脊髓形态良好,脊髓前方压迫解除,C_{3-5}可见髓内变性信号,较术前明显好转(图4-1-5-7),复查CT示椎间融合器位置良好(图4-1-5-8、图4-1-5-9)。

【经验与体会】

后路椎管扩大成形术在扩大椎管、缓解脊髓受压的同时,还可以保留相应节段的颈椎生理功能,是治疗多节段椎管狭窄引发的脊髓型颈椎病的有效方法。本病例C_{3-4},C_{4-5},C_{5-6},

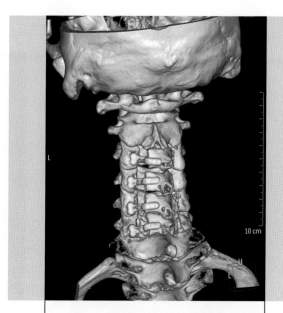

图4-1-5-6 术后CT三维重建示Rita固定器位置良好

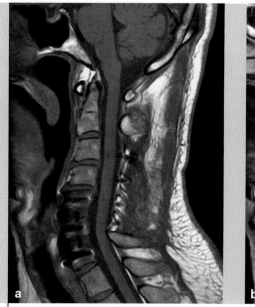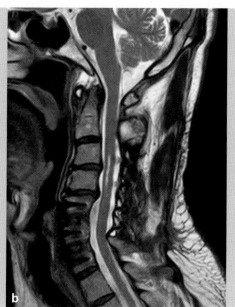

图4-1-5-7 术后磁共振(MRI)示脊髓前方压迫解除

a. T_1像;b. T_2像

C_{6-7} 均存在严重椎管狭窄和脊髓受压。术前已出现脊髓受压变性,如果采用相应节段的 ACDF 固定融合手术,颈椎就会僵硬,丧失大部分生理功能。我们先采用 C_{3-6} 传统的单开门椎管扩大成形术,明显缓解脊髓受压,同时也减小了手术风险。

从术前 CT 看,C_{5-6},C_{6-7} 水平椎管前方有椎间盘突出和骨赘增生。第一次后路椎管扩大手术后,C_{5-6},C_{6-7} 椎间盘间隙仍然存在脊髓受压,因此,还需要从前路减压,我们选择了前路 C_{5-6},C_{6-7}ACDF。这样通过两次手术彻底解除了 C_{3-7} 的长节段椎管狭窄,并且保留了 C_{3-4},C_{4-5} 两个节段的颈椎生理运动功能。防止了颈部强直和延缓了邻近节段颈椎间盘退变。

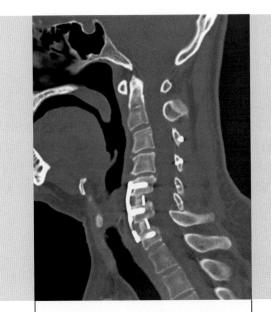

图 4-1-5-8 CT 示椎间融合器位置良好

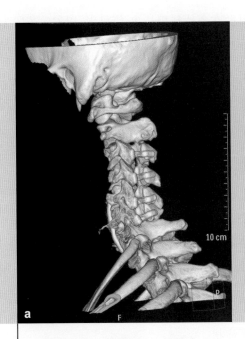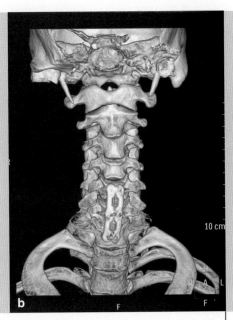

图 4-1-5-9 术后 CT 三维重建

a. 侧方;b. 正前方

六、颈椎管狭窄(OPLL)(C_2-C_6)

【病例 4-1-6 摘要】

患者中年男性,2 年前无明显诱因出现右手麻木,以手掌及环指、小指腹侧为著,情绪激动时麻木症状加重并伴有一过性血压升高,休息后可稍缓解,无头痛、头晕,无恶心、呕吐,无行走不稳,患者曾于当地行中医推拿治疗,症状无明显缓解。3 个月前患者出现左手麻木,以手掌及小指腹侧为著,并出现右侧髋关节活动受限,表现为前屈时疼痛,静置时无痛感及麻木,右手麻木较前进一步加重。患者为进一步诊治,就诊于我院,以"颈椎管狭窄"收治入院。

【病例 4-1-6 资料】

(一)病史

男性,51 岁,主因右手麻木 2 年,加重伴左手麻木 2 个月。

(二)查体

患者神清语利,查体合作,双瞳孔等大等圆,对光反射灵敏,颈软,双肺呼吸音清,四肢肌力、肌张力正常,右侧髋关节活动受限。右侧手掌及环指、小指针刺减退,左侧手掌及小指针刺减退,生理反射正常存在,病理反射未引出。

(三)辅助检查

术前磁共振(MRI)示:C_{3-6} 颈段脊髓内可见散在条片状稍长 T_2 信号影,以 C_{5-6} 节段为著,C_{4-6} 段脊髓稍变细。C_{2-6} 后纵韧带不规则增厚,呈条状短 T_2 信号影,相应段硬膜囊受压,局部压迫颈髓,相应硬膜囊前后径稍变窄。

术前 CT 检查提示颈椎生理曲度变直,C_{1-7} 椎体边缘骨质变尖,寰枢间隙变窄(图 4-1-6-1)。C_{2-6} 段后纵韧带可见条形骨质密度影,C_{2-6} 段椎管有效前后径变窄,最窄处前后径约 4mm(图4-1-6-2)。寰枢关节周围韧带、C_{2-3} 段及 C_{5-6} 段前纵韧带区可见条片状致密影。

(四)术前诊断

颈椎病、颈椎管狭窄(C_{2-6})、颈椎后纵韧带钙化(OPLL)。

【术前讨论及临床决策】

(一)手术指征

1. 患者右手麻木 2 年,加重伴左手麻木 2 个月,病情呈进行性加重。

2. 术前影像学检查提示颈椎管狭严重,脊髓前后方均存在压迫,且 C_{3-6} 出现脊髓变性。

3. 患者双手麻木与 C_{2-6} 椎管狭窄相关。

4. 脊髓前方压迫主要由后纵韧带钙化造成,鉴于钙化节段较长(C_{2-6}),单纯前路减压风险极大,因此考虑先行后路减压,缓解脊髓受压症状。

5. 后路减压去除 C_{2-6} 椎板,鉴于脊柱后柱稳定性破坏,且患者颈椎退行性改变较严重,给予椎弓根钉棒系统内固定。

6. 术后 6~12 个月综合患者病情恢复及影像复查情况,必要时再行颈椎前路减压,根据前方压迫情况,可行椎体次全切除术。

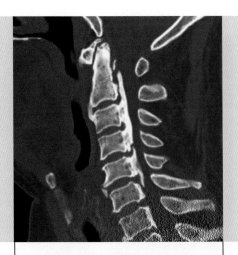

图 4-1-6-1　术前 CT 矢状位示颈椎生理曲度变直，后纵韧带钙化明显

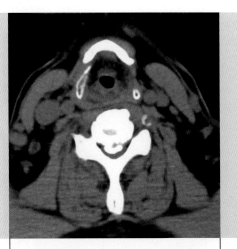

图 4-1-6-2　术前 CT 轴位示椎管前后径变小

（二）临床决策

拟行颈后正中入路 C_{2-6} 椎管减压及 C_{2-6} 固定融合术。

【治疗过程】

（一）手术过程

患者取俯卧位，手术入路选择颈后正中直切口，依次切开皮肤、皮下，分离两侧肌肉，显露 C_{2-7} 棘突及两侧椎板、侧块，术中咬除 C_{2-6} 棘突及两侧椎板，硬膜囊膨起明显，两侧椎间孔充分减压，解除神经根受压，彻底止血，硬膜外铺人工脊柱膜，在 C_2 两侧置椎弓根螺钉，在 C_{2-6} 两侧侧块分别置螺钉，塑形连接杆固定于两侧螺钉上，固定满意后上横梁，硬膜外置引流管，逐层缝合肌肉、皮肤。

术后给予激素、补液及支持对症治疗，右手麻木较前好转，右侧肢体出现无力，左侧肢体出现麻木，疼痛感不明显，经康复治疗后，右手环指及小指仍感无力，余肢体麻木及无力较前好转，仍对生活及工作有影响。复查颈椎磁共振（MRI）示：C_{2-6} 椎板减压及内固定术后状态（图 4-1-6-3），C_{4-6} 脊髓稍变细，以 C_{5-6} 节段显著，C_{2-6} 后纵韧带钙化（图 4-1-6-4）；CT 三维重建钉棒系统位置良好（图 4-1-6-5）；术后 3 个月复查磁共振（MRI），髓内异常信号较前缩小，颈椎生理曲度变直（图 4-1-6-6）；术后 11 个月复查磁共振（MRI）示 C_{4-5}、C_{4-6} 椎间盘突出，脊髓受压明显，颈椎生理曲度进一步变直（图 4-1-6-7）。

术后 11 个月给予颈前右侧入路 C_5 椎体次全切减压 + 钛笼植入钛板固定术。术中患者呈仰卧位，双肩部垫高，头后仰约 30°，取右侧颈前横切口，逐层切开皮肤、皮下及颈阔肌，沿胸锁乳突肌前缘向下钝性分离，并将气管食管牵向左侧，拨开颈长肌及前纵韧带显露椎体前方，显露 C_{4-5}、C_{5-6} 椎间隙，在 C_4、C_6 椎体上置椎体牵开器螺钉，将 C_4、C_6 椎间隙撑开，咬骨钳咬除 C_6 椎体，髓核钳分块咬除 C_{4-5}、C_{5-6} 椎间隙纤维环及髓核，至椎体后缘，椎体后缘骨质增

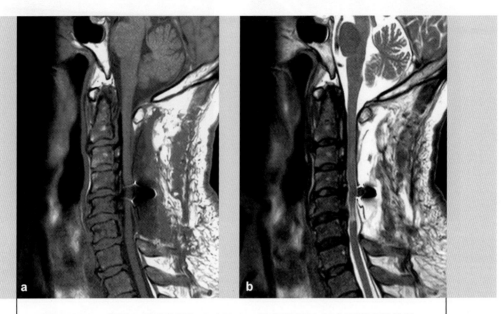

图 4-1-6-3　术后 1 周磁共振(MRI)示 C$_{4-6}$ 脊髓稍变细,髓内可见变性信号

a. T$_1$ 像;b. T$_2$ 像

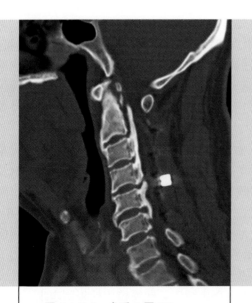

图 4-1-6-4　术后 1 周 CT

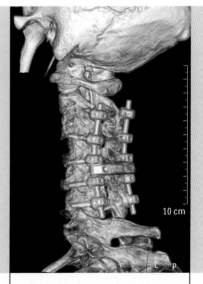

图 4-1-6-5　术后 1 周 CT
三维重建示钉棒系统位置
良好

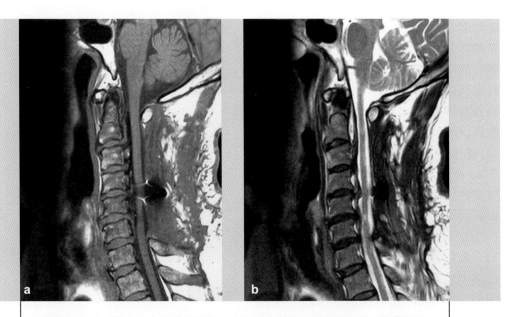

图 4-1-6-6　术后 3 个月磁共振(MRI)示髓内异常信号较前缩小,脊髓受压明显减轻

a. 矢状位 T_1 像;b. 矢状位 T_2 像

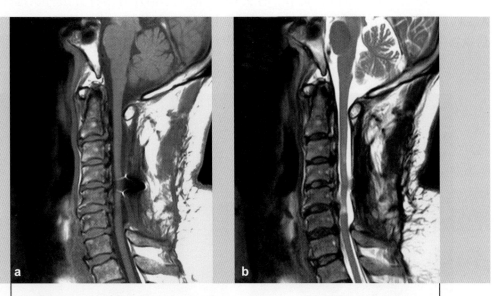

图 4-1-6-7　术后 11 个月磁共振(MRI)示 C_{4-5}、C_{4-6} 椎间盘突出,脊髓受压明显

a. 矢状位 T_1 像;b. 矢状位 T_2 像

生,椎间孔狭窄,压迫硬膜囊,予清除局部骨化后纵韧带、突出的髓核及增生的骨质,可见硬膜囊膨起,硬膜囊及神经根减压充分,用磨钻打磨周围骨缘,量取合适的钛笼,内置自体骨,将钛笼置于 C_{4-6} 椎间隙内,松开椎体牵开器,位置满意后,椎体前方固定钛板,分别固定于 C_4 及 C_6 椎体上,固定并透视位置满意后逐层缝合颈阔肌、皮下及皮肤。

(二)术后恢复情况

术后患者感右手环指及小指肌力较术前提高。复查磁共振(MRI)及 CT 示 C_{4-6} 脊髓前方压迫缓解,脊髓形态良好(图 4-1-6-8),钛笼位置满意(图 4-1-6-9)。

【经验与体会】

本病例为典型的后纵韧带

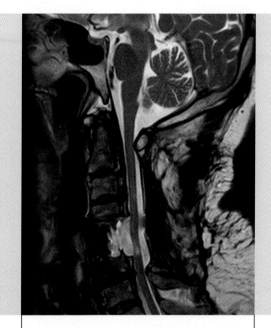

图 4-1-6-8　术后磁共振(MRI)示 C_{4-6} 脊髓前方压迫缓解,脊髓形态良好

钙化(OPLL)引起的严重椎管狭窄。有关 OPLL 的手术治疗有多种方法可供选择。前路 ACCF,后路单或双开门椎管扩大成形,后路去椎板减压侧块固定术。前路 ACCF 治疗颈椎后纵韧带钙化,从前方直接切除增生的钙化黄韧带,从而解除对脊髓的压迫。从理论上讲,

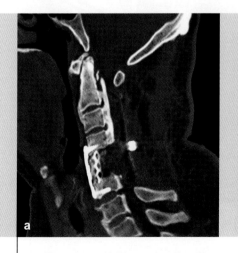
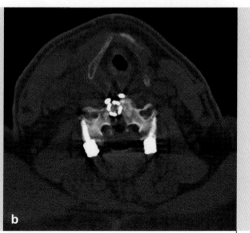

图 4-1-6-9　术后 CT 示钛笼位置良好

a. 冠状位;b. 轴位

ACCF 是针对后纵韧带钙化的最佳手术方法。但是,当 OPLL 比较严重,特别是超过椎管横径的 1/2 时,脊髓受压严重,这时从前路减压要彻底切除增生的黄韧带非常困难,而且 OPLL 往往与前方的硬脊膜粘连,彻底切除时,很容易伤及已经受压严重的脊髓,即使在显微镜下减压,手术风险也很大。当 OPLL 超过椎管横径 1/2 时,从后路行椎管扩大成形术可有效扩大椎管,而且后方椎板与硬脊膜没有粘连,手术并发症少,从减压的角度讲,安全可行。但有一点需要注意,就是后纵韧带钙化时,颈椎已经失去生理运动功能,在这种情况下,如果单纯行椎管扩大成形术,虽然扩大了椎管,却减弱了脊柱的稳定性。这时 OPLL 会出现代偿性增生以增加对脊柱稳定性的维护,从而使脊髓的前方受压和向后移位加重。有文献证实,单或双开门椎管扩大成形后,OPLL 会有加重趋势。以我们的经验来看,当 OPLL 严重到超过 1/2,甚至 2/3 椎管横径时,选择前路风险很大,选择直接后路去椎板减压和固定融合手术,既可扩大椎管,又能增加脊柱的稳定性,从理论和实践的角度来看,都是既有效,又安全的选择。

该病例从术前 CT 看 OPLL 严重程度超过椎管横径 2/3(图 4-1-6-2),我们首先选择了后路 C_{2-6} 去椎板减压和侧块内固定术(图 4-1-6-3),术后患者四肢肌力改善,神经功能症状得以改善。从术后磁共振(MRI)看(图 4-1-6-6),尽管 OPLL 对脊髓的压迫来自前方,但后路去椎板减压和侧块内固定后,脊髓前方蛛网膜下腔有所改善且明显增宽。术后四肢运动功能改善良好,但患者仍存在 C_{5-6} 神经根轴位受压和牵拉的疼痛症状,分析确定后,再行 C_{4-6} 前路 ACCF 减压。我们对该严重 OPLL 病例,通过先后路减压 + 固定的方法,再行前路部分节段减压 + 固定的方法,既降低了严重 OPLL 减压手术的风险,又提高了治疗效果。

七、颈椎间盘突出合并脊髓空洞(C_3-C_6)

【病例 4-1-7 摘要】

患者老年女性,60 岁,主因间断颈肩部疼痛 30 年,加重伴肢体麻木 5 年入院。患者 30 余年前生育后感左颈肩部胀痛,曾以风湿病口服药物对症治疗。5 年前疼痛逐渐加重,夜间明显,休息及活动后可有缓解,同时出现左手指麻木感,此后麻木范围扩大至左上肢、右前臂、双侧足趾,左下肢偶有不自主抽动。查颈椎 MRI,诊断颈椎病,颈椎间盘突出。为求手术来我院就诊,以"腰椎退行性变"收入院。

【病例 4-1-7 资料】

(一)病史

患者老年女性,60 岁,间断颈肩部疼痛 30 年,加重伴肢体麻木 5 年入院。

(二)查体

神清,双瞳孔等大等圆,对光反射灵敏,颈软,双肺呼吸音清,脊柱生理曲度存在,颈椎活动度可,颈后无压痛,双侧耸肩对称,左上肢针刺减退,四肢肌力、肌张力可,腱反射对称存在,病理征阴性。

（三）辅助检查

影像学检查发现 C_{3-4}、C_{4-5}、C_{5-6} 椎间盘突出，明显压迫脊髓，C_{1-7} 脊髓空洞。（图 4-1-7-1）；颈椎生理曲度存在，C_{3-4}、C_{4-5}、C_{5-6} 椎间盘突出，C_{4-5} 后缘骨赘形成（图 4-1-7-2）。

（四）术前诊断

颈椎间盘突出、脊髓空洞症。

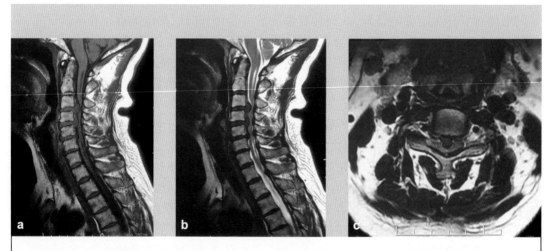

图 4-1-7-1　术前颈椎磁共振显示 C_{3-4}、C_{4-5}、C_{5-6} 椎间盘突出，明显压迫脊髓，C_{1-7} 脊髓空洞

a. 矢状位 T_2 像；b. 矢状位 T_1 像；c. 轴位 T_2 像

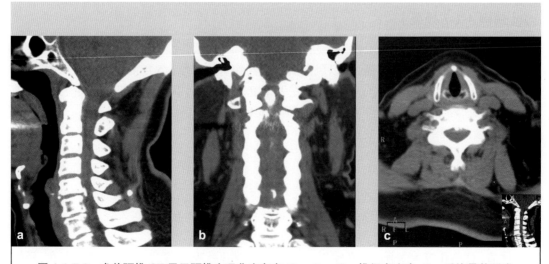

图 4-1-7-2　术前颈椎 CT 显示颈椎生理曲度存在，C_{3-4}、C_{4-5}、C_{5-6} 椎间盘突出，C_{4-5} 后缘骨赘形成

a. 矢状位；b. 冠状位；c. 轴位

【术前讨论及临床决策】

(一) 手术指征

1. 间断颈肩部疼痛 30 年,加重伴肢体麻木 5 年,病情呈慢性进行性加重。

2. 术前颈椎磁共振(MRI)及三维 CT 显示 C_{3-4}、C_{4-5}、C_{5-6} 椎间盘突出,明显压迫脊髓,C_{1-7} 脊髓空洞;C_{4-5} 后缘骨赘形成。

3. 颈椎生理曲度存在,后缘骨质增生,颈椎稳定性较好;脊髓压迫来自前方,应行前路减压;前路减压方式主要包括 ACCF(前路椎体次全切椎体间植骨融合固定术)、ACDF(前路椎间盘切除椎间植骨融合固定术)、ADR(前路椎间盘置换术);C_{3-4}、C_{5-6} 主要是软性椎间盘突出,可行非融合手术,C_{4-5} 后方骨赘形成,为减压彻底,可行融合性手术。

(二) 临床决策

采取右侧颈前入路 C_{3-4}、C_{5-6} 椎间盘切除椎间动态稳定器(Dynamic Cervical Implant,DCI)植入术、C_{4-5} 椎间盘切除椎间植骨融合固定术。

【治疗过程】

(一) 手术过程

患者取仰卧位,取右侧颈前横切口,长约 7cm,术中辅助电生理监测。显露椎体前方,术中 C 形臂下确认节段,先分别切除 C_{3-4}、C_{4-5}、C_{5-6} 椎间盘组织,硬膜囊彻底减压;然后在 C_{4-5} 椎间隙内置入合适融合器(内置人工骨),再分别在 C_{3-4}、C_{5-6} 椎间隙内置入合适的动态稳定器,C 形臂机下观察位置满意,在 C_{4-5} 前方用 4 枚螺钉固定钛板。

(二) 术后恢复情况

术后患者颈肩部疼痛明显减轻,肢体麻木缓解。复查颈椎磁共振(MRI)提示脊髓前方充分减压,脊髓空洞较术前略缩小(图 4-1-7-3);术后颈椎三维 CT 示脊髓前方减压充分,骨赘消失,内置物位置满意(图 4-1-7-4)。

【经验与体会】

1. 颈椎间盘突出是脊柱退行性疾病,是中老年人的常见病。但是现在随着手机等通讯工具的普及,青少年"低头一族"也成为颈椎病的高发人群。颈椎间盘突出的病因与颈部损伤和椎间盘退变有关。主要临床表现四肢感觉运动障碍为主,其取决于颈椎病的不同分型。

2. 颈椎病临床可分为 4 型,即神经根型、脊髓型、椎动脉型、交感型。其可单独发生,也可混合发病。神经根型及脊髓型常合并出现。本例患者诊断脊髓型及神经根型混合存在。脊髓型颈椎病根据脊髓受压部位可分为三种类型:①上肢型(中央型):先累及锥体束深部,症状先从上肢开始,然后发展至下肢,主要病理过程是脊髓沟动脉受压所致;②下肢型(周围型):首先累及锥体束表面,下肢出现症状,主要是脊髓前方骨赘或脱出的髓核压迫硬膜囊前壁所致,当压力持续存在累及锥体束深部时,可出现上肢症状;③四肢型(前动脉型):主要是脊髓前动脉受累所致,脊髓前部缺血导致四肢出现感觉运动障碍。

3. 本例患者为脊髓型颈椎病中的上肢型,患者间断颈肩部疼痛 30 年,加重伴肢体麻木 5 年,病程呈进行性慢性加重,保守治疗效果不佳,影像学诊断明确,具备手术指征。颈椎病

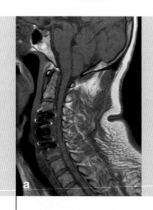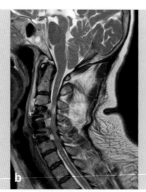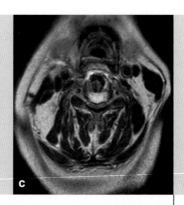

图 4-1-7-3　术后 1 周颈椎磁共振（MRI）显示脊髓前方充分减压，脊髓空洞较术前略缩小

a. 矢状位 T_1 像；b. 矢状位 T_2 像；c. 轴位 T_2 像

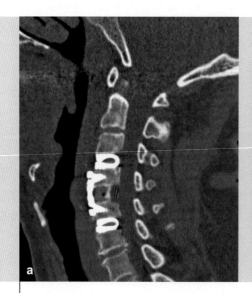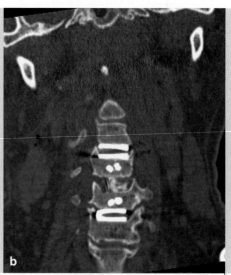

图 4-1-7-4　术后 1 周颈椎三维 CT 显示脊髓前方减压充分，骨赘消失，内置物位置满意

a. 矢状位；b. 冠状位

手术方式主要包括前路减压、后路减压、前后联合入路等。前路减压主要有 ACCF、ACDF、ADR；ACCF 及 ACDF 为融合性手术，ADR 为非融合性手术；后路减压主要包括：单开门手术、双开门手术、椎板切除 + 侧块固定融合术等。本例患者颈椎生理曲度存在，C_{4-5} 骨赘形成，无明显颈椎不稳，且脊髓压迫主要来自前方，应采取前路减压方法。为最大限度保证术后患者颈椎活动度，采用 ACDF+ADR 杂交手术，即在 C_{4-5} 椎间隙采用 ACDF，可有效切除骨赘，做到充分减压；在 C_{3-4}、C_{4-5} 椎间隙，因致压物为软性髓核，椎间隙内易切除，故采用动态稳定器植入（Dynamic Cervical Inplant，DCI），有效减轻颈椎僵直及延缓或防止邻近节段颈椎间盘的退变。

参 考 文 献

[1] 赵新岗, 范涛. 颈椎病 1 例并文献复习. 中国现代医生, 2010, 48 (13): 102.

[2] Cui JL, Li X, Chan TY, et al. Quantitative assessment of column-specific degeneration in cervical spondylotic myelopathy based on diffusion tensor tractography. Eur Spine J, 2015, 24 (1): 41-47.

[3] Mohanty C, Massicotte EM, Fehlings MG, et al. The association of preoperative cervical spine alignment with spinal cord magnetic resonance imaging hyperintensity and myelopathy severity: analysis of a series of 124 cases. Spine, 2015, 40 (1): 11-16.

[4] Banaszek A, Bladowska J, Szewczyk P, et al. Usefulness of diffusion tensor MR imaging in the assessment of intramedullary changes of the cervical spinal cord in different stages of degenerative spine disease. Eur Spine J, 2014, 23 (7): 1523-1530.

[5] Flanagan EP, Krecke KN, Marsh RW, et al. Specific pattern of gadolinium enhancement in spondylotic myelopathy. Ann Neurol, 2014, 76 (1): 54-65.

[6] Galbusera F, Van RM, Ito K, et al. Ageing and degenerative changes of the intervertebral disc and their impact on spinal flexibility. Eur Spine J, 2014, 23Suppl 3: S324-332.

[7] Stroman PW, Wheelerkingshott C, Bacon M, et al. The current state-of-the-art of spinal cord imaging: Methods. Neuroimage, 2014, 84 (1): 1070-1081.

[8] Ruangchainikom M, Daubs MD, Suzuki A, et al. Effect of cervical kyphotic deformity type on the motion characteristics and dynamic spinal cord compression. Spine, 2014, 39 (12): 932-938.

[9] Nagata K, Yoshimura N, Hashizume H, et al. The prevalence of cervical myelopathy among subjects with narrow cervical spinal canal in a population-based magnetic resonance imaging study: the Wakayama Spine Study. Spine J, 2014, 14 (12): 2811-2817.

[10] Nouri A, Tetreault L, Singh A, et al. Degenerative cervical myelopathy: epidemiology, genetics, and pathogenesis. Spine, 2015, 40 (3): 1-9.

[11] 高天乐, 唐大刚, 张艳亮, 等. 人工颈椎间盘置换术的适应证与禁忌证. 中国矫形外科杂志, 2014, 22 (13): 1199-1202.

[12] 李军, 陈扬, 徐勤. 多节段颈椎管狭窄症手术治疗方法的比较. 中国骨与关节损伤杂志, 2012, 27 (7): 617-618.

[13] 贾斌, 栾冠楠, 陈宇飞, 等. K 线在预测颈椎全椎板切除减压治疗多节段后纵韧带骨化症疗效中的应用. 中国矫形外科杂志, 2015, 23 (11): 981-985.

[14] Taniyama T, Hirai T, Yamada T, et al. Modified K-line in magnetic resonance imaging predicts insufficient decompression of cervical laminoplasty. Spine, 2013, 38 (6): 496-501.

第二节 胸腰段脊柱退行性病变

一、颈胸椎管狭窄（C_{5-7}，T_{3-12}）

【病例 4-2-1 摘要】

患者女性，16年前无明显诱因出现双下肢无力、酸痛，可行走，无间歇跛行，无踩棉感、无胸腹部束带感，患者于当地医院考虑类风湿关节炎可能，给予药物治疗后无好转。近6个月患者出现双下肢无力进行性加重，伴持续性酸痛，二便未见特殊异常。查磁共振（MRI）示 C_{5-6}、C_{6-7} 及 C_7-T_1 椎间盘突出，硬膜囊前缘及脊髓受压，胸段椎管不同程度狭窄，患者为求进一步治疗来我院，门诊以"颈胸椎管狭窄"收入我科。

【病例 4-2-1 资料】

（一）病史

患者老年女性，主因双下肢酸痛无力16年。

（二）查体

神清，双瞳孔等大等圆，对光反射灵敏，颈软，双肺呼吸音清，双手浅感觉减退，双小腿以远感觉减退，双上肢肌力及肌张力正常，双下肢肌力Ⅳ级，双膝踝反射正常，病理征未引出。

（三）辅助检查

术前磁共振（MRI）：C_{5-6}、C_{6-7} 及 C_7-T_1 椎间盘向后突出，硬膜囊前缘及脊髓受压（图4-2-1-1），T_{3-12} 双侧黄韧带增厚，胸段椎管不同程度狭窄（图4-2-1-2），最窄处约8mm。C_5-T_6 段脊髓内可见条形长 T_2 信号影，胸椎向右侧弯。C_{3-6} 及 L_{3-4} 椎体边缘骨质变尖。

术前CT：胸椎向右侧弯，伴后凸（图4-2-1-3）。C_5-T_1 后纵韧带骨化，相应节段骨性椎管前后径变窄（图4-2-1-3），最窄处约7.5mm。T_1 左侧黄韧带及 T_{3-11} 双侧黄韧带肥厚骨化，胸段骨性椎管不同程度狭窄（图4-2-1-4），最窄处约8mm。颈胸椎体及胸椎小关节可见骨质增生，椎小关节间隙变窄。C_4-T_5 椎间盘向后突出，相应水平硬膜囊前缘稍受压改变。

（四）术前诊断

颈椎病、胸椎管狭窄、脊髓空洞。

【术前讨论及临床决策】

（一）手术指征

1. 患者慢性起病，双下肢酸痛无力16年，近6个月患者出现双下肢无力进行性加重。

2. 术前影像学检查示多节段颈椎间盘突出，硬膜囊前缘及脊髓受压，黄韧带骨化严重，颈段、胸段椎管不同程度狭窄。

3. 结合患者肌电图检查，考虑胸椎管狭窄对下肢肌力、感觉影响较大，可先行胸椎管狭窄手术治疗。

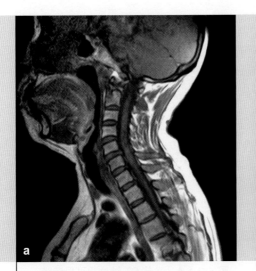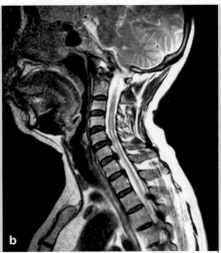

图 4-2-1-1　术前颈椎磁共振（MRI）可见 C_{5-6}、C_{6-7} 及 C_7-T_1 椎间盘向后突出，硬膜囊前缘及脊髓受压

a. T_1 像；b. T_2 像

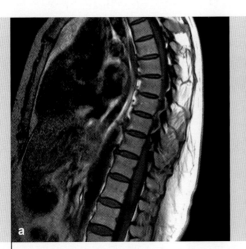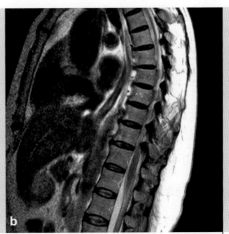

图 4-2-1-2　术前胸椎磁共振（MRI）可见 T_{3-12} 侧黄韧带增厚，胸段椎管不同程度狭窄

a. T_1 像；b. T_2 像

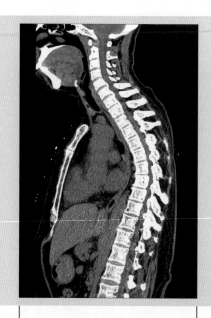

图 4-2-1-3　术前 CT 可见 C_5-T_1 后纵韧带骨化明显，胸椎后凸

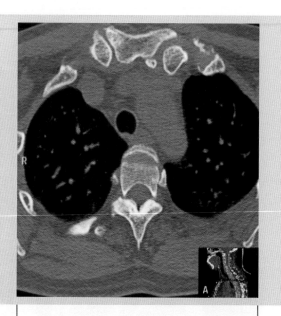

图 4-2-1-4　术前 CT 轴位相可见黄韧带肥厚骨化

4. 鉴于胸椎狭窄节段较多，传统后路去椎板黄韧带切除减压对脊柱稳定性破坏较严重，可行 T_{2-12} 后方椎板部分切除开窗并椎板下潜行减压、双侧椎间孔减压，从而保证减压充分，并最大限度保留脊柱后柱稳定性。

5. 患者双手麻木症状，考虑与颈椎病相关，影像学检查示 C_{5-6}、C_{6-7} 椎间盘突出明显，后纵韧带骨化严重，对脊髓前方压迫较严重，后纵韧带骨化具备手术指征，如胸椎管狭窄减压手术顺利，可行颈前右侧入路 C_6 椎体次全切减压 + 钛笼植入钛板固定术，术中需减压充分，保护神经根并注意钩椎关节处是否存在狭窄。

（二）临床决策

胸背部后正中入路 T_{2-12} 椎板下潜行减压术；颈前右侧入路 C_6 椎体次全切减压 + 钛笼植入钛板固定术。

【治疗过程】

（一）手术过程

全麻成功后安置神经监测电极，俯卧位，取 T_{2-12} 后正中入路，暴露棘突及双侧椎板，自椎板间磨钻开窗，探查可见黄韧带肥厚并骨化，可见双侧散在骨化压迫硬膜囊，给予显微镜下磨薄后使用椎板咬骨钳咬除增生部分，显微镜下行双侧椎板下潜行减压，保留大部分棘突及大部椎板的外板，探查各节段双侧椎间孔区无狭窄，神经根无压迫，并见硬膜膨隆，搏动良好，后逐层缝合肌肉、筋膜及皮肤，术中电生理监测体感无下降。

术后患者恢复顺利，双下肢无力症状明显好转，可自主下床活动。复查胸部磁共振（MRI）示椎管减压充分（图 4-2-1-5），复查 CT 示黄韧带骨化切除彻底（图 4-2-1-6），椎管减压充分（图

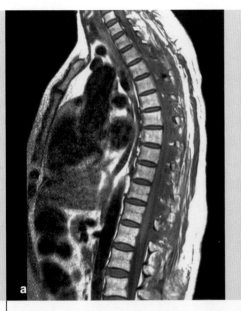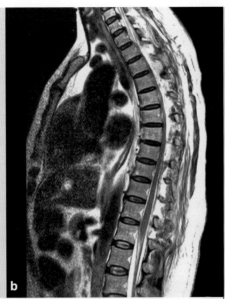

图 4-2-1-5　术后胸椎磁共振（MRI）示椎管减压充分

a. T₁像；b. T₂像

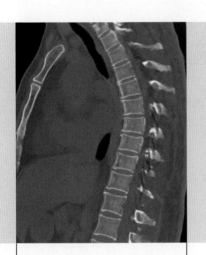

图 4-2-1-6　术后胸椎 CT 示黄韧带钙化切除彻底

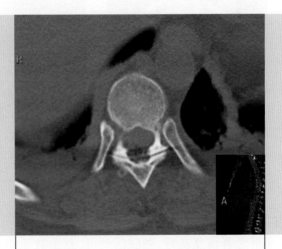

图 4-2-1-7　术后胸椎 CT 轴位像示椎管减压充分

4-2-1-7),三维重建可见椎板间开窗,椎体侧方关节保留完好(图4-2-1-8)。

　　患者于胸椎术后2周行颈部手术。术中患者呈仰卧位,双肩部垫高,头后仰约30°,取右侧颈前横切口(图4-2-1-9),逐层切开皮肤、皮下及颈阔肌,沿胸锁乳突肌前缘向下钝性分离,并将气管食管牵向左侧,拨开颈长肌及前纵韧带显露椎体前方,显露 C_{5-6}、C_{6-7} 椎间隙,在 C_5、C_7 椎体上置椎体牵开器螺钉,将 C_5、C_7 椎间隙撑开。置手术显微镜,镜下用咬骨钳分块咬除 C_6 椎体,保留骨块,髓核钳分块咬除 C_{5-6}、C_{6-7} 椎间隙纤维环及髓核,至椎体后缘,椎体后缘骨质增生,椎间孔狭窄,压迫神经根,髓核向后突出,压迫硬膜囊,予清除局部后纵韧带、突出的髓核及增生的骨质,可见硬膜囊膨起,硬膜囊及神经根减压充分,用磨钻打磨周围骨缘,量取合适的钛笼,内置自体骨,将钛笼置于 C_{5-7} 椎间隙内,松开椎体牵开器,位置满意后,椎体前方固定钛板,分别固定于 C_5 及 C_7 椎体上,固定并透视位置满意后逐层缝合颈阔肌、皮下及皮肤。

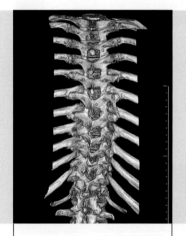

图 4-2-1-8　术后三维重建可见 T_{2-12} 椎板间开窗,椎体侧方关节保留完好

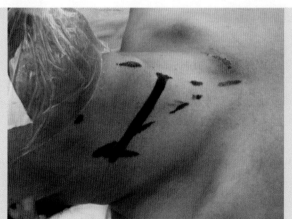

图 4-2-1-9　颈部手术切口

(二) 术后恢复情况

　　术后患者恢复良好,四肢活动可,双上肢肌力及肌张力正常,双手感觉稍减退,较术前明显好转,余感觉无明显异常。双下肢肌力 V - 级,双小腿、双足麻木较术前好转。术后复查 CT 示椎管减压彻底,颈椎生理曲度良好(图4-2-1-10),置入钛笼位置满意(图4-2-1-11)。

【经验与体会】

　　该患者病情较复杂,存在颈胸段多发病变,一期手术完全处理困难,在面对本类病例时,依据患者特点,分次、分重点处理显得尤为重要。本病例患者双下肢无力、双手麻木为主要

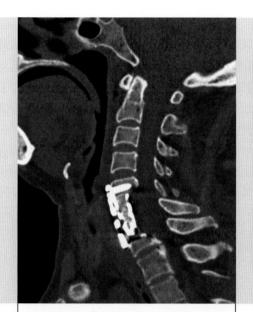

图 4-2-1-10　术后 CT 示颈椎曲度良好

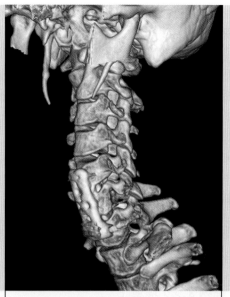

图 4-2-1-11　术后 CT 三维重建示钛笼位置满意

症状,结合患者肌电图检查,考虑胸椎管狭窄对下肢肌力、感觉影响较大,可先行胸椎管狭窄手术治疗。鉴于胸椎狭窄节段较多,传统后路去椎板黄韧带切除减压对脊柱稳定性破坏较严重,如果再行椎弓根内固定,手术创伤大,不光脊髓损伤、感染等并发症发生的风险增加,患者的治疗费用也会很昂贵。我们针对黄韧带钙化间隙,从 T_{2-12} 后方椎间隙上下椎板部分切除开窗,上位椎板下潜行减压及双侧椎间孔减压,从而在保证减压充分的同时,最大限度保留脊柱后柱稳定性。术后患者恢复顺利,双下肢无力症状明显好转,可自主下床活动。鉴于患者机体状态良好,综合评估可耐受二次手术,进一步处理颈椎病变。结合患者双手麻木及影像学特点,C_{5-6}、C_{6-7} 椎间盘突出明显,后纵韧带骨化严重,手术指征明确,行颈前入路 C_6 椎体次全切减压 + 钛笼植入钛板固定术,术中处理 C_{5-6}、C_{6-7} 椎间盘及后纵韧带骨化,保证了椎管内充分减压和颈椎的稳定性。

　　黄韧带钙化是指椎管内的黄韧带被钙化组织替代,从而导致椎管内脊髓受压迫和神经功能恶化的一种疾病。东方人比西方人发病率较高,好发于上段及下段胸椎。胸椎黄韧带骨化或肥厚、关节突肥厚增生是后方压迫脊髓导致胸椎管狭窄的常见因素。

　　黄韧带钙化手术减压指征包括:脊髓损伤,Nurick 神经功能评分 3 或 4 级;或者有严重的神经根病。手术方式:常见术式有胸椎管后壁切除术、单侧椎板切除双侧减压术、椎板成形术等。胸椎管后壁切除术是广泛应用的经典术式,然而术中对椎管的侵入性减压操作易直接对脊髓或其血运造成损害,且切除范围较大,术后远期可能出现脊柱不稳、后凸明显加重等并发症,导致脊髓功能恶化,影响预后。我们采用椎板间开窗椎板下潜行减压手术方式解除胸椎后方压迫,利用椎板间隙,进行潜行减压,充分切除黄韧带骨化,手术保留上下关节、椎弓根、椎板,确保脊柱中柱、后柱的完整性,从而避免后期的脊柱不稳、脊柱侧弯或后凸畸形发生。

鉴于黄韧带钙化常为多节段、长距离,术中切骨、减压工具选择尤为重要,目前电动磨钻为常用的切骨工具,咬骨钳准确性差、对周围组织损伤率高、操作费力,不建议常规使用。高速磨钻可减轻对脊髓的机械挤压,提高手术的效率和安全性,但因钻头高速旋转,磨钻手柄不易持稳,使用时可产生高热,易卷刮周围软组织,存在一定的手术风险,使用时须谨慎操作。如条件允许可行超声骨刀进行切骨,相比电动磨钻具有易于握持、切骨准确、效率高、防卷刮等优点。

术中辅助电生理监测,可通过监测不同神经的传导信号来反映术中脊髓实时功能情况,临床上多同时应用 SEP 和 MEP,配合肌电图共同完成对术中脊髓功能状态的监测,以提高监测准确度和敏感度。

二、胸椎管狭窄(T_{10-11})

【病例 4-2-2 摘要】

患者中年男性,间断右腿疼痛 2 年,1 天前不慎摔倒,后出现双下肢麻木伴无力,大小便功能未受影响,当地医院行磁共振(MRI)检查示 T_{10-11} 黄韧带肥厚,相应节段椎管狭窄,后患者为求进一步治疗来我院就诊,门诊以"胸椎管狭窄"收入院。

【病例 4-2-2 资料】

(一) 病史

患者男性,50 岁,间断右腿疼痛 2 年,摔伤后双下肢麻木、无力 1 天。

(二) 查体

患者神清可语,双瞳孔等大等圆,对光反射灵敏,查体基本合作,双上肢肌力正常,T_{10-11} 棘突叩痛,腹股沟以下双下肢痛触觉减退,双下肢肌力Ⅳ级,双侧巴宾斯基征阳性。会阴区感觉减退,提睾反射未引出,肛门括约肌无力。

(三) 辅助检查

影像学检查提示 T_{10-11} 黄韧带肥厚,向前压迫硬膜囊及脊髓(图 4-2-2-1),局部椎管狭窄(图 4-2-2-2)。

(四) 术前诊断

胸椎管狭窄(T_{10-11})。

【术前讨论及临床决策】

(一) 手术指征

1. 患者老年男性,慢性起病,间断右腿疼痛 2 年,1 天前摔伤后出现双下肢麻木、无力。

2. 查体存在会阴区麻木等脊髓圆锥症状,双下肢肌力Ⅳ级。

3. 术前磁共振(MRI)示 T_{10-11} 黄韧带肥厚,向前压迫硬膜囊及脊髓,局部椎管狭窄,考虑后方去椎板减压。

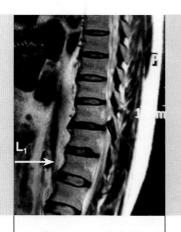

图 4-2-2-1 术前磁共振矢状位

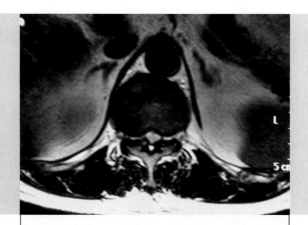

图 4-2-2-2 术前磁共振轴位

4. 手术同时是否需要椎间固定融合,考虑到胸椎减压节段较短,且病变节段后方上下关节囊均完好,可不行固定治疗。

5. 鉴于手术节段靠近胸腰交界,后期存在后凸畸形的风险,必要时行脊柱畸形矫正手术,术前需向患者交代。

（二）临床决策

拟行后正中入路 T_{10-12} 胸椎后路去椎板减压术。

【治疗过程】

（一）手术过程

手术术式采用胸椎后路去椎板减压术。暴露 T_{10-12} 胸椎棘突,咬骨钳咬除 T_{11} 棘突及双侧椎板,显微镜下去除黄韧带,并从 T_{11} 右侧椎板下取出 2.0cm×1.0cm×1.0cm 大小软骨化的韧带。减压后未见硬膜受压,硬膜搏动好。

（二）术后恢复情况

患者术后恢复良好,双下肢无力症状术后2个月逐渐消失,术后1年会阴感觉恢复正常,下肢有力,复查磁共振（MRI）示椎管减压充分（图 4-2-2-3),硬膜囊无明显受压（图 4-2-2-4),脊柱未见后凸畸形。

【经验与体会】

本例为单节段黄韧带钙化胸椎管狭窄。采用相应间隙上下椎板部分切除和椎板间隙下潜行显微减压术,既可做到有效减压,又可更好的减小手术创伤。胸椎后路单节段减压尽可能不对关节突进行损伤,以保持椎间稳定性,加之胸椎有肋骨架结构的支撑,可使其活动度小、活动频率少,单节段的胸椎去椎板减压不需要行椎间固定融合手术。

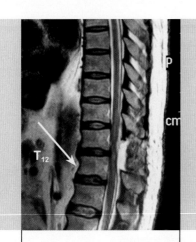

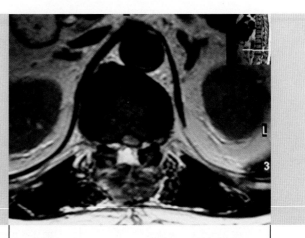

图 4-2-2-3　术后磁共振(MRI)矢状位示椎管减压充分,硬膜囊无明显受压

图 4-2-2-4　术后磁共振(MRI)轴位示硬膜囊无明显受压

三、腰椎间盘突出腰椎管狭窄(L_{3-4}、L_{4-5})

【病例摘要】

患者中年男性,30 年前无明显诱因出现腰背部疼痛,无下肢活动障碍,无间歇跛行,无大小便障碍,随后间断发作腰背部疼痛,患者未予诊治。患者 4 个月前久坐后疼痛,腰背部无法用力,无间歇跛行,无大小便障碍,行 X 线检查:腰椎侧弯、退行性变、L_3 椎体滑脱,腰椎 MRI 可见:L_1-S_1 椎间盘膨出,患者为求进一步治疗来我院,以"腰椎间盘突出"收入院。

【病例资料】

(一) 病史
患者男性,50 岁,主因间断腰背部疼痛 30 余年,进行性加重 4 个月入院。

(二) 查体
患者神清语利,查体合作,双瞳孔等大等圆,对光反射灵敏,颈软,双肺呼吸音清,四肢感觉正常,四肢肌力、肌张力正常,病理征阴性。

(三) 辅助检查
术前磁共振(MRI)示:腰椎脊柱左侧侧弯。L_4 椎体稍向左前滑脱,L_{3-4} 椎间隙变窄。L_{3-4} 椎体右侧缘及 L_5-S_1 左侧缘可见骨质增生变尖。L_{3-4}、L_{4-5}、L_5-S_1 椎间盘稍后突,硬膜囊前缘受压(图 4-2-3-1)。椎管有效前后径在正常范围,椎管内未见异常密度影。L_{3-4} 及 L_{4-5} 小关节突可见增生肥大。

术前 CT 示:腰椎侧弯(图 4-2-3-5)、退行性变、L_3 椎体滑脱(图 4-2-3-2、图 4-2-3-3)。L_{3-4} 椎间盘突出右侧椎间孔变窄(图 4-2-3-4)。

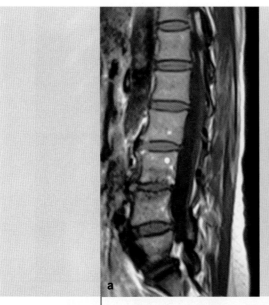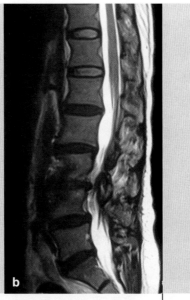

图 4-2-3-1　术前腰椎磁共振（MRI）可见 L_{3-4}、L_{4-5}、L_5-S_1 椎间盘稍后突，硬膜囊前缘受压

a. T_1 像；b. T_2 像

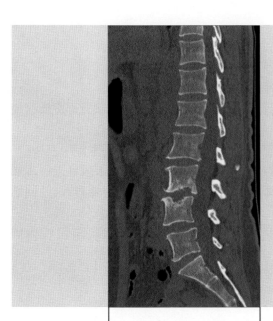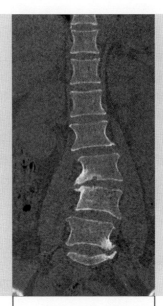

图 4-2-3-2　术前 CT 矢状位示 L_3 椎体滑脱

图 4-2-3-3　术前 CT 冠状位可见腰椎左侧弯

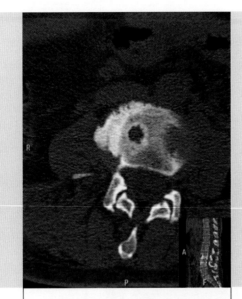

图 4-2-3-4　术前 CT 水平位示 L_{3-4} 椎间盘突出,右侧椎间孔变窄

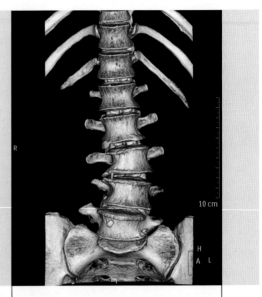

图 4-2-3-5　术前 CT 三维重建

(四)术前诊断

腰椎间盘突出、腰椎滑脱、脊柱侧弯。

【术前讨论及临床决策】

(一)手术指征

1. 患者慢性起病,间断腰背部疼痛三十余年,近 4 个月进行性加重。

2. 术前影像学检查示 L_{3-4}、L_{4-5}、L_5-S_1 椎间盘稍后突,硬膜囊前缘受压,腰背部疼痛与椎间盘突出、神经根受压关系密切。

3. L_{3-4} 椎间盘后突较明显,且 L_{3-4} 椎间隙变窄,故选择 L_{3-4} 椎间盘切除手术。

4. 鉴于患者仍存在腰椎不稳定,脊柱侧弯及椎体滑脱,单纯间盘切除术后可进一步加重脊柱退行性改变,从而再次出现神经根性症状,可行 L_{3-4} 椎间盘摘除融合器置入,并同期给予腰椎侧弯矫正固定植骨融合术。

5. 患者术前即存在 L_3 椎体滑脱,且术中摘除 L_{3-4} 椎间盘,故选择 L_{2-5} 节段行内固定术。

(二)临床决策

拟行腰部后正中入路 L_{3-4} 椎间盘切除及 L_{2-5} 内固定术。

【治疗过程】

(一)手术过程

全麻成功后,安置神经监测电极,取俯卧位;选择腰背部后正中切口,依次切开皮肤、皮下,分离两侧肌肉,自 L_1 棘突水平分离至 L_5 棘突水平,两侧椎旁肌分离牵开。置入 L_2、L_3、L_4、L_5 双侧椎弓根螺钉,并塑形右侧钛棒后将 L_3、L_4 适当撑开,咬除 L_3、L_4 右侧上下关节突关节,可见神经根受前方突出的椎间盘组织挤压,给予神经根腋部切开纤维环并摘除髓核(图 4-2-3-6),置入合适大小的融合器(cage),透视可见位置良好,连接左侧钛棒于螺钉上,适当撑开并上紧(图 4-2-3-7),置自体骨于各固定椎体的上下关节突间,严密止血并逐层缝合。

(二) 术后恢复情况

患者术后恢复顺利,腰部疼痛完全缓解。复查磁共振(MRI)示硬膜囊前缘受压解除(图 4-2-3-8),复查 CT 示 L_{3-4} 椎间盘切除彻底,腰椎曲度良好(图 4-2-3-9),钉棒系统固定良好(图 4-2-3-10)。

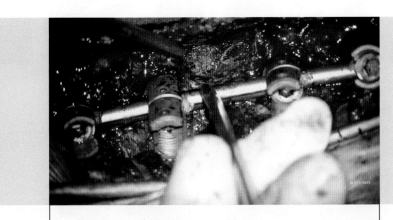

图 4-2-3-6　术中切除 L_{3-4} 椎间盘

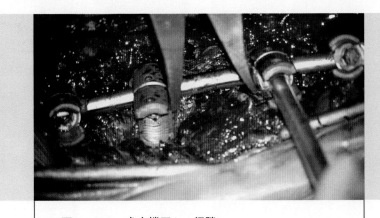

图 4-2-3-7　术中撑开 L_{3-4} 间隙

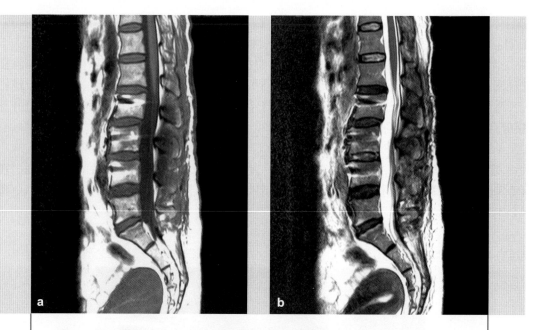

图 4-2-3-8　术后磁共振（MRI）示硬膜囊前缘受压解除

a. T$_1$ 像；b. T$_2$ 像

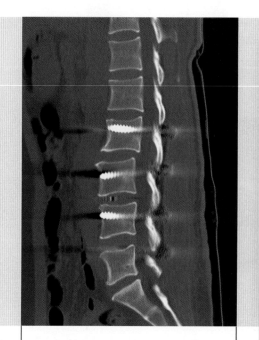

图 4-2-3-9　术后 CT 矢状位示
腰椎曲度良好

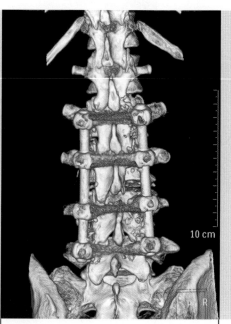

图 4-2-3-10　术后 CT 三维重建
示钉棒系统固定良好

【经验与体会】

对典型的多节段腰椎间盘突出和腰椎管狭窄,常规采用传统的后路 PLIF 或 TLIF 减压固定融合术。本病例具备多节段腰椎间盘突出和腰椎管狭窄的临床症状和影像特征,容易疏漏的是本病例还有轻度退变性侧弯(图 4-2-3-3)。应根据侧弯节段选择固定方式。我们选择了狭窄最重的 L_{3-4} 间隙单侧 TLIP,L_{2-3} 椎弓根内固定矫正,置钉后,在 L_{3-4} 间隙根据椎间盘突出的方向,行右侧 TLIF,切除间盘充分减压后,塑形上棒,放置融合器。由于退变侧弯偏左,所以,上棒后,在左侧 L_{2-3}、L_{3-4} 椎间隙轻轻撑开,既可起到抬高椎间隙间接神经根减压的作用,又可对平衡椎间隙高度和纠正左侧退变侧弯效果很好(图 4-2-3-10)。

四、腰椎间盘突出(L_5-S_1)

【病例 4-2-4 摘要】

患者中年女性,1 年前无明显诱因出现腰部疼痛,无双髋疼痛,无下肢放射痛,无下肢麻木,无行走障碍,到当地医院行腰椎磁共振(MRI)检查诊断为腰椎间盘突出,给予理疗后有所好转。此后腰痛时常发作,并逐渐加重。10 个月前出现双髋部疼痛,无下肢放射痛,无间歇跛行。7 个月前于当地医院行腰椎间盘突出"微创手术"治疗,疗效欠佳。患者 5 个月前劳累后出现右下肢麻痛,以右小腿外侧为著,于当地医院再次行"微创手术"治疗后无效。此后下腰部、双髋部疼痛逐渐加重。4 天前患者出现左小腿疼痛、麻木,故为进一步诊疗来我院门诊,门诊以"腰椎间盘突出"入院。

【病例 4-2-4 资料】

(一) 病史

患者女性,43 岁,主因下腰部疼痛 1 年入院。

(二) 查体

患者神清语利,查体合作,双瞳孔等大等圆,对光反射灵敏,颈软,双肺呼吸音清,双上肢肌力、肌张力正常,躯体及会阴区感觉未见异常。下腰部 L_5 棘突处叩痛,疼痛向双下肢放射至足跟,双髋部麻痛、双侧小腿外侧麻痛,双足第一趾麻木。双侧屈伸髋肌力、双膝屈伸肌力 Ⅳ 级,双足背跖屈肌力 Ⅳ - 级,双足第一趾背伸肌力 Ⅲ 级,双侧膝反射、跟腱反射未引出,双下肢直腿抬高试验 30° 阳性,巴宾斯基征阴性。

(三) 辅助检查

术前磁共振(MRI)示:L_{1-2}、L_{2-3}、L_{4-5} 椎间盘膨出(图 4-2-4-1),L_1、L_2、L_3 椎体许莫氏结节,L_5-S_1 椎间盘向左后突出(图 4-2-4-2)。

(四) 术前诊断

腰椎间盘突出、腰椎滑脱、脊柱侧弯。

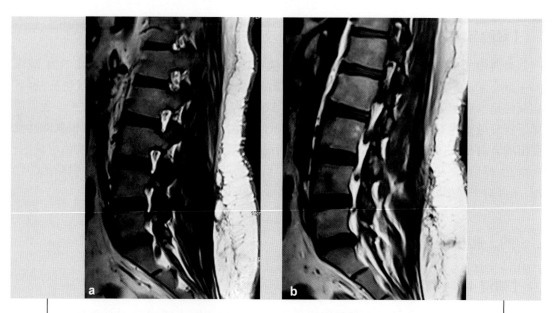

图 4-2-4-1　术前磁共振（MRI）示 L_{1-2}、L_{2-3}、L_{4-5} 椎间盘膨出

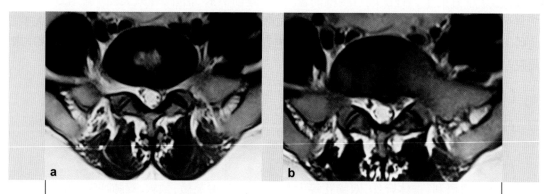

图 4-2-4-2　术前磁共振（MRI）轴位示 L_5-S_1 椎间盘向左后突出，轴位 T_2 像

【术前讨论及临床决策】

（一）手术指征

1. 患者中年女性，下腰部疼痛 1 年，近期疼痛加重，严重影响生活质量。

2. 查体双侧屈伸髋肌力、双膝屈伸肌力Ⅳ级，双足背伸跖屈肌力Ⅳ- 级，双足第一趾背伸肌力Ⅲ级。

3. 术前磁共振示 L_{1-2}、L_{2-3}、L_{4-5} 椎间盘膨出。

4. 根据患者症状体征，结合影像学资料，腰背部疼痛与椎间盘突出、神经根受压关系密切。

5. 结合影像学特点,L_5-S_1 向左侧突出明显,故选择 L_5-S_1 椎间盘切除手术。

6. 鉴于患者行多次手术,单纯摘除间盘症状难以缓解,并且容易发生反复,因此选用腰椎棘突间固定系统,在保证椎间隙的活动度的同时,避免固定融合的不足。

(二)临床决策

拟行腰背后正中入路 L_5-S_1 椎间盘髓核摘除 + 棘突间非融合固定术。

【治疗过程】

(一)手术过程

全麻下行腰背后正中入路 L_5-S_1 椎间盘髓核摘除 + 棘突间非融合固定术,取俯卧位,后正中切口,逐层切开皮肤、肌肉,暴露 L_5-S_1 左侧椎板,并在 L_5-S_1 间去除黄韧带,显露至椎间盘后缘,可见左侧突出椎间盘,使用髓核钳去除,将棘突间非固定融合器械 Wallis 置入 L_5-S_1 棘突间,并将固定带向上捆绑于 L_5 棘突上,向下捆绑于 S_1 棘突(图 4-2-4-3)。固定确实后将棘上韧带缝合加固。逐层缝合肌肉、皮肤。

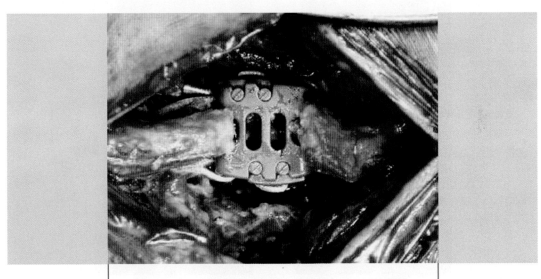

图 4-2-4-3 非固定融合器械 Wallis 置入 L_5-S_1 棘突间

(二)术后恢复情况

患者术后恢复顺利,腰部疼痛基本缓解。复查磁共振(MRI)示 L_5-S_1 椎间盘切除彻底(图 4-2-4-4),棘突间固定位置良好,L_5-S_1 椎体高度较术前无丢失,腰椎生理曲度良好(图 4-2-4-5)。

【经验与体会】

腰椎间盘切除手术后常由于纤维环破坏、椎体高度丢失等原因,出现椎管狭窄、椎间孔狭窄、脊柱退行性改变加剧等改变,导致患者症状不缓解或者症状反复,因此常使用内固定

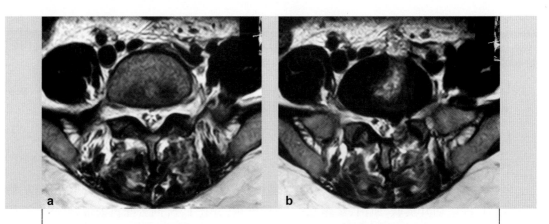

图 4-2-4-4　术后磁共振（MRI）矢轴位示 L_5-S_1 椎间盘切除彻底，轴位 T_2 像

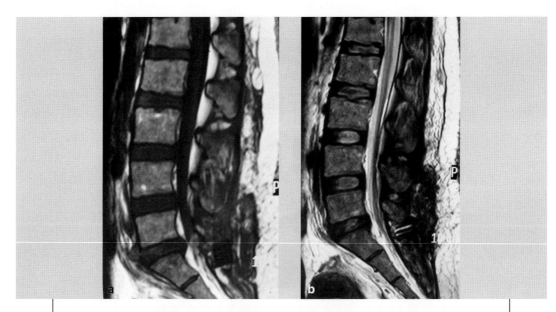

图 4-2-4-5　术后磁共振（MRI）矢状位示腰椎生理曲度良好，L_5-S_1 椎体高度较术前无丢失

a. T_1 像；b. T_2 像

稳定系统，目前主要包括以椎弓根钉为基础的动态稳定系统、腰椎前路椎体间稳定系统（人工腰椎间盘和人工髓核）和腰椎棘突间固定系统。腰椎棘突间固定系统是一类新型脊柱外科器械，其优势在于单纯作用于脊柱后柱，操作简单，手术风险小；对脊柱正常结构干扰小。Wallis 系统是腰椎棘突间固定系统的一种，该系统设计包括棘间垫和两条聚酯编织带制成的人工韧带组成。腰椎棘突间内固定产生的撑开力可在相应手术节段产生相对的前凸，增

加椎管和椎间孔的空间,增加椎体后缘的高度,可保证椎间隙的活动度,避免固定融合的不足。对于轻度椎间盘突出,该系统可改善椎间盘所受应力,缓解疼痛,同时,使椎间盘退变、突出得到逆转。Wallis、Intra-spine 等腰椎棘突间稳定器长期应用安全性好,效果满意,可能减缓相邻节段退变,疗效至少和融合手术相近,无融合相关并发症,并可以有效缓解残留的下腰痛和改善临床功能。

五、腰椎间盘突出腰椎管狭窄(L_{3-4}、L_{4-5})

【病例 4-2-5 摘要】

患者老年女性,患者 7 年前劳累后腰痛,可行走,休息及口服止痛药物后好转。2 年前患者因劳累后出现腰痛加重,伴右下肢麻痛,无法行走,无大小便失禁。于当地医院行按摩及口服药物治疗后好转。半个月前患者因劳累再次出现腰背疼痛,右下肢麻痛,右臀、大腿后侧、右小腿外侧及右足皮肤麻木,需挂拐行走,行磁共振(MRI)检查提示:腰椎增生退变,胸腰段局部后凸,T_{12}-L_1 椎间盘突出,L_{3-4} 椎间盘膨出,L_{4-5} 椎间盘突出,椎管狭窄。后患者为求进一步治疗来我院就诊,门诊以"腰椎间盘突出、腰椎管狭窄"收入院。

【病例 4-2-5 资料】

(一)病史

患者女性,58 岁,主因腰背部不适 7 年,加重伴右下肢麻痛半个月入院。

(二)查体

患者神清语利,查体合作,双瞳孔等大等圆,对光反射灵敏,颈软,双肺呼吸音清,四肢肌力、肌张力正常。L_{4-5} 棘突压痛,疼痛向右臀、右大腿放射。右臀部、右大腿后侧、右小腿外侧及右足皮肤麻木,双下肢生理反射正常引出。右下肢直腿抬高实验60°阳性,加强试验阳性,左下肢直腿试验阴性。

(三)辅助检查

术前磁共振(MRI)示:L_{2-3}、L_{3-4}、L_{4-5} 椎间盘向四周膨出,L_{3-4}、L_{4-5} 椎间盘后缘后突明显,相应硬膜囊及马尾受压,致相应椎管狭窄(图 4-2-5-1、图 4-2-5-2)。术前 CT 示 L_{3-4} 椎间盘中度突出、L_{4-5} 双侧椎间孔变窄(图 4-2-5-3~ 图 4-2-5-5)。

(四)术前诊断

腰椎间盘突出(L_{3-4}、L_{4-5})、腰椎管狭窄。

【术前讨论及临床决策】

(一)手术指征

1. 患者老年女性,慢性起病,感腰背部不适 7 年,近期出现病情加重伴右下肢麻痛,行走困难。

2. 查体 L_4、L_5 棘突压痛,疼痛向右臀、右大腿放射,右下肢直腿抬高试验 60° 阳性。

3. 术前影像学资料示腰椎间盘突出、椎管狭窄诊断明确,腰背部疼痛、右下肢麻木与L_{3-4}、L_{4-5} 椎间盘突出、神经根受压关系密切,手术指征明确。

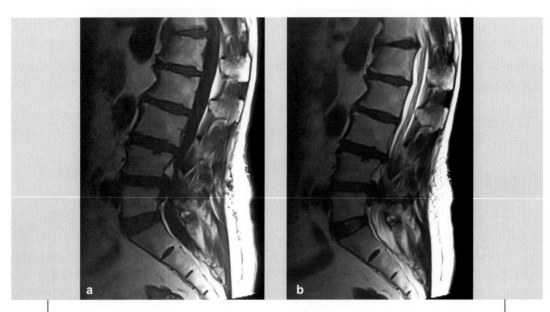

图 4-2-5-1 术前磁共振（MRI）示 L_{3-4}、L_{4-5} 椎间盘后缘后突明显，相应硬膜囊及马尾受压

a. T_1 像；b. T_2 像

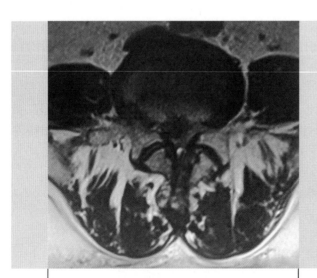

图 4-2-5-2 术前磁共振（MRI）水平位示 L_{4-5} 椎间盘突出明显，硬膜囊及马尾受压

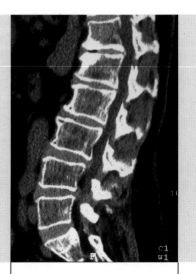

图 4-2-5-3 术前 CT 矢状位

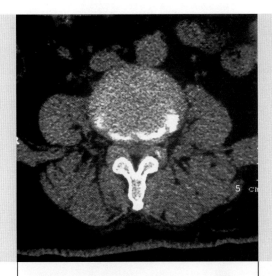

图 4-2-5-4　术前 CT 轴位示 L_{3-4} 椎间盘中度突出

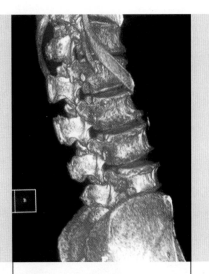

图 4-2-5-5　术前 CT 三维重建示 L_{4-5} 双侧椎间孔变窄

4. 结合影像学特点，L_{4-5} 椎间盘后突较明显，双侧椎间孔变窄，故选择 L_{4-5} 椎间盘切除手术，并给予放置椎间融合器，防止椎间隙高度丢失。

5. L_{3-4} 椎间盘突出导致椎管狭窄，L_{3-4} 椎体间隙后缘高度变小，考虑由于 L_{3-4} 椎体稳定性下降相关，因此不予处理 L_{3-4} 椎间盘，给予椎弓根螺钉撑开固定，从而解决 L_{3-4} 椎管狭窄问题。

6. 鉴于 L_{4-5} 椎间盘给予切除，故选择 L_{3-5} 节段固定。

（二）临床决策

预行腰背后正中入路 L_{4-5} 椎间盘摘除、椎间融合器置入、L_{3-5} 椎弓根固定术。

【治疗过程】

（一）手术过程

全麻下行腰背后正中入路 L_{4-5} 椎间盘摘除，椎间融合器置入，L_{3-5} 椎弓根固定术。全麻成功后，取俯卧位，选择腰背部后正中切口，依次切开皮肤、皮下，分离两侧肌肉，自 L_2 水平分离至 S_1 水平，两侧椎旁肌分离牵开，术中将 L_4 右侧椎板咬除可见 L_{4-5} 间隙，术中可见 L_{4-5} 椎间盘向右侧突出，镜下切开纤维环，使用髓核钳夹出内部髓核，生理盐水反复冲洗后未见残余髓核，L_4、L_5 放入椎间融合器，L_{3-5} 双侧椎弓根螺钉固定，L_{3-4} 螺钉撑开后固定，连接横连，植骨于横突间，止血满意后，逐层缝合肌肉、筋膜、皮肤。

（二）术后恢复情况

患者术后恢复顺利，腰部疼痛基本缓解。复查磁共振（MRI）及 CT 示 L_{3-4} 椎间隙后缘高度增加（图 4-2-5-6），L_{3-4} 椎间盘较术前回缩，L_{4-5} 椎间盘切除彻底（图 4-2-5-7），椎间融合器位置良好（图 4-2-5-8），钉棒系统固定良好，椎弓根入钉点准确（图 4-2-5-9），腰椎曲度良好（图 4-2-5-10）。

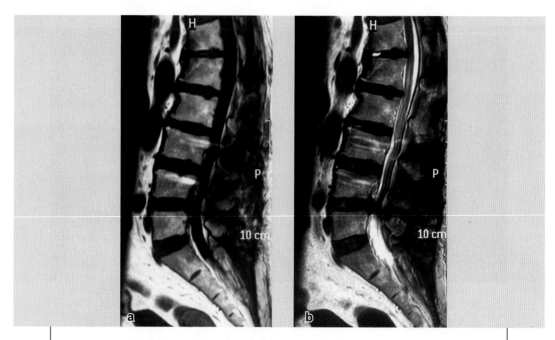

图 4-2-5-6　术后磁共振（MRI）示硬膜囊前方压迫解除

a. T_1 像；b. T_2 像

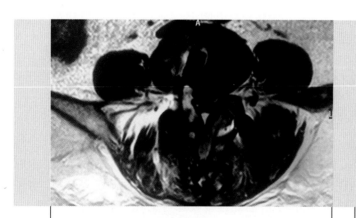

图 4-2-5-7　术后磁共振

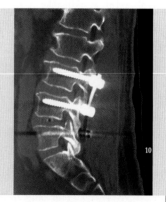

图 4-2-5-8　术后 CT 矢状位示椎体间隙高度良好，螺钉位置良好

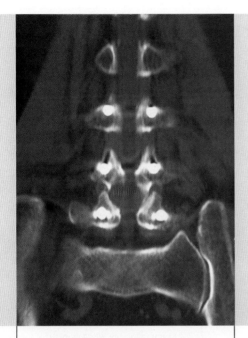

图 4-2-5-9　术后 CT 冠状位示椎弓根入钉点准确

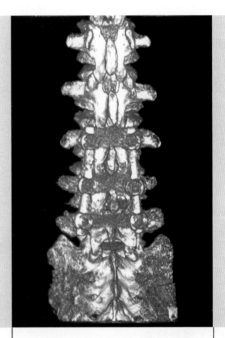

图 4-2-5-10　术后 CT 三维重建示钉棒系统固定良好

【经验与体会】

1. 腰椎间盘突出,需首先明确责任节段及病因,可结合患者疼痛特点及影像学检查来明确,本病例考虑 L_{3-4}、L_{4-5} 椎管狭窄、L_{4-5} 椎间孔狭窄为主要病因。

2. 明确椎管狭窄原因,常包括后纵韧带钙化、椎间盘突出、黄韧带钙化等原因,本病例椎管狭窄是由于椎间盘突出造成。

3. 根据椎间盘突出特点确定不同解决方案,本病例 L_{3-4} 椎间盘中度突出,L_{3-4} 椎体间隙后缘高度变小,考虑由于 L_{3-4} 椎体稳定性下降相关,因此不予处理 L_{3-4} 椎间盘,给予螺钉撑开固定,从而解决 L_{3-4} 椎管狭窄问题;L_{4-5} 椎间盘后突较明显,致椎间孔变窄,故选择椎间盘切除手术,为防止椎间隙高度丢失,并防止后期脊椎退变,因此给予放置椎间融合器。

4. 综合患者个人情况、病情及手术情况,给予内固定,当患者存在脊柱退变严重、脊柱稳定性下降明显时,建议给予内固定。

六、腰椎间盘突出(L_{4-5})

【病例 4-2-6 摘要】

患者中年女性,1 年前无明显诱因出现腰腿部麻木,后逐渐出现步态不稳,行保守治疗后无明显效果。查体可见右下肢肌力下降，直腿抬高试验阳性。影像学检查提示 L_5-S_1 椎间盘突出，对应节段腰椎管狭窄。患者为求进一步治疗来我院就诊，以"腰椎间盘突出"收入院。

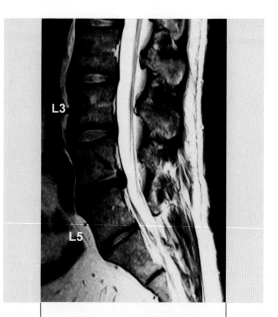

图 4-2-6-1　术前磁共振（MRI）示 L_5-S_1 椎间盘突出，对应节段腰椎管狭窄

【病例 4-2-6 资料】

（一）病史
患者女性，52 岁，右腿麻痛伴走路跛行 1 年，大小便未见异常。

（二）查体
患者神清，双瞳等大等圆，光反灵敏，右侧臀部至足底麻木，右下肢肌力Ⅳ + 级，右足足趾背伸无力，右侧直腿抬高试验 50° 阳性，左下肢未见异常。

（三）辅助检查
术前磁共振（MRI）示 L_5-S_1 椎间盘突出，相应节段硬膜囊受压，该节段腰椎管狭窄。

（四）术前诊断
腰椎间盘突出（L_5-S_1）。

【术前讨论及临床决策】

（一）手术指征
1. 患者慢性起病，右腿麻木、疼痛 1 年，逐渐出现跛行，严重影响生活质量，经系统保守治疗 1 年无效。
2. 体格检查有神经根受压阳性体征，右侧臀部至足底麻木，右下肢肌力Ⅳ + 级，右足足趾背伸无力，右侧直腿抬高试验 50° 阳性。
3. 术前磁共振（MRI）示 L_5-S_1 椎间盘突出，相应节段硬膜囊受压，腰椎管狭窄（图 4-2-6-1）。
4. 患者为单节段椎间盘突出，选用椎间盘镜下髓核摘除，在保证脊柱稳定性同时，能比较彻底地解决神经根的压迫。

（二）临床决策
拟腰部后路行椎间盘镜下 L_5-S_1 髓核摘除术。

【治疗过程】

（一）手术过程
完善术前检查后，行椎间盘镜下 L_5-S_1 髓核摘除术。选定手术间隙，导针在 C 形臂机透视下插到椎间盘突出间隙的上一椎板下缘，由细到粗沿穿刺导针插入套管来扩张穿刺通道，通过对肌肉的逐渐分开（图 4-2-6-2）。使用髓核钳将通道内软组织向中间分离、取出，完全暴露椎板及关节突内侧后，使用神经剥离器打开黄韧带，暴露硬脊膜外区域，在保护神经根的基础下行椎间盘切除(图 4-2-6-3),切除满意后拔除通道(图 4-2-6-4)。

(二)术后恢复情况

术后腰痛疼痛症状明显好转,行走自如,复查磁共振(MRI)示 L$_5$-S$_1$ 椎间盘切除彻底(图 4-2-6-5)。术后 1 周顺利康复出院。

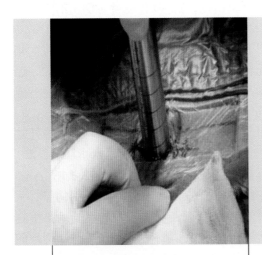

图 4-2-6-2 套管置入

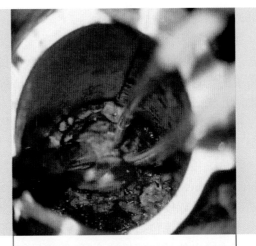

图 4-2-6-3 显微镜下经管道行椎间盘切除

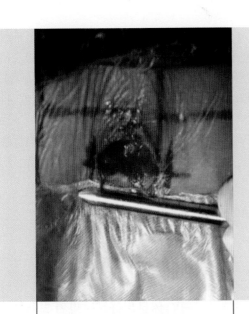

图 4-2-6-4 术后拔除套管

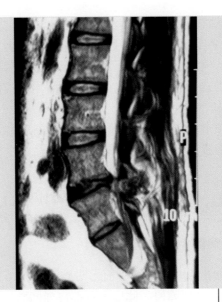

图 4-2-6-5 术后磁共振示 L$_5$-S$_1$ 椎间盘切除彻底

【经验与体会】

应用椎间盘镜治疗椎间盘突出症具有切口小、恢复快的优点,近年来在各级医院得到了较多的应用,各类文献也屡见报道,多数文献将之称之为微创手术。事实上切口小并不等于微创。1987年法国医生Philipe认为,微创外科具有比单纯的小切口更深的含义,微创外科学应该有一个新的概念,这就是要扩大视野,使外科微创化,包括减轻患者对创伤的不良反应和改善创伤后的过程。

主要优点为:损伤极小,手术视野范围内照明效果好,术中出血少,术后恢复快,可大幅缩短患者住院时间,对脊柱稳定性零损伤,在保证脊柱稳定性的前提下,达到手术目的。通过管道系统将病变椎间盘摘除,并且能够同期处理变性骨化的黄韧带,对椎体骨质增生造成的椎间孔狭窄进行扩大,给予受压神经根充分减压。

椎间孔镜适用于旁中央型及椎间孔型的椎间盘突出,而点式突出、中央型突出、极外侧的突出常用椎间盘镜。该技术使腰椎间盘手术微创化,但并不能因此扩大手术指征。

理论上传统开放手术的适应证、禁忌证同样适用于管状牵开系统(Minimal Exposure Tubular Retractor System,METRx),但是微创操作的特殊性,对术者及器械的要求更高,手术适应证很大程度上取决于术者对显微手术技术的熟练程度及开放手术的经验。腰椎间盘突出手术适应证包括:①单侧单节段腰椎间盘突出或脱出伴随神经根痛症状;②腰椎间盘突出或脱出伴马尾神经综合征;③腰椎间盘突出症伴存在神经根痛症状的侧隐窝狭窄;④腰椎间盘突出症伴后韧带钙化所致的局部椎管狭窄;以上适应证基于保守治疗(半年以上)无效或效果不佳者。相对手术禁忌证:以间歇性跛行为主,典型的腰椎管狭窄表现,症状与查体不相符合,经CT、MRI证实有发育性、退变性、增生性椎管狭窄,严重钙化、骨化者。

腰椎间盘突出微创治疗已成为一种趋势,内镜下充分清除突出的椎间盘,直接减压神经根,患者手术创伤小,住院时间短,使得患者更早地恢复正常的工作生活,减轻了患者的经济负担。但手术的成败需要具备熟练的内镜操作经验与腰椎手术经验相结合,熟悉局部解剖,并且需选择合适的病例,严格把握手术适应证,准确定位责任节段,精确的术前术中定位,谨慎操作。

单节段微创内镜或椎间孔镜髓核摘除术后常规不需要行内固定融合手术。只有当存在椎体滑脱和不稳时,也可通过通道下微创手术减压并行经椎弓根固定融合术。

七、腰椎间盘突出腰椎管狭窄(L_{3-5})

【病例4-2-7摘要】

患者老年女性,5年前无明显诱因出现下腰部疼痛,伴右下肢疼痛,休息好转,无下肢麻木,无大小便障碍。此后下腰部疼痛间断发作,症状同第一次,休息后好转。患者2个月前无明显诱因出现下腰部疼痛加重,伴双下肢麻木疼痛,不能平躺及行走。于当地医院行CT及磁共振(MRI)检查提示:腰椎退行性变,L_{3-4}、L_{4-5}、L_5-S_1椎间盘膨出,L_3-S_1椎管狭窄,患者为进一步诊治来我院就诊,门诊以"腰椎间盘突出、腰椎管狭窄"收入院。

【病例 4-2-7 资料】

(一) 病史

患者女性,69 岁,主因间断下腰部及右下肢疼痛 5 年,加重 2 个月入院。

(二) 查体

患者神清语利,查体合作,双瞳孔等大等圆,对光反射灵敏,颈软,双肺呼吸音清,四肢肌力、肌张力正常。右侧大腿外侧、小腿前内外侧、右足第 2~5 足趾及右足底略麻木,余感觉无明显异常。右侧直腿抬高试验阳性(70°),左侧阴性。

(三) 辅助检查

术前磁共振(MRI)示:腰椎退行性变,L_{3-4}、L_{4-5}、L_5-S_1 椎间盘膨出及突出,L_4、L_5 椎体终板炎(图 4-2-7-1)。

术前 CT 检查提示:腰椎生理曲度存在,稍侧弯。L_4-S_1 椎间隙变窄,内可见真空征。L_{2-3}、L_{3-4}、L_{4-5}、L_5-S_1 椎间盘膨出,后缘压迫相应硬膜囊。L_{1-5} 椎体边缘可见骨质增生变尖(图 4-2-7-2)。右侧 L_{4-5} 椎间孔因骨质增生及椎间盘膨出变窄(图 4-2-7-3)。各腰椎椎体小关节见骨质增生硬化(图 4-2-7-4)。

(四) 术前诊断

腰椎间盘突出、腰椎管狭窄(L_{3-5})。

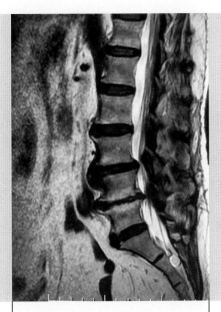

图 4-2-7-1 术前磁共振(MRI)示 L_3-S_1 椎间盘膨出及突出,L_4、L_5 椎体终板炎

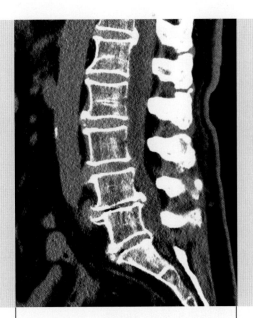

图 4-2-7-2 术前 CT 矢状位示椎体后方骨质增生明显

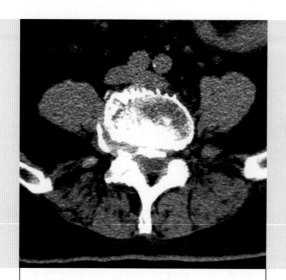

图 4-2-7-3　术前 CT 轴位示 L_{4-5} 椎间盘向右后方突出，骨化明显

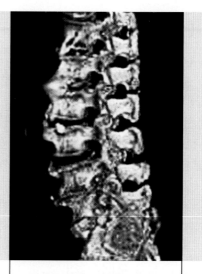

图 4-2-7-4　术前 CT 三维重建，腰椎多节段椎体小关节见骨质增生硬化

【术前讨论及临床决策】

（一）手术指征

1. 患者老年女性，慢性起病，间断下腰部及右下肢疼痛 5 年，近 2 个月加重明显，严重影响生活质量。

2. 查体右侧大腿外侧、小腿前内外侧、右足第 2~5 足趾及右足底略麻木，余感觉无明显异常，右侧直腿抬高试验阳性。

3. 术前磁共振（MRI）示 L_{3-4}、L_{4-5}、L_5-S_1 椎间盘膨出，硬膜囊受压，L_4-S_1 椎管狭窄。

4. 根据患者症状体征，结合影像学资料，患者腰背部疼痛、右下肢疼痛麻木与椎管狭窄相关。

5. L_{4-5} 椎间盘突出明显，且存在神经根症状，给予椎间盘摘除。

6. L_{3-4} 椎间盘为中度突出，可不予特殊处理，给予椎弓根螺钉撑开固定，恢复椎间隙高度。

7. 结合术前影像检查，患者椎体后方骨质增生明显，伴随多发侧隐窝狭窄，术中需重点处理，从而解决椎管狭窄问题。

8. 手术需去除增生椎板，可影响脊椎后柱稳定性，因此给予 L_{3-5} 椎弓根螺钉系统内固定术。

（二）临床决策

拟行腰背部后正中入路 L_{4-5} 椎间盘摘除减压、L_{3-5} 椎弓根螺钉系统内固定术。

【治疗过程】

(一)手术过程

全麻下行腰背部后正中入路 L_{4-5} 椎间盘摘除减压、椎弓根系统内固定术。患者取俯卧位,选择腰背部后正中切口,依次切开皮肤、皮下,分离两侧肌肉,暴露 L_{2-5} 棘突,找到 L_3、L_4、L_5 双侧椎弓根,给予置椎弓根螺钉,可见 L_4 椎弓根处骨质增生明显,咬除 L_4 棘突,使用超声骨刀及椎板咬骨钳咬除 L_4 双侧椎板,减压 L_{3-4}、L_{4-5} 侧隐窝,探查 L_{4-5} 椎间盘向右后方突出,骨化并粘连于硬膜,镜下仔细分离并切除之,可见 L_{4-5} 后方骨赘增生严重,咬骨钳减压后可见硬膜膨隆,神经根无卡压,塑形钛棒并适当撑开 L_{3-4}、L_{4-5} 椎间隙,大量生理盐水冲洗,严密止血后,逐层缝合。

(二)术后恢复情况

患者术后恢复顺利,下腰部疼痛缓解。复查磁共振(MRI)及 CT 示 L_{3-4} 椎间隙后缘高度增加(图 4-2-7-5),L_{3-4} 椎间盘较术前回缩,L_{4-5} 椎间盘切除彻底,椎间融合器位置良好,钉棒系统固定良好,腰椎曲度良好(图 4-2-7-6、图 4-2-7-7)。术后 3 个月复查磁共振(MRI)示硬膜囊无压迫(图 4-2-7-8、图 4-2-7-9),复查 CT 示腰椎生理曲度良好,椎体间隙高度良好(图 4-2-7-10),钉棒系统位置良好,周围可见骨痂形成(图 4-2-7-11)。

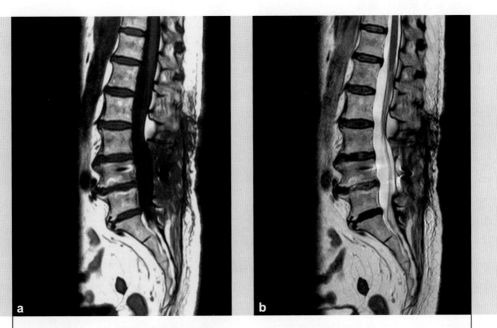

图 4-2-7-5 术后磁共振(MRI)矢状位示 L_{3-4} 椎间隙后缘高度增加

a. T_1 像;b. T_2 像

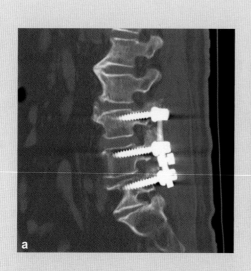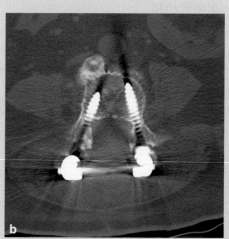

图 4-2-7-6　术后 CT 示椎弓根螺钉位置良好

a. 矢状位；b. 轴位

【经验与体会】

　　本病例综合患者疼痛特点及影像学特点，椎管狭窄、椎间孔狭窄为主要病因；椎管狭窄是由于椎间盘突出及椎体后方骨质增生造成，鉴于椎间盘突出程度不十分严重，可不行处理，给予去椎板后方减压，并行切除椎体骨化，松解粘连硬膜；本病例椎弓根处骨质增生致椎间孔狭窄、隐窝狭窄，术中需重点处理，减压后见硬膜膨隆，神经根无卡压，鉴于增生骨质坚硬，术中可使用超声骨刀，以避免椎板咬骨钳、磨钻等损坏硬膜或神经根；椎间盘突出不严重时，可行给予椎弓根螺钉撑开固定，椎间隙升高后椎间盘突出常可缓解，椎间盘切除后，可导致椎间隙高度丢失，后期加速脊椎的退变，故应谨慎选择手术方式。

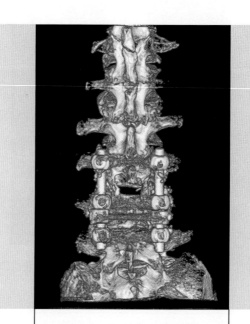

图 4-2-7-7　术后三维重建

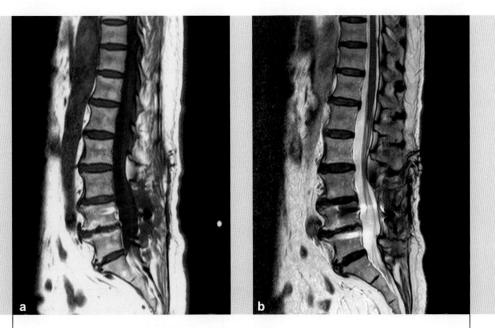

图 4-2-7-8　术后 3 个月磁共振（MRI）示硬膜囊无压迫，腰椎生理曲度良好

a. T$_1$ 像；b. T$_2$ 像

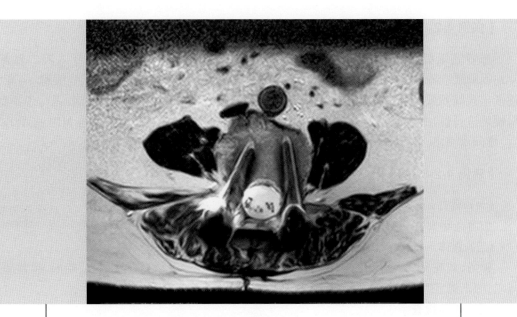

4-2-7-9　术后 3 个月磁共振（MRI）轴位

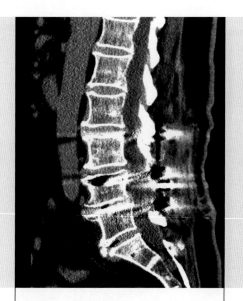

图 4-2-7-10　术后 3 个月 CT
示椎体间隙高度良好

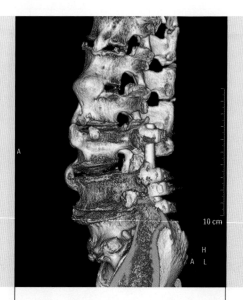

图 4-2-7-11　术后 3 个月 CT
三维重建示钉棒系统位置良好,
周围可见骨痂形成

八、退变性腰椎侧弯畸形(T_{12}-L_5)

【病例 4-2-8 摘要】

患者老年女性,78 岁,主因椎体成形术后 6 年,间断腰痛 4 年,加重 1 年入院。患者 6 年前因胸腰椎陈旧性骨折在当地医院行 T_{12}、L_1 椎体成形术,术后患者自感腰痛缓解。4 年前逐渐出现间断腰背部疼痛,行走时加重,休息后可逐渐缓解,无双下肢放射痛,无行走不稳,呈慢性进行性加重趋势,1 年前自感腰痛加重,口服镇痛药物效果不佳,腰椎 MRI 提示 L_{2-3}、L_{4-5} 椎间盘突出,腰椎退行性变。为求进一步治疗来我院,以"腰椎退行性变"收入院。

【病例 4-2-8 资料】

(一) 病史

患者老年女性,78 岁,椎体成形术后 6 年,间断腰痛 4 年,加重 1 年入院。

(二) 查体

神清,双瞳孔等大等圆,对光反射灵敏,颈软,双肺呼吸音清,胸腰部后凸畸形,腰背部无压痛、叩击痛,四肢深浅感觉正常,肌力、肌张力正常。病理征阴性。

(三) 辅助检查

影像学检查发现 T_{12}、L_1 椎体楔形变,腰椎后凸畸形,L_{4-5}、L_5-S_1 椎间盘突出(图 4-2-8-1);腰椎退行性改变,各椎间隙狭窄,且腰椎失稳,T_{12}、L_1 椎体成形术后,椎体楔形变,腰椎后凸畸形(图 4-2-8-2);腰椎侧弯及后凸畸形,腰椎退行性改变(图 4-2-8-3)。

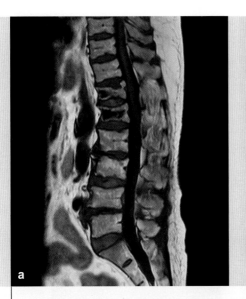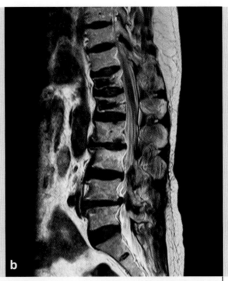

图 4-2-8-1 术前腰椎核磁（MRI）提示腰椎退行性改变，T$_{12}$、L$_1$ 椎体楔形变，腰椎后凸畸形，L$_{4-5}$、L$_5$-S$_1$ 椎间盘突出

a. T$_1$ 像；b. T$_2$ 像

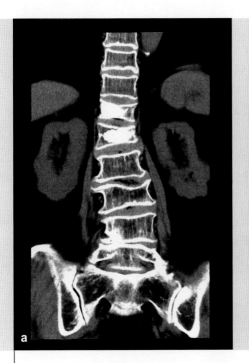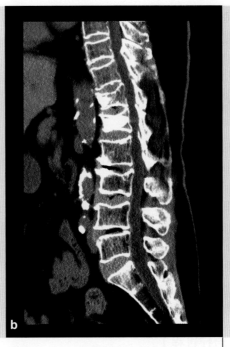

图 4-2-8-2 术前腰椎三维 CT 提示腰椎退行性改变，各椎间隙狭窄，且腰椎失稳，T$_{12}$、L$_1$ 椎体成形术后，椎体楔形变，腰椎后凸畸形

a. 冠状位骨窗；b. 矢状位骨窗

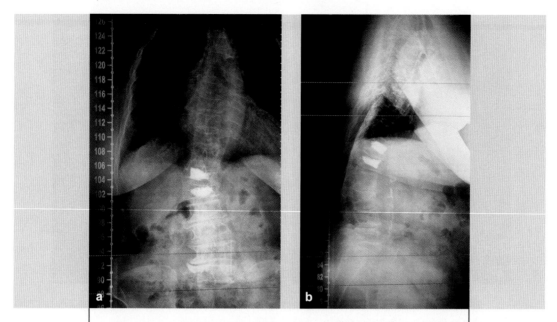

图 4-2-8-3　术前 X 线片提示腰椎侧弯及后凸畸形，腰椎退行性改变

a. 正位，b. 侧位

（四）术前诊断

腰椎退行性变、腰椎间盘突出、脊柱侧弯、椎体成形术后（T_{12}、L_1）。

【术前讨论及临床决策】

（一）手术指征

1. 椎体成形术后 6 年，腰痛 4 年，加重 1 年，且行走时腰背部后凸进行性加重。

2. 术前腰椎磁共振（MRI）提示腰椎退行性改变，T_{12}、L_1 椎体楔形变，腰椎后凸畸形，L_{4-5}、L_5-S_1 椎间盘突出。

3. 术前腰椎三维 CT 提示腰椎退行性改变，各椎间隙狭窄，且腰椎失稳，T_{12}、L_1 椎体成形术后，椎体楔形变，腰椎后凸畸形，腰椎侧弯伴后凸畸形，所以手术需行内固定矫正。

4. 鉴于患者年龄大，骨质疏松，置钉后可能容易导致螺钉松动，所以采用骨水泥钉，加强骨密度，进一步坚固内固定物。

（二）临床决策

采取腰背部后正中入路脊柱侧弯矫正术。

【治疗过程】

（一）手术过程

患者取俯卧位，取腰背部后正中 T_9-L_5 节段长约 30cm 直切口，术中辅助电生理监测。显露 T_9-L_5 棘突及两侧椎板，见 T_{11}-L_1 棘突后凸明显，腰椎略向右弯，分别在 T_{9-11}、L_{2-5} 两侧置椎弓根万向螺钉各 1 枚,共 14 枚,螺钉内注入骨水泥,咬除 T_{11-12}、T_{12}-L_1、L_{1-2}、L_{2-3} 间棘间韧带、黄韧带,咬开 T_{12} 下关节突,打开两侧椎间孔、硬膜囊及神经根保护完好,塑形两侧连接杆,先固定 T_{9-11} 螺钉顶丝,余棘突间加压后固定顶丝,见后凸畸形及腰椎侧弯矫正明显,固定横梁 1 套。

(二) 术后恢复情况

术后患者腰痛明显缓解,直腰行走。复查腰椎 CT 示腰椎后凸及侧弯改善,内固定螺钉位置满意,椎体内可见骨水泥填充(图 4-2-8-4)。

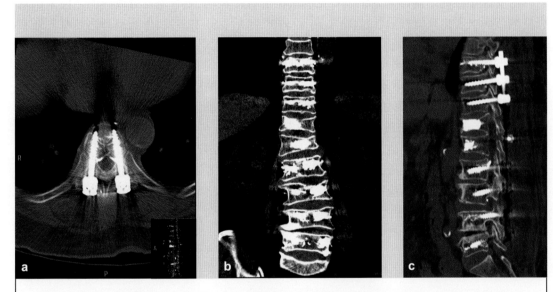

图 4-2-8-4　术后腰椎 CT 三维重建提示腰椎后凸及侧弯改善,内固定螺钉位置满意,椎体内可见骨水泥填充

a.轴位;b.冠状位;c.矢状位

【经验与体会】

腰椎退行性病变是指腰椎自然老化、退化的生理病理过程,是中老年人常见病、多发病。主要临床表现为腰腿疼痛,活动障碍,间歇性跛行,严重可出现二便障碍。

1. 腰痛以及腰椎支撑功能下降这类症状主要由椎间盘退变、腰椎小关节增生、腰椎侧弯、腰椎滑脱等原因引起,特点是劳累后加重,休息后减轻。

2. 下肢疼痛麻木、间歇性跛行主要由椎间盘突出、椎管狭窄、骨质增生等压迫神经、影响神经血供所致,多表现为坐骨神经痛;间歇性跛行多由椎管狭窄导致。

3. 二便及性功能障碍:表现为排尿无力、尿不尽、尿潴留及性敏感性下降、阳痿等。男性需与前列腺疾病引起的小便症状鉴别。

退变性腰椎侧弯是脊柱发育成熟后因一系列的退行性变所致的腰椎侧凸畸形,患者不仅有矢状面的滑脱、冠状面的侧方移位、旋转性半脱位,还多伴有比较严重的多节段腰椎管狭窄。临床症状主要表现为较严重的腰骶部疼痛、间歇性跛行、下肢麻木等，甚至出现肌肉萎缩、足下垂、马尾神经症状。保守治疗常常效果不佳。

本例患者是腰椎退行性改变后引起的侧凸畸形及腰椎后凸畸形，导致腰椎不稳定，而腰椎不稳是患者腰痛的主要原因，所以手术需行内固定解决腰椎失稳。患者 6 年前因椎体压缩骨折行椎体成形术，骨质疏松明显，应用骨水泥螺钉进一步加强螺钉把持力，增加安全系数，减少术后脱钉断钉等并发症，根据患者术前侧弯和后凸的程度，我们选择了后路 T_9-L_5（9 个节段）后路椎弓根置钉，退变侧弯和后凸畸形矫正术，由于患者有多节段椎体严重骨质疏松，所以在骨质疏松严重的椎体，需要置入骨水泥螺钉以增强螺钉的把持力。

退变性腰椎侧凸畸形是老年人常见的腰椎退行性疾病，是骨骼发育成熟而之前未出现脊柱侧凸病史者出现脊柱冠状位侧凸，角度 >10°，年龄 >50 岁多发，患病率高达 60%。通常伴有腰背部疼痛、神经功能障碍，以及运动功能障碍，从而严重影响患者的生活质量。有研究表明，多种退行性改变同时存在时，退变性腰椎侧凸发病率呈上升趋势，保守治疗效果不佳，常常需要手术矫正。手术目的是缓解症状，重建脊柱的稳定和平衡，症状的缓解是手术的首要目的，影像学上畸形矫正应"适可而止"；术前应准确评估疼痛产生的节段，疼痛与侧凸的关系，疼痛的"责任节段"与"责任部位"，术中进行充分减压；神经的彻底减压和松解，恢复腰椎的前凸曲度及运动节段的稳定性是保证手术远期疗效的主要手段。对于手术范围，应超过活动度较大的胸腰段，而达到相对的"稳定区域"，即 T_{10} 节段，下端应尽量固定至 L_5，如果 L_5-S_1 存在明显退变，应固定至 S_1。在长节段腰椎管狭窄手术时，尽量避免选择腰骶固定融合手术，这样会增加腰骶关节的承载力和严重影响腰骶关节活动度。

参 考 文 献

［1］赵新岗，梁聪，王寅千，等．METRx 系统辅助下显微外科手术治疗腰椎间盘突出症．中国现代神经疾病杂志，2016，16（4）：216-220．

［2］张斌，郑海滨，尚咏．11 例腰椎管狭窄症伴下肢动脉粥样硬化疾病的诊疗．颈腰痛杂志，2014，35（2）：151-152．

［3］朱迪，陈仲强，李危石．影响腰椎管狭窄症术后疗效因素的研究进展．中国脊柱脊髓杂志，2013，23（10）：930-934．

［4］宋娟，吴毅文．腰椎管狭窄症的非手术治疗——89 例临床疗效观察．颈腰痛杂志，2015，36（1）：39-42．

［5］付大鹏，覃开蓉，芦健民．显微外科技术配合 Dynesys 系统治疗腰椎椎管狭窄．脊柱外科杂志，2014，12（4）：212-213．

［6］Fay LY，Wu JC，Tsai TY，et al. Dynamic stabilization for degenerative spondylolisthesis：evaluation of radiographic and clinical outcomes. Clin Neurol Neurosurg，2013，115（5）：535-541.

［7］Yu SW，Yen CY，Wu CH，et al. Radiographic and clinical results of posterior dynamic stabilization for the treatment of multisegment degenerative disc disease with a minimum follow-up of 3 years. Arch Orthop Trauma Surg，2012，132（5）：583-589.

［8］Sclafani JA，Kim CW. Complications associated with the initial learning curve of minimally invasive spine surgery：a systematic review. Clin Orthop Relat Res，2014，472（6）：1711-1717.

［9］Pan Z，Ha Y，Yi S，et al. Efficacy of transforaminal endoscopic spine system（TESSYS）technique in treating lumbar disc herniation. Medl Sci Monit，2016，22（2）：530-539.

［10］刘立洋,陈佳海,文天用,等.成人腰椎侧弯长节段固定选择不同远端融合椎的荟萃分析［J］.中国矫形外科杂志,2017,25(5):432-437.

［11］杨诚,高春华,彭宝淦.腰椎退变性侧凸的外科治疗策略.脊柱外科杂志,2012,10(6):330-333.

［12］兰家平,汤逊,徐永清,等.退变性腰椎侧凸合并多节段腰椎管狭窄的手术治疗［J］.中国矫形外科杂志,2017,25(3):204-208.

［13］Cho KJ,Suk SI,Park SR,et al. Selection of proximal fusion level for adult degenerative lumbar scoliosis. Eur Spine J,2013,22(2):394-401.

［14］罗益滨,王新伟,陈德玉.短节段与长节段内固定治疗退变性脊柱侧弯的 Meta 分析.中国骨与关节损伤杂志,2017,32(1):44-48.